护理实践与转化译丛

沟通与人际交往技巧

（原书第4版）

Communication and Interpersonal
Skills in Nursing
(Fourth Edition)

[英] 亚历克·格兰特　　[英] 本尼·古德曼　著
（Alec Grant）　　　　（Benny Goodman）

张　维　程风敏　主译

重庆大学出版社

译者名单

主　译：张　维　程风敏

副主译：易　若　赵秀娟　杨再林　李水奎

参　译：欧梦雨　吴　杰　陈　双　吴雪莲　刘春燕

序言 1

自开设护理学位课程以来，护士教育已经有了长足的发展。其发展的主要资源之一就是社会科学领域日益成熟的理论和研究成果。然而，仅仅注意到这一点是不够的，更重要的是找到筛选、编辑和翻译这些有时晦涩难懂、概念复杂的文献，并将其转化为适用于护理专业学生和从业者的实用形式的方法。第 4 版《沟通与人际交往技巧》（*Communication and Interpersonal Skills in Nursing*）的作者们恰好做到了这一点。此外，他们还以尤为严谨、敏锐且极具说服力的方式做到了这一点。

可以说，这项任务从未像现在这样迫切。在撰写本书时，我们已经进入了"金融"资本主义（或"新自由主义"）的第四个十年。在新自由主义的语境下，战后福利国家受到了持续的打击。一直在最前端提供治疗和照护服务的护理行业，如今正承受着巨大的集体和个人压力。虽然认为这种压力可以通过一本教科书（无论多么吸引人）来消解的想法是愚蠢的，但我认为，书中拥有的批判性思维和对当代护理实践的全面理解至少可以（a）真正对抗士气低落，（b）激发积极的职业参与。

本书的正文部分邀请读者遵循一定的步骤，从理解关于沟通与人际交往技巧（以下称为"CIPS"）重要性的专业声明开始，到逐步理解 CIPS 在 21 世纪护理实践中的实际应用，循序渐进地引导读者全面掌握护理中的 CIPS。作者们首先以一种便于初学者理解的方式介绍了一系列核心概念，随后是对经验证据的探讨，以及对建立从生物学到社会、文化和环境的可靠和全面的护理证据库的重要性进行讨论。在讨论了 CIPS 的功能及其实施有效性的障碍之后，作者也对护理理论与实践的结合进行了图文并茂的论述。接下来，作者们探讨了所有护理实践所处的更广泛的环境框架，并审查了所有护理实践领域出现的文化多样性和道德问题。此外，书中还关注"反身性"概念，即自我审视的能力，并结合 CIPS 进行了讨论。作者坚持认为（在我看来是正确的）护理工作不仅是护士与患者之间的关系问题，也不仅是专业能力的问题或单纯面对病患的一对一互动问题。每个个体的相遇都发生在由社会因素塑造的背景下。那么，健康是如何决定的？医疗体系是如何构建的？这些体系又会产生何种影响？护士在维持现状或推动变革方面都扮演着什么角色？

如今，护士、医生和相关医疗从业者仍然很少被要求认真思考自己在日常工作中所做的事情——不仅是从临床角度，还包括他们在社会现状的维持、再生产乃至潜在变革中的作用。个别护士可能会感到无力改变事情，但当他们联合行动时，他们的声音就会变得更大。不管喜欢与否，护理都具有这种政治维度，这在 2010 年后尤为明显，特别是在（英国）《2012 年卫生和社会照护法案》颁布之后。英国国家医疗服务体系（National Health Service，NHS）正在进行彻底的"改革"。我推荐这本令人印象深刻的书籍兼实践指南，因为它不仅强调了基本且重要的护理技巧，而且为学生和从业者提供了思考自身职业角色的工具——他们为患者提供的服务究竟是什么？如何才能做得更好？护士应该并且必须成为积极的公民，而不再是被动执行特定技能的操作者。

格雷厄姆·斯坎布勒（Graham Scambler）

伦敦大学学院　社会学荣誉教授

萨里大学　社会学客座教授

序言 2

我们可能会问，为什么我们需要一本专门为护士编写的《沟通与人际交往技巧》书籍？答案既简单又复杂。简单的答案是，护理是一种人际交往的实践，尤其需要清晰和有效的沟通。我们几乎可以说，护理是一种特殊的沟通形式，有时被称为"治疗关系"（therapeutic relationship）。更复杂的答案在本书中得到了详细阐述，即沟通不仅仅是由护士使用的、向患者实施的技巧。人际沟通所涉及的技巧也不能简单地与铺床或无菌敷料包扎等技巧进行比较。也就是说，没有哪种程序能完美到只要严格遵循，就能将护士脑中的想法或观念完美、清晰、明确地传达给患者。

哲学家路德维希·维特根斯坦（Ludwig Wittgenstein）认为，无论是口头的、书面的还是非语言的传达，都不是一种简单、透明的互动，而这种"告知"的方式远比我们想象的更加复杂。他问道：

但"告知"是如何完成的？何时我们才算在"告知"某件事？"告知"的语言游戏是什么？我想说：你们过于想当然地认为一个人可以将某事告知他人。我们太习惯于通过语言对话进行交流了，以至于我们认为交流的整个重点就在于这一点：让别人理解我的话的意义。这是一种精神上的东西，即他真真正正地听进去了。（Wittgenstein，1972）

这正是格兰特和古德曼在本书的导言中所提到的：我们总是认为我们的沟通

能力是理所当然的，这是很危险的想法；另一种危险的想法是，把我们向他人讲述事情的过程看作在进行一种心灵感应，假定其中一种思想或观念会被或多或少地从一个人的大脑准确地传递到另一个人的大脑。我们不应忘记，沟通是双向流动的，对于护士而言，能够告诉或指导患者只是其中的一半，甚至可能不是最重要的一半。护士还必须敞开心扉，倾听和理解患者的话。这并不是一件容易的事情，因为处于心理和身体痛苦中的患者通常会用隐喻、比喻，有时甚至通过他们的肢体行为或其他非语言手段来传达他们的信息。

因此，沟通不仅仅是简单的告知或指导：它是一个复杂的社会过程，双方必须对意义达成共识。正如格兰特和古德曼展示的那样，即使是要求患者洗澡这样的简单信息，我们也不能假定它会被患者准确地接收和理解。同样地，当患者试图传达他们的疼痛性质和程度时，护士必须倾听、观察、解释并与患者达成共识。这也适用于护士与多学科团队其他成员之间的沟通。护士和医生通常使用维特根斯坦所称的不同的"语言游戏"进行沟通。医生通常使用技术干预和医学治疗的专业语言，而护士则更喜欢谈论治疗性合作关系和使用护理领域的语言。在最好的情况下，这只可能导致团队成员之间的误解，而在最坏的情况下，这可能导致护士通过妥协他们的信仰和价值观来与其他专业人士使用陌生的术语和概念进行护理实践交流。

因此，需要不断重申：CIPS是一项复杂多样的社会活动，需要学习、理解和不断实践。因此，这本书是被迫切需要的。沟通是构成"护理是什么和护士做什么"的一个重要组成部分，本书出色地完成了这个任务，即对护士和患者之间的关系进行了全面的循证概述，重点关注人际和个人内部的理论与框架。不仅如此，它还做了更多。正如我们所看到的那样，有效的沟通需要彻底理解其发生的社会背景，本书的最新版本及时地将其范围扩展到了个人和护理发生的环境之外，从批判理论的角度对文化、环境和政治进行了更广泛的讨论。

盖瑞·罗尔夫（Gary Rolfe）博士

斯旺西大学 护理学荣誉教授

目　录

绪　论

译者：易若瞳

1. 这本书是写给谁的?

这本书主要面向修读护理专业学位的学生们，他们不可避免地会接触到越来越复杂的工作和社交场合，而且这些场合会贯穿他们的职业生涯。这些场合将考验、磨炼并有望逐步提高他们的沟通与人际交往技巧（communication and interpersonal skills，CIPS）。这本书的重点不在于发展某一特定领域（如成人护理、儿童护理、精神健康护理或学习障碍护理）的相关知识，而在于支持学生在任何护理领域甚至跨领域的发展。《沟通与人际交往技巧（原书第 4 版）》参考了英国护理和助产士委员会（Nursing and Midwifery Council，NMC）的《未来护士：注册护士的能力标准》（*Future Nurse：Standards of Proficiency for Registered Nurses*）（NMC，2018，以下简称《标准》）中与 CIPS 有关的内容。尽管这些《标准》并未对 CIPS 的内容进行严格定义，但其附件 A 涵盖了沟通和关系管理的技巧——这与所有的护理领域相关，并进一步细分为四个部分：

1. 基础沟通技巧。
2. 帮助人们应对健康挑战和预防疾病的沟通技巧。
3. 治疗干预中的沟通技巧。
4. 在专业团队中的沟通技巧。

每一部分都列出了具体的能力清单和技巧清单。

下面的方框里是《标准》的第一部分的摘录，供你随时参考，但我们仍然建议你查阅整个文件，尤其要注意附件 A。

《标准》中附件 A 的关键部分

1. 评估、规划、提供和管理最佳实践、循证护理的基本沟通技巧

- 积极倾听、识别并回应言语（verbal）和非言语暗示（non-verbal cues）
- 使用提示以及积极的言语和非言语强化手段
- 使用适当的非言语交流方式，包括触摸、眼神交流和个人空间
- 适当使用开放式或封闭式提问
- 使用关怀谈话技巧（caring conversation techniques）
- 检查理解程度并使用说明技巧
- 意识到自己在交流中的无意识偏见（unconscious bias）
- 撰写准确、清晰、易读的记录和文件

---

2. 为什么护理需要 CIPS？

我们从出生起就在学习如何在家庭和朋友中表达自己。因此，我们可能会认为拥有沟通能力是理所当然的。在一生中，我们一直在通过各种方式提升我们的人际关系技巧，比如试错法（trial-and-error），或者将有影响力的人作为榜样。这可能会让我们认为，没有必要深入思考我们是如何掌握这些技巧的。然而，尽管人际沟通实践已经成为我们的第二天性，但还是会遇到交流不顺利的情况——也许我们被误解了，也许朋友的反应并不是我们所期待的。我们可能会想，自己本可以说一些不同的话或做一些不同的事，来改善自己和周围人的反应。这表明，虽然我们已经掌握了一定的沟通技巧，但在人际关系方面，我们仍然有可以学习和改进的地方。影响我们在各种人际交往中，尤其是我们在工作生活中的如何表

现的因素有很多。

虽然医疗保健领域的人际关系沟通在某些方面与日常的社会交往相似，但它所处的环境更需要我们以不断进步的专业态度对待 CIPS。因为在医疗保健政策、临床和护理环境以及责任等级相互重叠且经常变化的情况下，尤其是面对人类的痛苦时，我们更需要高敏感和专业的人际交往技巧。这一背景也表明，相较于我们与家人或朋友的沟通或互动，培养医护专业人士的 CIPS 给我们带来了更大、更复杂的挑战。这也说明了在医疗保健领域中，终身学习如何进行更有效的沟通，以及如何更加了解自己和他人是至关重要的，并且是一个永无止境的挑战。

有大量文献表明，医护人员在工作环境中的沟通并不十分顺畅，并没有给予 CIPS 应有的发挥空间。因此，本书第 4 版发挥了重要作用：它帮助你探索影响患者、客户、亲属和同事之间沟通与相处的诸多因素，从而提高你自己的 CIPS。

关于术语的说明："患者"（patient）、"客户"（client）、"服务使用者"（service user）、"……的使用者"和"幸存者"（survivor）等术语在本书中将根据语境的不同而被用来指称与描述涉及护理和相关医疗保健工作的人。这些词语并非完全中性和等同：它们各自蕴含着不同的假设，即人们在医疗保健文化中寻求和接受帮助与干预的不同定位（Speed，2011）。术语的复杂性对护士与他们所服务的公众之间的人际关系的风格和功能有着一定影响。例如，"患者"一词既可以表示（描述）也可以暗指（暗示）被动接受主要由生物医学驱动的治疗和护理的人。"服务使用者""用户"或"客户"等词的人际语境则稍有不同——这些术语可以表示他们在治疗和护理中是积极参与者和消费者，表明他们与主流服务行业中的护士之间是一种更加合作和平等的关系。

与此相反，术语"幸存者"也被一些人使用，通常是心理健康领域的人。他们中的大多数积极抵制被动的患者和主动的医疗消费者的角色。使用"幸存者"使他们能够对他们所认为的以"治疗"（treatment）和"照护"（care）为名的生物医学还原论以及精神病学机构的虐待行为进行持续批判，他们通常将自己置于主流医疗服务的对立面（Grant and Leigh-Phippard，2014；Grant et al.，2015a）。

这一立场对人际关系的主要影响是，护士和其他医护人员需要以非防御性

（non-defensive）的方式来认识和接触这些人。这对护士提出了一个要求，即在与对方建立积极的关系的时候，要将"康复"问题看作与个人发展和存在性有关的内容，而不仅仅是医学框架中的内涵。在这种情况下，护士需要尊重对方想要自主决定个人生活方式和身份的愿望，并拒绝自己所认为的制度化的精神病学方法中的控制、顺从和虐待的事项（Rapley et al.，2011；Grant and Leigh-Phippard，2014；Grant et al.，2015a）。

3. 本书结构

第 1 章介绍了 CIPS 护理实践的国际和国内政策及教育背景，包括《未来护士：注册护士的能力标准》（NMC，2018）。在此背景下，我们对关键概念进行了定义和解读，并强调了这些概念从培训第一天起就与护理专业学生息息相关。书中介绍了一些沟通理论框架，以及 CIPS 与护理领域中的关怀、道德实践、痛苦、健康联系和移情之间的关系。

第 2 章介绍了在护理领域实践 CIPS 的证据基础中的一些关键问题。本章首先总结了直接针对 CIPS 的研究以及心理治疗研究中出现的相关原则所产生的敏感性 CIPS 实践的益处。随后，在循证医疗的背景下，讨论了护理领域 CIPS 研究的历史发展。循证医疗首先从传统的角度进行讨论，即生物医学、定量实验研究的主导，然后从"生活经验"的范式出发，对什么是构成"证据"的当代主张进行讨论。需要强调的是，CIPS 的实践是与环境是密不可分的，它总是与时间、地点、沟通者关系的具体形式以及沟通发生的组织框架紧密联系在一起。目前，许多医疗保健环境都需要形式更简洁的 CIPS，而不是从咨询和心理治疗模式中提取的扩展形式。这些扩展形式在很大程度上源于罗杰斯疗法（Rogerian therapy），本书对其进行了深入的批判。讨论的重点还包括理解图式的发展及其应用的重要性，以及相关术语中的刻板印象和偏见。本章强调了一级和二级沟通概念的相关性，讨论了向护士教授移情的一些困难。最后，本章讨论了组织对护理中 CIPS 实践的阻碍。

第 3 章强调了以社会思维过程为基础的 CIPS 安全有效实践的重要性。本章探索了你将会扮演的与 CIPS 相关的多种角色，以及在实践中所需的核心通用技巧。本章用两种模式探讨了护患关系的各个阶段，研究了护理中帮助关系的性质和治疗潜力。最后，本章结合新的卫生政策，分析了患者在护患关系决策中的角色。

第 4 章讨论了阻碍有效沟通和人际关系的因素。本章首先探讨了当从社会关系转向安全的职业关系时，你在专业工作中需要作出的转变，并研究了朋友和照顾者之间不同程度的亲密关系。讨论随后转向了情绪对沟通和人际关系可能造成的影响。本章还探讨了其他沟通障碍，包括人们如何构建意义，以及如何将沟通解释为这种建构的一种功能。本章还研究了动机对交流健康建议的影响。最后，本章探讨了冲突的本质、冲突的起因以及如何在医疗保健环境中化解冲突。

第 5 章关注终身学习的需求。本章探讨了理论与实践相结合的一些问题，以及如何使学习切合实际并与你的实践和教育需求相关联。本章还将强调通过经验或实践来学习 CIPS。本章还包括对学术水平框架的介绍，并讨论如何将其与实践联系起来。从这一框架中获得的技巧将使你能够在复杂的护理环境中更有效地进行决策，并提升解决问题、批判性思维和反思的能力。本课程将与实践要求评估联系起来，使你能够更清楚地了解如何获得熟练的技巧。有关反身性写作、学习风格和一种熟练表现的特征的内容将帮助你完成与在实践学习经验中使用 CIPS 有关的实践学习评估。本章还提供了一些指导原则，帮助你在作为教育者与同事和患者进行沟通时改善沟通方式。本章最后一部分展望了你作为一名终身学习者的未来。

第 6 章探讨了 CIPS 的环境背景。本章首先讨论了 CIPS 在多学科团队实践和跨专业工作中的重要性，以及在不同护理环境和安全环境中的重要性。其次，本章探讨了与不同人群沟通时，物理和社会环境因素如何影响沟通的方式。在此背景下，我们将论证权力的利用对某些群体有利，而对另一些群体不利。接下来，我们将进一步探讨偏见和图式发展（在第 2 章中首次提出）这两个相互关联的概念。其后，讨论涉及了友谊、家庭和文化网络的变化对沟通和人际行为及技巧发展的影响。英国多元文化社会对 CIPS 提出的要求与制度性种族主义及其对医疗环境中沟通的影响形成了鲜明对比。本章最后对人本主义心理学中出现的将 CIPS 视为个人行为的倾向进行了批判。根据前面的论证，本章认为这种"个人主义谬误"对人际交往的描述是幼稚的和过于乐观的。

第 7 章重点介绍了来自不同背景和文化的护理人员的人际关系和伦理背景。本章首先讨论了移民和迁徙问题，以帮助你了解英国许多社区的不同种族人口是如何发展起来的。随后，本章通过研究文化保护、协商和重组等概念，探讨了文化多样性背景下的 CIPS。本章研究了文化意识（awareness）和文化能力（competence）的必要性，并对两种跨文化护理理论进行了比较。接着，讨论转向了多样性和社会经济地位，因为社会是由不同群体组成的，这些群体的权力、影响力和机会并不总是平等的。最后一节探讨了沟通和个人互动的伦理与道德后果。

展望未来，第 8 章将帮助您把"超越技巧"的 CIPS 护理实践置于一系列相互关联的专业发展、文化、社会组织、政治和道德问题之中。我们邀请你在批判性的专业发展反思中考虑 CIPS 的背景，将"技术理性"与"专业技艺"进行对比。我们认为，这种考虑对医疗实践中的社会关系会有启发，因为在护理实践中对 CIPS 采用纯粹的技术理性方法可能会贬低其价值。我们提出了持续的批判反身性实践，以帮助你在整个职业生涯中始终保持高质量的 CIPS 认知和实践。

接下来的 3 章运用批判性社会科学的视角来思考影响 CIPS 的更广泛的背景问题。第 9 章是接下来 3 章中的第 1 章。CIPS 的宏观结构不仅涉及用来解释健康和疾病的话语，还涉及应该采取哪些适当的干预措施。我们邀请你思考认知是如何被某些思维方式所束缚的。我们尤其关注那些往往被视为理所当然，却可能对人们的经历产生有害影响的主流认知方式。

第 10 章邀请你考虑个人成长和个人发展，以了解你的自我意识、思维方式如何与你的行为相关联。这也适用于其他人的行为，其中一些人有更有力的说话方式（可能是消极的或积极的）。本章将重点放在 CIPS 的微观结构上，以探讨自我、一对一和小组互动——所有这些都是在上一章概述的更广泛背景下进行的。

第 11 章探讨了 CIPS 的政治结构和背景。本章承认政治意识是发展护士领导力的一个关键领域，并回应了长期以来要求护士了解更广泛的政治问题的呼声，这些政治问题促成并制约了护士的日常互动。它不关注党派政治观点，也不试图强加虚假的中立概念。正如前几章所述，无论你是否承认，某些话语的大背景都已经为你提供了政治视角。我们在健康不平等、管理实践以及可持续发展、气候变化与健康等新兴领域的文献背景下批判了"新自由主义"的概念。最后，我们请你考虑一下自己对此的回应。

本书末尾附有关键词语的术语表。

4. 活动说明

在每章的不同阶段，你都可以休息一下，开展一些活动。开展这些活动和从中反思学习是你理解每章内容的重要组成部分。在适当的情况下，我们鼓励你对自己的实践进行反思，并思考你从与患者的合作中学到的东西如何能够帮助你理解反思和反思性实践。其他活动则要求你从书本中抽出时间来查找新信息，以加深你对所讨论主题的理解。有些活动要求你将所学知识应用到特定问题或情景中，以帮助你更深入地反思问题和实践。还有一些活动要求你在日常生活或临床环境中进行观察。所有这些活动都旨在加深你对所讨论主题的理解，以及这些主题如何反映在护理实践中。

请记住，学术研究始终需要进行独立探究；要想在课程中取得成功，光听讲座是远远不够的，这些活动将有助于加深你对所研究问题的认识和理解，并为你提供独立探究的实践机会。

第1章
理解沟通与人际交往技巧

译者：易若曈

基于英国护理和助产士委员会（NMC）注册护士的能力标准，本章将涉及以下宗旨和能力：

宗旨1：成为负责任的专业人士

在注册时，注册护士将能够：

1.3 理解并运用勇敢、透明和坦诚的职业责任原则，认识并报告任何可能导致护理效果不佳的情况、行为或错误。

1.11 使用各种技巧和策略，与同事和处于人生各个阶段、在精神、身体、认知和行为健康方面面临各种挑战的人进行有效沟通（附件A）。

宗旨4：提供和评估护理

在注册时，注册护士将能够：

4.3 掌握必要的知识、沟通和关系管理技巧，在一系列干预措施之前、期间和之后，为患者、家属和护理人员提供准确的信息，满足他们的需求（附件A）。

本章目标

通过本章学习，你将能够：

• 了解护理专业学生在注册前培训课程开始时对自己的 CIPS 进行评估的重要性；

• 了解 CIPS 在国家和国际护理政策及教育文献中的重要性；

• 描述有关 CIPS 的交流框架；

• 了解 CIPS 与护理中的关爱、道德实践、痛苦、自尊、同情心和健康的护理关系；

• 有一个充分的平台来发展你的知识和相关技巧，了解 CIPS 中的移情及其在人性化护理中的作用。

一、引言

在人类发展的早期，就出现并形成了一种对人类生存和发展至关重要的早期技巧，那就是思想传播（communication of ideas）。这使人们能够分享理解，相互保护，并开发新的方法来解决日常生活中遇到的问题，以确保生存。渐渐地，人们也找到了表达幽默、愤怒、兴奋、惊奇、恐惧、欲望和嫉妒的方式。不同形式的、越来越细微的交流方式出现了，包括语言的发展；几千年来，书面形式和口语形式的语言交流方式不断演变。到了今天，我们已经将互联网和其他电子形式等高科技方法视为理所当然的存在。

千百年来，传播促成了亲属群体、人际关系和无数形式的社会网络的复杂发展。然而，尽管传播手段不断进步，变得更加多样化和技术化，但人类对沟通和分享思想的基本需求并没有改变。

在本章中，我们将首先强调对自己的 CIPS 进行评估是多么重要。因为从护士预备课程开始，你就要使用和提升这些技巧。我们将根据一年级学生在运用这些技巧时可能遇到的情况，提供一些实际案例和临床情境。然后，我们将探讨有关 CIPS 的国际和（英国）国内的政策及教育文献，并尝试解读和定义相关概念，包括同理心的至关重要性。本章最后将讨论 CIPS 实践的组织基础。

二、沟通与人际交往技巧对护理专业学生的重要性

在《未来护士：注册护士的能力标准》的附件 A 中，英国护理和助产士委员会（NMC）（2018）描述了要达到专业标准所必须具备的沟通和关系管理技巧。这些技巧对于确保所有年龄段的患者、护理人员及其家人的安全保障是必不可少的。这些技巧还反映了专业的护理价值观以及对患者、护理人员及其家人应该有的态度和行为的期望。

从接受护士教育开始，你就应该运用 CIPS 来证明你能够在实践中确保你所服务的患者、他们的护理人员及家属的安全。你需要在一套适当的护理价值观、相关态度和行为中证明这一点。

如何将以上要求转化为 CIPS 的知识和实践？这个问题将在本书中进行探讨。首先，让我们考虑一个有关沟通能力的单一情境。这个单一情境有两种不同的结果，分别是良好的实践和差劲的实践。想象一下，你就是这个情境中的护理专业学生。

情境：一位痛苦的患者

珍妮（Jenny）在接受护士教育的第一年的第一天就作为病房中一块特定区域的唯一护士开始了她的第一次实习。一次，她注意到一群亲属围绕在一位老年女性患者身旁。亲属们在高声交谈，但患

者看起来很痛苦。值班护士交给珍妮一项任务，即在病房的另一个区域操作设备。由于珍妮想在第一天就给同事留下一个好印象，她想尽快完成它，因此，她决定忽视刚才看到的一幕。

情境：回应患者的痛苦

苏珊（Susan）在接受护士教育第一年的第一天就作为病房中一块特定区域的唯一护士开始了她的第一次实习。一次，她注意到一群亲属围绕在一位老年女性患者身旁。亲属们在高声交谈，但患者看起来很痛苦。值班护士交给苏珊一项任务，即在病房的另一个区域操作设备。虽然她很想给新同事们留个好印象，但她同样意识到（作为护理人员）她需要优先考虑患者的护理需求和安全需求。尽管她对自己的决定及其可能造成的后果感到不安，但她还是中断了手头正在进行的工作，向主管护士报告了她所看到的情况。主管护士迅速作出反应，巧妙地介入家属和患者之间进行沟通，试图找出问题所在，以便尽快解决问题。

让我们结合 NMC 发行的《标准》（2018）的附件 A 中描述的沟通和关系管理技巧，来考虑该情境的两种结果之间的差异。在第一种结果中，珍妮优先考虑的是日常任务，而不是保障其护理对象及其亲属的需求。由于选择了这一行动路线，她就未能履行向上级护士妥善传达这一事件的职责。最后，她将自己的需求置于患者和亲属的需求之上，表现出不专业的价值观、态度和行为。与此相反，在第二种结果中，苏珊恰当地暂停了委托给她的任务，以便及时传达她所目睹的情况，而且这并没有超出她的专业、知识和身份的范围。

活动 1.1　循证实践

登录英国护理和助产士委员会网站，输入标题"注册护士能力标准（Standards of Proficiency for Registered Nurses）"。阅读"引言（Introduction）"和"关于这些标准（About these Standards）"部分。然后浏览附件 A 的全部内容并思考：迄今为止，在您的护理实践经验中，有多少项沟通和关系管理技巧是您必须使用的？

小贴士：这项活动将在您的护理培训期间及以后的工作中帮助您发展对 CIPS 的认知。

三、国际和英国有关沟通与人际交往技巧的政策

《注册前护理教育标准》（*Standards for Pre-registration Education*，2010）由英国护理和助产士委员会（NMC）发布，其中提到世界卫生组织欧洲区域办事处（World Health Organization Europe，2003）、欧盟（European Union，2004）以及英国卫生部（the Department of Health，2010，2012）均着重强调了医护人员与患者建立以患者为核心的沟通方式的重要性。这种沟通方式是提升患者满意度、增强护理决策包容性和提高医疗服务效率的关键。

近期，英国卫生部、皇家护理学院（Royal College of Nursing）和 NMC 等专业机构对尊严（dignity）和尊重（respect）的强调，揭示了社会中存在的一部分问题，即有些公众并未从医疗专业人士那里获得优质的护理服务。"护理尊严运动（The Dignity in Care Campaign）"旨在通过提高公众意识和鼓励人们积极行动，来消除在医疗和社会护理服务中对有损尊严的行为的容忍。老年人和有心理健康问题或学习障碍的人群已被特别强调，他们在医疗保健服务中需要得到特别关注，以确保他们能够获得个性化的护理。对于这些群体来说，以人为本的护理理念及 CIPS 的运用是至关重要的。

同样地，《护理的本质》（*Essence of Care*）（DH，2010）旨在为提升护理质量的措施提供理论支持，并指导地方层级的临床护理工作。该文件有助于从业者和服务机构采用结构化的方法来分享与比较护理实践，通过确定护理概念的基准，使他们能够识别出良好的实践案例，并制订行动计划来改进需要提升的领域。

活动 1.2 反思

回想一下您最近访问的护理机构，考虑一下该机构在维护患者或客户尊严与尊重方面的表现如何。您是否觉得有需要改进的地方？若有，请具体指出当前患者在尊严和尊重方面所遇到的问题，并提出您认为合适的改进措施。同时，也请思考一下在实施这些改进措施时可能会遇到的障碍。

温馨提示：通过这项活动，您将提升在不同医疗环境中评估CIPS实践的能力，并为将来在护理工作中有效且熟练地实施CIPS做好充分准备。本书后续内容将详细介绍您可能面临的挑战。

四、护理文献和沟通与人际交往技巧中的关键问题

查尔顿（Charlton）及其团队（2008）的研究显示，在护士与患者（或客户）的交流过程中，若优先考虑患者的需求，护理效果在以下几个方面会有显著提升：

- 患者的满意度。
- 患者对治疗方案的依从性。
- 患者的健康状况。

然而，也有证据表明，尽管合格的护士通常对自己的沟通技巧评价颇高，但患者的满意度往往较低，并认为护士的沟通技巧仍有待加强。此外，实际案例和公开发表的资料也显示，护士常常会对患者群体产生刻板印象，给他们贴上某种群体的标签，基于这个标签对待这个群体中的每个患者。

关于护理教育中的 CIPS 教学，因缺乏系统性的评估和"学校教学"与"临床实践"之间的差异而受到了批评（Shields et al., 2012；Stanley et al., 2014）。因此，有必要考虑在临床环境中学习这些技巧，并让临床工作人员更多地参与其中。针对这一问题，本书旨在为学生提供思考自身 CIPS 的机会，并寻找在实践环境中运用 CIPS 的学习成果的可能性。

有效的沟通对于实践工作及改善工作场所中专业团队和同行之间的人际关系至关重要。人们普遍认为，成功的沟通包含一些基本技巧，如提出开放式问题、倾听、同理心和果敢表达。然而，成功的人际关系也会受到许多其他因素的影响，包括专业人士对自身专业地位和意义的看法、性别、世代差异、环境背景、同事关系以及对合作、自我表达和互惠的看法。根据对 CIPS 的理解和定义，这些因素可能会对高质量沟通的结果产生积极或消极的影响。

五、定义和理解沟通与人际交往技巧

有许多专门为护士撰写的文章尝试阐释 CIPS。关于治疗性沟通技巧的文献及其他相关资料中，对 CIPS 的定义也是五花八门的，有的偏向非人性化和高度技术性，有的则更强调人性化，还有的着重于权力结构以及社会知识与实践中沟通的背景意义。请看以下定义（它们之间的时间跨度可能长达数十年）。哪一个或哪些最吸引你，原因是什么？

沟通是两人或多人之间相互收发信息的过程。（Balzer-Riley，2004）

人际沟通涉及人们通过感官（如视觉、触觉和听觉）相互发送和接收信息的一系列过程。（Petrie，1997）

沟通是人类普遍具备的能力，不受地点、时间或环境的限制。（Ruesch，1961）

（话语作为交流的一种形式是）……构成知识的方式，与社会实践、主体性形式和权力关系紧密相连，并蕴含在知识内部及其之间的关系中。话语不仅是思考和产生意义的方式，更构成了我们的身体、无意识和有意识的思维以及情感生活的本质——而这些都是话语所要掌控的。（Weedon，1987）

哪些因素影响了你的选择？人与人之间的沟通，或者说人际沟通（作为人类生活的一个功能部分），仅仅是为了完成任务而存在的吗？还是说，除了实用性目的，沟通更多的是通过熟练的人际交往行为来丰富我们个人和群体的生活质量？沟通是否可以被视为一种权力工具，使我们自己、患者和客户处于相对无权的境地？

"沟通"和"人际交往技巧"间的关系

如果人际关系的核心理念未能得到认同，那么仅凭精湛的沟通技巧也难以奏效。在护理工作中，护士与患者或服务对象、同事、亲属或其他护理人员之间的关系至关重要。无论是通过传单、海报与可能熟悉或陌生的人建立联系，还是亲身接近躺在床上或椅子上的需要帮助的人以减轻他们的痛苦，或是通过救生干预或信息来防止健康问题的进一步恶化——没有某种形式的关系作为基础，沟通就无法进行。

鉴于此，查尔顿等人（Charlton et al.，2008）在查阅的文献中区分了两种截然不同的沟通模式：生物医学模式（biomedical）和生物 - 心理 - 社会模式（bio-psycho-social）。前者以信息为核心，主要关注患者病情的具体细节。而后者则被视为以患者为中心的沟通方式，对患者的治疗效果有明显的影响。

尽管政策倡导以患者为中心的沟通，但琼斯（Jones，2007）指出，护理文献中很少涉及人际交往技巧的研究，尤其在护理教育方面。在沟通技巧研究和文献相对丰富的背景下，这一点显得尤为突出。此外，还有批评指出护理教育往往与学生实践学习经历中的实际情况脱节（Shields et al.，2012），这表明缺乏关于不同临床环境中护理情境下的 CIPS 文献。

基本的跨环境沟通技巧包括在帮助关系中倾听、同调、移情、提供信息和支持。重点必须始终以患者为中心，而非以护士或任务为中心，他们之间的关系是至关重要的因素。花时间建立这种关键的关系是一种投资，但时间往往也是一种稀缺的资源。在许多急症护理环境中，繁忙是高依赖性患者的病房的常态，但花时间了解患者的个人需求却是不可或缺的（McCabe and Timmins，2013）。

护理专业的特定领域需要有针对性的 CIPS 方法，如在安宁疗护方面、在临终关怀方面，以及在照顾儿童、有心理健康问题、身体残疾或学习困难的人群方面。同样地，不同的环境，如急诊室、重症监护室、长期住院病房、诊所和社区环境，也需要采用特定的 CIPS 方法。护士有责任了解这些方法。所有这些实践领域都有相关的文献和研究。因此，我们应该养成查阅文献的好习惯，以便找到所需的资源，帮助我们在特定环境或护理群体中开展工作。本书稍后将通过案例研究对其中一些领域进行阐述。你可能会与个人或群体打交道，无论是在短时间或长时间内处理情绪激烈的情况，还是在需要保持情感距离的情况下与他们打交道。情况的变化和范围几乎是无限的。

以上讨论表明，护理工作中的人际沟通具有不同的形式、强度、目的和意义。在不同的环境下与不同的人有效地发展我们的 CIPS 有助于磨炼我们的技巧，但这必须始终在护理伦理的范围内进行。

六、关怀和护理

关怀就是护理，护理就是关怀。（Leininger，1984）

自 20 世纪的后几十年起，护理中关怀的概念便成为人们非常感兴趣的主题（Clarke and Wheeler，1992；Kyle，1995）。雷宁格（Leininger，1981，1984）从文化和个体的差异角度出发，将护理中的关怀诠释为提供慰藉、表达关心与支持、建立信任及缓解压力的行为。显然，关怀不仅存在于不同文化间，也存在于文化的内部，它只能通过人与人之间的交往得以体现——因此，关怀与 CIPS 之间存在着密切的联系。

自 20 世纪 80 年代末开始，人们对关怀的概念化和定义产生了浓厚的兴趣。莫尔斯等人（Morse et al.，1991）对这一概念进行了深入研究，并划分出了五个主要范畴。他们认为，关怀是：

- 一种人类本能。
- 一种道德责任。
- 一种情感表达。
- 一种人际互动。
- 一种治疗性干预。

与雷宁格（Leininger，1984）和布里钦斯卡（Brykczynska，1997）一样，瑞兹玛（Radsma，1994）也认为关怀是护理工作中不可或缺的组成部分。然而，瑞兹玛指出，护士在解释和证明关怀的重要性、含义和功能时面临困境，因为她们深知这种关怀已经深入贯穿她们工作的每一个环节，使其显得理所当然，而难以被单独强调。本纳和鲁尔贝（Benner and Wrubel，1988）、克拉克和惠勒（Clarke and Wheeler，1992）、利娅等人（Lea et al.，1998）及基特森（Kitson，2003）也致力于通过实证研究明确了护理中关怀的具体行为组成，进一步阐释了关怀的要素，并使其从抽象概念转变为现实实践。

本纳等人（Benner et al.，1996）从以下几个方面具体描述了关怀在实践中的表现：

- 帮助者的角色。
- 教学和辅导功能。
- 诊断和管理患者的功能。
- 有效应对快速变化情况的能力。
- 执行和监测治疗干预措施与方案。

上述的关怀概念与沃森（Watson，1988）的超个人理论（transpersonal theory）中所描述的存在显著差异。超个人理论以超个人主义、现象学、自我与关怀场合等概念为核心，并依托十个治疗因素来引导护理工作。沃森的理论致力于涵盖护理的全貌，但最强调的是护理人员与被护理人员之间的体验与人际交往过程。他将护理视为一种治疗关系，并尝试将护理的各个部分简化为可描述的元素，以便于理解和学习。沃森坚信护理是一种深刻的人际关系过程，在此过程中护士的人格既影响着他人也被他人所影响（1988）。这与哈特里克（Hartrick，1997）提出的关系性关怀（relational caring）概念不谋而合。哈特里克强调，护士应更多地关注深层次关系的建立而非技巧的提升。

　　然而，上述概念均未涉及专业关怀的政治和经济背景。为了填补这一空白，古德曼（Goodman，2016）提出关怀其实是一种在市场上交易的"商品"，在某些方面类似于涉及互惠的"礼物"。但遗憾的是，关怀作为一种商品往往被低估其价值。这在许多护理工作者的薪资水平上体现得淋漓尽致。有关"医院护理人员配备严重不足"的评论更是印证了这一观点（Dunhill and Williams，2016）。这样的环境无疑为关系性关怀或超个人关怀（transpersonal caring）的实践提供了土壤，并可能扭曲了沟通和人际关系的本质。

实践中的关怀

　　实践中的关怀（Spichiger et al.，2005）深入探讨了"承诺"（commitment）这一概念，并对比了技术性关怀与关系性关怀在实践中的差异。技术性关怀侧重于技巧和任务的执行，而关系性关怀则更注重通过经验、敏锐度以及对他人反应的理解来调整自身与他人的互动。这些观点源于护理理论中对关怀关系和嵌入性的发展与辩论。

　　关怀科学的发展有两大中心。在美国，让·沃森（Jean Watson）于 20 世纪70 年代至 90 年代的工作具有代表性（Watson，1997）。沃森在已有的护理理论基础上，进一步将关怀置于所有护理活动、决策和实践的核心地位。而在斯堪的纳维亚国家，凯蒂·埃里克森（Katie Erikson，2002）的工作对关怀科学的定义产生了深远影响。她以人文主义思想为支持，将人类的利益和福祉作为中心，为护理实践注入了更多的精神性和伦理性元素。这与沃森所采用的超个人和过程导向的护理方法形成了鲜明对比。

尽管关怀被视为护理的核心价值，但在英国，只有少数教育课程将关怀真正融入课程结构中，尽管相关概念可能会在研讨会和讲座中被提及（Brown，2011）。产生这种现象的一个原因是，就推动教育课程的研究而言，"关怀"作为一个研究概念具有复杂性和难以捉摸的特点，需要采用定性方法来进行深入研究。不幸的是，多年来，这些方法的价值和地位不如定量实验研究。另一个原因是，关怀被认为是护理实践的一个自然组成部分；也就是说，直到 Winterbourne View 养老院（DH，2012）和英国国家医疗服务体系斯塔福德郡中部医院（DH，2012，2013；Francis，2013）等恶性护理案例暴露之后，才突显了护理关怀的这些方面在护理实践中并不普遍。这就提出了一个问题，即为什么关怀的重要性在护士教育课程中没有得到更明确的体现。

乌西与约翰逊（Ousey and Johnson，2007）在临床领域的关怀和文化研究中发现，学生们普遍认为基本的情感关怀是医护人员的职责所在。同时，医疗和专业护理关怀以及关怀责任界限的不断变化也证实了这一点。在梅本等人（Maben et al.，2007b）的研究中，护理专业学生在取得资格之前对如何关怀患者表达了远大的志向。他们在获得资格后的 4~6 个月和 11~15 个月接受了跟踪调查，并表示不愿效仿那些将护理视为"只是一份工作"的护士，认为这些护士并非良好的护理榜样。他们还通过具体实例阐述了自己应如何努力做出改变。这些护士中有超过 70% 的人描述了与以任务为导向的工作相比，护理工作的价值被贬低、被低估和不被重视的情况。梅本及其同事发现了一套隐蔽的规则和组织层面上的限制，这些因素无情地阻碍了新获得护理资格的护士的护理理想的实现。这些不成文的规则包括"只需快速完成基础护理""避免过度介入患者情绪""遵循现状不要试图改变"等。这应引起我们的高度警惕，因为在护理专业学生的职业生涯中，随着时间的推移和实践经验的积累，潜在的关怀行为可能会逐渐变得不那么重要。

活动 1.3　批判性思考

您是否记得与熟人或曾照料过的人的某次相遇的情景？
• 请从你自身及对方的视角分别描述一下那次相遇的情景。

•尝试将这次相遇与和陌生人的相遇作一番比较。你是否注意到了两者之间的明显差异？例如，面对熟人和陌生人时，有哪些信息是你认为理所当然存在的？这两组情景中所包含的信息又有何不同？

温馨提示：此项活动旨在帮助您深入体会与知根知底和素未谋面的人相遇时的不同感受。它更能激发你的想象力，引导您站在他人的立场上思考，深切地感受他们的情感——这是培养同理心的关键所在。

七、终身学习和沟通与人际交往技巧

NMC《标准》（2018）着重指出，护士应秉持终身学习的理念，以安全有效的方式拓展自己的专业能力，并以面向未来、与护理领域息息相关的视角进行思考。这一承诺应在各类多学科团队协作的工作环境中得以体现，尽管这些环境千差万别，但都应以保障安全、满足患者/客户需求为首要任务。

医疗保健组织及其中的护士应敏锐地认识到逐步发展有效且复杂的人际沟通技巧的必要性。那么，践行这些标准对医疗保健组织和在其中工作的护士而言意味着什么呢？例如，本纳等人（Benner et al.，1996）提出，CIPS 与护理技术技巧一样，是一个从"新手"到"专家"的连续发展过程。本纳和一些人（如 Frost et al.，2000）进一步断言，精通护理技巧的护士具备与服务对象进行"情感调和"的能力。在安全、有效且充满同情心的组织工作环境中，这意味着：

敏锐的护士能够洞察患者的状况并把握其情感基调：即使表面看似"一切正常"，他们也能察觉到何时"情况有异"，或者感觉到实际上一切正常，尽管表面现象可能截然相反。（Frost et al.，2000）

为了帮助我们提升 CIPS，理论家们深入探讨了我们相互沟通和联系的方式，并解释了为何以及如何进行这种被视为人类基本行为的活动。鉴于影响沟通能力的因素众多，我们将在后续章节中集中探讨以下几个重要方面：道德实践、痛苦以及健康的关系。

案例研究：同调

社区护士阿丽亚（Aaliyah）此次前往探望一位患者并为她处理腿部溃疡。这是她的常规工作，且患者通常表现得开朗且投入。然而，在这一天，尽管患者表面看起来与往常一样开朗愉快，但阿丽亚却感觉到有些"不对劲"。虽然没有任何明显的迹象表明患者出了问题，但阿丽亚却有一种"直觉"认为情况并非如此。她习惯于相信这种直觉并据此行动，尽管她无法理性地解释这种直觉的来源或为何如此信赖它。因此，她决定花费比平时更多的时间陪伴患者，并在喝茶时小心而温和地询问她是否遇到了什么困扰。于是，患者打开了心扉，透露了她的丈夫最近身体不适并被怀疑患有心脏病的消息。自上次阿丽亚来访后，她就一直为此忧心忡忡。

八、道德实践

在整个护理职业生涯中，CIPS 的实施需要在真正具备关怀心的组织内进行。多年来，多个组织为这一实践奠定了坚实的理论基础。这些理论基础均强调了持续性道德实践的重要性，以及具有伦理的发展的必要性（Armstrong，2006；Clay and Povey，1983；Wurzbach，1999）。道德实践意味着我们更倾向于选择"善良"和"正确"的行为，而非"邪恶"和"错误"的行为。道德实践要求我们对他人的痛苦保持敏感性。

九、痛苦

人际敏感性（interpersonal sensitivity），即在相互信任的关系中帮助他人的能力，必须与对他人痛苦的敏感性相结合。罗杰斯和考尔斯（Rodgers and Cowles，1997）对相关文献进行了回顾，以帮助护士从概念上更深入地理解这一领域。他们认为痛苦是一个复杂的概念，难以直接观察或测量。他们认为，痛苦的个体性和主观性意味着每个人的痛苦经历都是独一无二的。

然而，同样明显的是，受苦受难的人之间也存在相似之处。首先，他们在身体或精神上都承受着巨大的痛苦。其次，他们对自己所处的环境赋予消极的意义。这些消极意义可能源于社会对慢性病或心理健康疾病人群的污名化。在痛苦的共同特征中，失落和控制（loss and control）这两个关键词尤为重要。

根据所研究文献的作者们的观点，痛苦的含义非常深刻，它涉及一个人对其处境或生活的完整性、自主性或控制权的巨大丧失感……在痛苦中，个人可能会丧失其"人性"，以及所有被认为与人性和尊严相关的东西。（Rodgers and Cowles，1997）

活动 1.4　反思

请根据你对遭受痛苦的患者的观察及你自己对这种痛苦的反应来回答以下问题：

- 这个人是如何体验痛苦的？
- 你是根据什么作出这种推断的？
- 哪些沟通或人际干预措施是有帮助的、可能会有帮助的或需要的？

温馨提示：与前面的活动一样，本活动旨在帮助你培养对遭受痛苦的人的同理心。

十、健康的关系

通过本章的学习，我们可以得出以下结论：在护理中，良好的 CIPS 实践应尊重他人、不剥削、非评判，并避免掺杂日常随意性。这些实践必须建立在与受苦难的个人之间互助互信的关系之上。这是因为失去对自身、身体功能、个人能力及其他属性的控制的经历使这些受苦受难的人成为"人"，并为他们提供了尊严。

然而，上述关于良好、有效和安全的 CIPS 护理理论基础，可以参照 NMC《标准》（2018）进一步拓展。护士和助产士在健康促进和教育方面的职责，应超越狭隘的疾病导向，进而关注"健康的关系"。这种健康的关系包括发展基础、道德基础、心理基础和组织基础，下面我们将逐一探讨。

（一）健康的关系的发展基础

鲍尔比（Bowlby，1988）认为，成年人之间的关系是婴儿与其主要养育人之间"依恋"关系的延续。用鲍尔比的话来说，拥有健康的关系的生活就像是从"安全基地出发的远足"。在不健康的关系中，个人会因为害怕被抛弃或失去"安全基地"而避免这种远足。

这种"健康"和"不健康"的依恋方式对护士和助产士与其患者或客户之间的人际沟通产生了显著影响。其中最重要的一点是，护士需要帮助患者在与他们的关系中建立合理的安全感。为实现这一目标，护士应为患者／客户提供充足的时间，不带评判地倾听他们的心声。从安全关系的角度来看，那些感到被倾听、被理解和被支持的人，其依恋关系会更加健康，从而更有勇气承担风险、实现独立生活和提高健康水平。

活动 1.5　团队合作

•与同事或同学一起回忆你们年轻时认识的孩子。你们能区分出那些胆怯害羞的孩子和那些自信满满的"天生领导者"吗？他们的家庭氛围如何影响了他们的害羞或自信程度？

•回想一个你最近结识的朋友。你能区分出"不敢冒险的人"和"敢冒险的人"吗？在他们的早期经历中，有哪些因素可能导致他们现在对"风险"采取不同的态度？

•将以上两个情景应用到自己身上，从自己的自信程度和对待风险的方式来思考你的回答。找出你的家人或朋友中那些抑制或鼓励你自信和冒险的人。

•现在，将前两个情景中的问题应用到你知道的患者身上。与医护人员的哪种关系可能有助于患者感到自己有能力承担独立生活和趋向健康的生活？

温馨提示：希望这项活动能帮助你提高对患者/客户在努力实现独立生活过程中遇到的困难的敏感性和理解能力，同时增强你在这方面的自我认识。

（二）健康的关系的道德基础

对于许多接受护理的人来说，医护人员能够给予他们倾听的时间可能是一种全新的体验。这背后的一个主要原因在于，他们可能长期以来都被视为某种物品，而非具有完整情感和思想的人。他们或许被当作必须小心呵护、不能有任何损伤的珍宝；或许被视为令人不悦、总是招人厌烦的存在；又或许被当作一无是处、做什么都做不好的累赘；甚至可能是这些角色的混合体，被多重标签束缚。

哲学家马丁·布伯（Martin Buber，1958）的著作为我们理解健康的关系的道德基础提供了重要启示。简而言之，布伯提出了两种基本的人际关系模式：一种是"我 - 它"关系（I-it' relationships），在这种关系中，我们将对方视为一个对象或物品；另一种是"我 - 你"关系（I-thou' relationships），在这种关系中，我们将对方视为一个具有完整内心世界、情感、信仰和观点的独立个体。后者是一种真正的道德实践，它要求我们尊重他人的内在世界和个性差异。

从布伯的角度来看，被当作"我"而不是"它"来对待的经历，更有可能激发人的自信和独立性，使他们更加坚信自己的价值、判断和感受。这种自信和独立性的提升，反过来又会促进他们发展更加健康的关系——与自己的关系（即自尊心的增强），以及与他人的关系。

十一、自尊心

自尊心，或自我价值，可以理解为个人对自己在生活中整体效能的积极评价所产生的情感。这种评价是主观的，源于个人对自己及其成就的看法。在人际关系中，自尊心与我们对自己的看法，即我们的"自我概念"（self-concept）所赋予的价值和意义紧密相连。

值得注意的是，自尊心并不完全取决于客观成就。一个人可能拥有众多成就，但仍可能感到自卑；相反，一个人即使成就有限，但只要他对自己在生活中的表现感到满意，就可能拥有强烈的自尊心。在医疗保健领域，患者、客户或服务使用者常因疾病或伤残而无法正常工作，这可能导致他们逐渐丧失自尊心。他们可能曾经拥有足够的自尊，或有能力追求更高的自尊，但现在却面临挑战。

然而，如果患者能够得到适当的支持，他们的自尊水平可以在整个健康欠佳期间得以维持。这有两种情况：一是患者的健康状况对其自我认同构成威胁，导致其情绪失控；二是患者的健康状况变化为其带来挑战，但同时也促使其发展出新的应对技巧，从而增强自尊心。护士在这方面的作用至关重要，他们需要通过支持和肯定患者的努力，帮助保护患者的自尊心。

健康关系的心理基础

有些人一生都在遭受错误对待，用布伯的话来说，导致他们将自己视为"它"，即一个无足轻重的存在。从幼年开始，他们的内心感受和意义就被亲密的人所忽视。这种忽视可能来自父母、老师或同学等密切接触者，对个人的心理健康、自尊心和自我价值感产生了深远影响。这些经历构成了一个人对自己和他人的行为进行解释的理论基础，即心智理论。心智理论在影响个人与他人健康相处的心理基础方面发挥着重要作用。

理论摘要：心智理论

人们通过持续的动态互动，不断地对彼此进行评价和判断。而所谓的"心智理论"，它与我们的社交智慧（social intelligence）和情绪管理能力息息相关（Goleman，2006；Smith and Grant，2014），并与我们的同情心的培养有着紧密的联系（Gilbert，2009）。简言之，它反映了我们如何凭借自身的神经心理发展水平，去理解和推测他人的行为动机及思维方式（Baron-Cohen，2003；Goleman，2006）。

对心智理论的熟练运用，对于我们解读人际环境、顺利应对日常交往中的种种挑战至关重要。它让我们能够在帮助他人的同时，也展现出一定程度的同理心。然而，心智理论并非人人都能驾轻就熟的技巧，因为每个人在情感层面和认知层面与他人的契合度都存在差异。在某些极端情况下，如被诊断为心理变态（Howe，2013）

或反社会型人格障碍（Davidson et al.，2010）的个体，他们既无法与他人建立情感、同理心和认知上的联系，也对此毫不在意。

另一些人，由于童年时期父母的疏忽和教育不当，难以洞悉他人的心意或理解他人的情绪。这部分人的情感往往被成年人视为无足轻重，这可能会导致他们的神经心理发展受阻，进而在同情自己方面出现障碍，也更难对他人产生同情（Arntz and Van Gerderen，2009；Gilbert，2009；Grant，2010b；Howe，2013）。遗憾的是，在某些情况下，孩子的内心世界对于成年人来说并不重要，这就像幼儿在成长过程中可能会遭受到的父母或老师的误解和忽视一样。

巴隆 - 科恩（Baron-Cohen，2003）的工作虽然主要涉及阿斯伯格综合征，但对健康的关系的心理基础有更广泛的影响（Goleman，2006）。与下文所述的共情能力一样，人们通常在准确判断他人内心世界的能力上有所不同，这一真理适用于护士，也适用于其他任何群体。这对护理领域熟练的人际沟通的持续发展具有明显的影响。护理专业的学生不应想当然地认为自己在这方面的技巧很高，可能必须努力培养这种能力（Goleman，2006）。

十二、共情能力

（一）培养共情能力

在前文的情景描述中，一年级的护理专业学生珍妮对患者的痛苦没有作出任何反应，这正好体现了戈夫曼（Goffman，1959）所说的形象管理优先于共情反馈的情况。形象管理，即在社交环境中首先要考虑如何展现和塑造自己的正面形象，以增强自己对某一社会群体的归属感，这与社会认同理论（social identity theory，Tajfel，1982）和自我归类理论（self-categorisation theory，Turner et al.，1987）的核心观点相吻合。

在短期内，珍妮的这种行为可能会让她从资深的护理同事那里获得所需的价值感和归属感。然而，她的这种行为同时也传递了一个讯息，即某个被他者化（othered）（Canales，2010）群体的地位。在她的情境里，这个群体就是那些由她和亲属照顾的患者。从她的行为可以看出，她将这些人的价值和社会地位看得低于她所参照的专业护士群体。珍妮的这种做法实际上是在复制长期存在的权力和沟通不平衡现象，这种现象在本文中被描述为不良人际护理的特征。她正在为自己未来可能忽视患者人际需求的护理风格奠定基础。

富有同情心的 CIPS 要求本科生护士在管理社会身份构建时，应更倾向于苏珊而非珍妮的方式。这种社会身份给予"反他者化实践"、医疗保健的人性化以及赢得同事的喜爱和信任等需求同等的尊重和重视。要培养共情能力，就需要进行角色代入：设身处地地为他人着想，想象他们在这种情况下的感受。这与同情心实践和自我归类理论中的观点紧密相连，即当我们认为别人与自己相似时，我们更有可能作出共情的反应。因为我们会更容易认同他们的痛苦，"他们受到的伤害就是我们受到的伤害"（Levine and Crowther，2008；Drury et al.，2009）。每个护理专业学生如何看待护士的社会身份将直接影响他们的行为。例如，珍妮可能认为不打断她的任务以应对患者的痛苦，符合她所向往的护士的社会身份（即任务导向型护士），而苏珊则认为护士的社会身份应始终优先考虑同情和无条件地减轻患者的痛苦。

为了回应患者和客户如何看待自己的生活世界的问题，我们必须着重培养护理专业学生的共情敏感性。这是提高护理专业学生批判性思维能力的更广泛要求的基础，需要不断锻炼他们的共情想象力（empathic imagination）这一生活技能。在我们这个多元化、后现代和多文化的社会中，人们所处的生活世界极其广泛，因此期望学生和合格的护士对他们可能接触的每一种人类痛苦都具有共情敏感性无疑是一个很高的要求。然而，我们可以通过定期锻炼共情想象力来培养他们的共情敏感性。这可以通过两种方式实现：一是观看那些强调设身处地为他人着想的电影和书籍；二是阅读那些因严重且往往是悲剧性的遭遇而使生活受到影响的人的叙述（见第2章）。

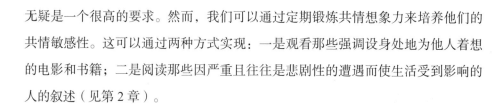

活动 1.6　培养共情想象力

以下是两种潜在的锻炼你的共情想象力的方法：

1. 探索犯罪小说作家薇儿·麦克德米德（Val McDermid）的小说中虚构的心理侧写师托尼·希尔（Tony Hill）博士的角色。在这些小说以及根据这些小说改编的电视剧《心理追凶》（*Wire in the Blood*）中，麦克德米德深入探讨了具有高度共情能力的托尼·希尔与在这方面严重不足的变态罪犯之间的关系。你可以探讨希尔的共情能力与他帮助被绳之以法的人的（缺失的）共情能力，以及他们各自的成长经历之间的联系。你可以通过麦克德米德的作品，学到如何发展自己的共情想象力的经验吗？

2.《我们的相遇》（*Our Encounters*）系列丛书收录了那些经历了与健康有关的难题的人的叙述，其中包括医疗从业者（包括护士）在治疗过程中遇到的沟通不畅和缺乏帮助的情境。尝试站在这些人的角度阅读《我们与疯狂的相遇》（*Our Encounters with Madness*，Grant et al.，2011）、《我们与自杀的相遇》（*Our Encounters with Suicide*，Grant et al.，2013）、《我们与自残的相遇》（*Our Encounters with Self-Harm*，Baker et al.，2013）或《我们与跟踪的相遇》（*Our Encounters with Stalking*，Taylor et al.，2018）中的故事。留意在阅读这些故事时你所经历的惊讶时刻，以及它们带给你的感受。

（二）共情的定义

根据豪（Howe，2013）的说法，"共情"一词在20世纪初进入英语。其词根来自希腊语"empatheia"，意为"从外部进入情感领域，或与他人的情感、激情或痛苦同在"（Howe，2013）。这种能力显然是理解、解读他人并在人际交往中展现出同情心的基石，对于建立良好的人际关系至关重要。科胡特（Kohut，1984）则更简洁地定义了共情，即一种能够深入他人内心世界，理解其思考和感受的能力。

从心理治疗的专业角度来看，罗杰斯强调护士在护理过程中必须展现出同理心（即共情能力），其核心是：

当治疗师能够敏锐地捕捉到患者在每一刻所经历的情感和个人意义，并能够从'内部'理解它们，同时成功地向患者传达这一理解时，同理心便产生了（Rogers，1967）。

由于心智理论在健康的关系的心理基础中扮演着重要角色，因此共情在护理工作中的重要性不言而喻。共情要求我们能够深入他人的情感世界，同时保持必要的客观性，通过他人的视角看待问题。然而，根据劳德等人（Lauder et al.，2002）的研究，许多接受医疗保健专业服务的人，包括护理对象，并不认为专业人士真正理解他们的感受或观点。这种缺乏理解和同情的情况不仅违背了建立富有同情心的人际关系的基本原则，而且如果专业人士无法充分认同或理解护理对象的感受或观点，可能会导致护理质量下降。这将无法满足患者及其家属和／或护理人员的需求和期望，进而阻碍他们在解决问题和实现最佳健康结果方面发挥协作和包容性作用（Sloane，1993）。

十三、环境中的共情能力

在展现共情能力时，我们需注意两大环境：人际环境和组织环境。

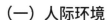

（一）人际环境

格林伯格（Greenburg，2007）指出，具备同理心（或称为共情能力）的医护人员，不仅能帮助患者或客户纾解情绪，也更容易与他们建立深厚的情感联系。当医护人员展现出真挚的兴趣、接纳、关心、同情和喜悦，而非愤怒、蔑视、厌恶或恐惧时，便为建立稳固的情感纽带奠定了基石。因此，护士的面部表情、姿态和语气中的情感流露，都能显著影响病房的情感氛围。格林伯格引用神经科学的证据说明，患者或客户对护士的面部表情的反应，比对其言语的反应更为敏感。简而言之，他们从护士的面部表情中解读自己的被接纳程度，而这与护士实际的话语内容关系不大。护士或许会对患者、家属和其他护理人员说出"得体的话语"，但其面部表情却可能与言辞产生矛盾，而她们自己往往并未意识到这种不一致。这种不一致性，轻则让护士显得肤浅、傲慢或冷漠，重则可能被视为不诚实。

案例研究：避免愤怒情绪

约翰（John）是护理专业的一名新生。他性格敏感、内向，来自一个大家庭。由于家庭环境不稳定，甚至有时充满暴力，他对患者在他面前表达的愤怒感到不适和厌恶。为了避开这种情绪，他倾向于只服务那些情绪积极的患者。然而，他并未意识到这一点，也未采取任何措施加以改进。这种行为模式在实习期间可能不易被察觉，但若持续至他成为执业护士后，将可能对其职业发展产生不利影响。

除了理解个人心智理论的复杂性及其对 CIPS 的影响外，共情能力还要求我们能够深入体会并恰当回应他人的情绪状态（Goleman，2006；Greenburg，2007）。因此，同理心可以被视为一种潜意识中对他人感受和想法的敏锐感知能力。

　　然而，要准确感知、理解和回应他人的情绪并非易事，因为人们常常会用与真实感受相悖的行为来掩饰自己的情绪。我们必须学会通过语言和非语言的方式传达对他人情感的理解，并准确解读这些信号（这是最具挑战性的部分）。在医疗保健领域中，这种复杂的互动往往发生在极不理想的环境中——例如忙碌的病房、隐私受限的环境、患者承受痛苦或接收坏消息等。

　　在这种情况下，护士和助产士必须依靠专业素养来感受患者的情绪，同时保持自己的独立身份。重要的是区分哪些情感属于患者、哪些属于自己，这是一项至关重要的技巧，但也是一项很难掌握的技巧。第 3 章将提供进一步的指导来帮助培养这种能力。

（二）信任和尊重

　　在接触和判断患者时，与共情相关的另外两个重要概念是信任和尊重。信任是建立在我们过去的经验基础上的，它使我们能够应对这个世界并克服对陌生或未知事物的挫败感；而尊重则取决于诚实、一致性、信念和希望等因素，是建立信任关系的一个重要组成部分。一旦这些因素得以确立，我们就能够建立真正的情感并进行思想交流。

（三）共情调谐

　　格林伯格提出的"共情调谐"概念与本纳的"情感协调"观点相辅相成（参见 Greenberg，2007；另见 Howe，2013）。这一概念源自科学研究，认为护士和助产士若能传达出真正的兴趣、接纳和关怀，就更有可能与患者建立起安全的情感纽带。在这一过程中，非语言沟通的作用至关重要。从根本上说，患者或客户会从医护人员的面部表情中解读出他们是否被接纳的信息。

案例研究：对患者故事的情感反应处理

一名一年级的护理专业学生坐在一位患者的床边时，听到了患者的一段往事，这让她感到不安，甚至有些厌恶。患者透露自己在青少年时期曾与哥哥发生过性关系，这种关系可能是自愿的，也可能不是完全自愿的。考虑到面部表情在共情沟通中的重要性，护士在回应患者的自述时应努力通过面部表情表达出关心和关注，而非震惊和厌恶。

那么，在这种情况下，您认为她应该对患者说什么，并控制自己的面部表情以保持一致性呢？同时，您应该注意到她需要在诚实与同情和非评判之间找到一个平衡。

十四、组织环境

至此，我们的讨论已阐明了护士与助产士在努力与患者/客户建立稳固信赖关系方面的重要性，这种关系以促进健康的方式支持他们信任自己、信任自己的情感和判断。然而，这种健康的关系的基石及 CIPS 的熟练实践，又反过来依赖于一个健康且有助于员工发展的工作环境。

当代护士必须具备在 21 世纪医疗服务所特有的复杂多变的护理环境中围绕安全、有效的 CIPS 进行问题解决、批判性思考和反思的能力。这些行为应在多学科实践的背景下公平、专业、道德地展开，同时满足不同患者群体的需求。

（一）环境塑造经历

关于护理和健康领域的 CIPS 书籍中，医疗机构的性质和影响是一个常被严重忽视的领域。这是令人惊讶的。因为从社会心理学的文献中我们可以明显看出，组织的社会环境在意识（理性）和无意识（包括非理性）层面（Morgan，2006；Alvesson and Spicer，2012）对经验和身份的形成都发挥了重要作用（Tajfel，1982；Turner et al.，1987；Meyerson，2002；Zimbardo，2009）。

概念提要：外部环境与内部环境

所谓外部环境，是指那些对于患者 / 客户和员工而言看似外在的所有特征，这些特征可能会影响他们对医疗保健的感知、体验、反应和参与。这些特征涵盖了住院或门诊的医疗环境，如病房或诊所，以及员工和患者的文化。

患者的内部环境状态则源自其生理、精神、心理、发展和社会特征。这些内部状态会受到家人、朋友或媒体的观念，以及以往在医疗机构中的经历所影响。

（二）关于医疗机构的两个观点

组织社会科学指出，我们可以从理性和非理性两个维度来理解与体验工作组织，且每个组织都独特地融合了这两方面特征（Alvesson and Spicer，2012）。然而，在一般认知中，我们常将进行实习的医疗机构视为一个共同努力、提供高质量护理服务的场所。这种对组织的看法主要基于理性，认为它们是合理且充满善意的工作环境，始终值得信赖。从理性视角看，员工的工作被认为与组织本身或人们对组织的看法无关。

然而，医疗机构也可能展现出截然不同的面貌，有时被称为"社会建构主义"组织观。在这一视角下，特定组织环境中共同思考和行动的过程会逐渐形成关于"在这里做事的方式"的社会和文化共识。社会建构组织同时包含合理性和非合理性元素（Pfeffer，1981；Grant，2000；Grant and Townend，2007；Morgan，2006；Alvesson and Spicer，2012）。

社会建构主义组织观打破了将组织视为简单的"一砖一瓦"的观念。仅从理性角度看，组织或许只是员工工作的有形结构。但结合理性和非理性的社会建构主义视角，组织也是员工在日常互动中共同创造的社会心理结构。

在医疗机构同时以理性和非理性方式运作的背景下，我们不应惊讶于这样一个不幸的事实——许多患者/客户反映，员工也证实，在某些工作环境中，"在这里做事的方式"不利于满足患者/客户的沟通和人际交往需求。以下案例研究便说明了这一点。

案例研究：负面文化的影响

一名护理专业学生在一家养老院实习时观察到，资深护士和助理护士在为行动不便的老年客户洗澡和喂食时往往不与他们交流。这似乎已成为养老院"文化"的一部分。老年客户被当作物品而非人对待，护士们似乎更关注工作以外的生活。由于老年人的自尊需求很少或根本未得到关注，他们只能孤独、单调地生活，缺乏生气和活力。

（三）任务导向与人本导向的抉择

从上述情况来看，将患者当作物品而非人对待显然违背了健康的关系的伦理原则。这是因为工作文化以任务为导向而非人本导向，尽管现实表现往往与此相反，如当地机构制作的光鲜亮丽的"我们的宗旨"宣传或在疗养院和养老院外的欢迎标语。根据门齐斯·莱思（Menzies Lyth，1988）的开创性研究和理论，护理工作的任务导向是一种抵御焦虑的社会系统机制。从这个角度看，将患者或客户视为需要清洗、喂食或穿衣的"躯体"而非需要倾听和参与护理及医疗决策的人是一种低消耗、不引发焦虑的做法。门齐斯·莱思认为，在个人和组织无意识的层面上，人本导向的护理实践所带来的亲密性可能会使护理人员因分担患者痛苦而感到不知所措。

另一位组织理论家摩根（Morgan，2006）提供了一个框架来帮助我们理解在非理性层面上，医疗机构可能如何不自觉地保护自己，以避免在诚实地承认自己以任务而非患者为导向时产生的负罪感（另见第 3 章）。摩根借鉴弗洛伊德原则（Freudian principles）指出，医疗机构经常通过使用防御机制来保护自己。在个人层面上，防御机制是指个人在意识之外，通过抵御责备和内疚来维持社会形象的方式；而摩根断言这一过程也可能发生在更大范围内，即社会组织层面。一种常见的组织防御机制就是合理化：在日常护理工作中，当护士为"不花时间与客户在一起并倾听他们关切"而提出貌似有道理的理由时，合理化就可能发生。"太忙"或"时间不够"往往是合理化的借口；然而，如果以任务为导向而非人本导向是一种根深蒂固的工作文化，那么即使有再多时间也不可能改变这些文化习俗。

（四）影响集体和个人行为的"忙碌"

当人手短缺时，"我们太忙了"这样的观点或许情有可原。然而，深入研究护士和其他医护人员在团队中的思维与行为模式，以及他们如何在意识和潜意识层面对团队产生基本认同和理解，有助于我们更深入地理解社会心理学和组织过程。在这些过程中，客户的沟通和人际交往需求往往被忽视，甚至被视为一种负担。特别是当工作人员认为这些需求与医疗机构的"核心业务"相冲突时，这种情况更为严重。

患者向护理人员寻求关注，通常都有充分的理由，却可能被误解或贴上负面标签。这种在护理工作中常见的防御心态，与门齐斯·莱思和摩根的理论相呼应，它能在一定程度上减轻护理人员的焦虑。当面对质疑时，护士可能会否认自己有不当行为，并给出合理的解释。这种思维定式可能表现为"他们与我们"的对立思维，其中"我们"被视为通情达理、勤奋工作的人，而"他们"则被视为爱指手画脚、制造麻烦的人。不幸的是，这种"他们与我们"的思维方式容易导致非理性偏见（Dixon and Levine，2012），这种偏见建立在双方信息不充分的第一印象基础上，未能从共情或心智理论层面正确、公平地理解患者/客户。

（五）面对团队利益与患者需求，如何抉择？

在本节结尾，我们向您提出一个挑战：当医疗团队的情况不利于患者或客户的沟通和人际交往需求时，请意识到并勇于采取适当的行动。护理实践中的职业道德、NMC 标准及用富有情感和同理心的方式回应患者的需求可能会引导您走向一个方向，而保持您在团队中的积极影响则可能将您拉向另一个方向。在您的职业生涯初期及未来发展中，您将如何应对这种两难境地？

本章小结

本章强调了在护士资质注册前、培训课程开始时对自己的 CIPS 进行评估的重要性。根据英国和国际护理政策及相关教育文献，本章对 CIPS 的作用进行了背景分析。讨论和分析了有关 CIPS 的沟通框架，以及 CIPS 与关怀、道德实践、痛苦、共情和健康的关系之间的关系。

延伸阅读

Chambers，C and Ryder，E（2009）*Compassion and Caring in Nursing*. Oxford：Radcliffe Publishing.

这本书对同情和关怀的概念进行了有用而深入的探讨。

Frost，PJ，Dutton，JE，Worlen，MC and Wilson，A（2000）Narratives of compassion in organizations. In：Fineman，S（ed.）*Emotion in Organizations*，2nd edn. London：Sage.

Gilbert，P（2009）*The Compassionate Mind*. London：Constable.

Howe，D（2013）*Empathy：What it is and why it matters*. Basingstoke：Palgrave Macmillan.

这三本书提供了一种循证的方法来培养同情心，并将共情作为同情心的一个组成部分。它们将帮助您理解护理和医疗保健工作如何能够并应该变得更加人性化，从而消除冷漠、无情和令人不快的医疗保健环境。

Drury，J，Cocking，C and Reicher，S（2009）Everyone for themselves? A comparative study of crowd solidarity among emergency survivors. *British Journal of Social Psychology*，48：487-506.

Levine，M and Crowther，S（2008）The responsive bystander：how social group membership and group size can encourage as well as inhibit bystander intervention. *Journal of Personality and Social Psychology*，95（6）：1429-1439.

Tajfel，H（ed.）（1982）*Social Identity Intergroup Relations*（pp15-40）.Cambridge：Cambridge University Press.

Turner，JC，Hogg，MA，Oakes，PJ，Reicher，SD and Weatherell，MS（1987）*Rediscovering the Social Group：A social categorisation theory*. Oxford：Blackwell.

这些书和文章将帮助您理解护理身份、群体成员身份和应答性行动之间的关系。

第 2 章
循证沟通和人际交往能力

译者：欧梦雨

基于英国护理和助产士委员会（NMC）注册护士的能力标准，本章将涉及以下宗旨和能力：

宗旨 1：成为负责任的专业人士

在注册时，注册护士将能够：

1.1 理解并遵守《守则》（Code, 2015）：护士和助产士的专业实践和行为标准，并满足所有注册要求。

1.7 理解研究方法、伦理方法和管理方法，以便批判性地分析、安全使用、分享和应用研究成果，以指导和促进最佳护理实践。

宗旨 4：提供和评估护理

在注册时，注册护士将能够：

4.3 掌握必要的知识、沟通和关系管理技巧，在一系列干预措施之前、期间和之后，为患者、家属和护理人员提供准确的信息，满足他们的需求（附件 A）。

宗旨 6：提高护理的安全和质量

在注册时，注册护士将能够：

6.7 了解如何在实践中评估护理的质量和效果，并展示如何运用服务提供评估和审计结果来实现持续改进。

本章目标

通过本章学习，你将能够：

• 描述 CIPS 在护理中的证据基础；

• 了解在"循证实践"的狭义解读和广义解读之间的差异与张力；

• 了解护理领域中 CIPS 研究的历史发展中的关键问题；

• 了解咨询和心理治疗模式对 CIPS 实践的相对贡献；

• 了解患者的第一级和第二级沟通形式的含义；

• 描述 CIPS 实践中的一些循证原则。

一、引言

本章将指导您分析和批判性地评估与护理实践相关的循证 CIPS 文献。首先，我们将探讨护理中 CIPS 的独特之处及其重要性，解答"护理中的 CIPS 有何不同？"的问题。其次，我们将基于证据，从狭义和广义两个角度解读并深入探讨 CIPS 在 NMC 的《未来护士：注册护士的能力标准》中的重要地位，以及其与循证护理实践和循证医疗保健之间的紧密联系。最后，本章将更专注于梳理护理中人际沟通研究的历史脉络与发展趋势。

随后，我们的讨论将转向与教学和学习相关的议题，以及护士之间熟练的人际沟通的实际应用。您将会发现，现有的护理文献明显忽视了关于人际沟通背景重要性的关键研究和理论工作，包括组织背景或工作环境等因素。在此基础上，您将能够评估 CIPS 对咨询和心理治疗模式的相对贡献。我们认为，尽管这些模式为实践提供了有用的原则，但仍需根据具体的工作环境进行适应性调整。在评估这些原则的有用性时，我们还应充分考虑其在当代护理领域流行咨询模式中的人文基础，以及对社会认知研究的批判反身性（关于社会认知或社会思维的更多内容，请参见第 3 章）。在本章结尾，我们将为您提供一套循证实践原则。

二、护理中的沟通与人际交往技巧有何不同之处?

CIPS 研究(Hargie, 2011)和心理治疗研究(Norcross, 2011)均表明,普通人的经验或常识在熟练的 CIPS 实践中发挥着重要作用。这些研究为我们提供了充分的理由,证明 CIPS 实践能够对医疗服务使用者及其重要他人产生积极的治疗效果。具体来说,这包括让他们:

- 感到被倾听。
- 感到自己的担忧得到重视而非轻视。
- 感到获得支持。
- 感到被理解。

三、护理实践中的循证沟通与人际交往技巧

《标准》(NMC, 2018)明确指出,护理实践必须以证据为基础,并与理论相结合,才能确保安全性和有效性。因此,安全有效的 CIPS 护理实践应该以证据为基础,这是有充分理由的。关于循证护理意义的传统解读认为,实践之所以被认为是安全有效的,要么是因为它们得到了基于研究的科学知识(有时称为"实证")的支持,要么是因为它们达成了广泛的理论共识。"理论共识"是指由护理从业者、学者以及其他与护理工作相关的学科专家共同长期建立的一种被广泛认可的共识。

研究人员和理论家们在护理 CIPS 实践的系统性改进方面作出了重要贡献。这与我们经常观察到的现象形成了鲜明对比:仅仅因为"习惯成自然"或者"简单易行",就草率地采用特定的方式与患者 / 客户建立联系和沟通。事实上,在有保健需求的护理场景中,CIPS 的应用远不同于日常生活中的普通人际沟通。

"理论摘要"部分将向您介绍围绕循证医疗保健实践的核心意义和原则的关键问题和紧张关系。"活动"及其后续部分将帮助您逐步深入了解相关的理论和科学问题。

从更广泛的视角看待循证医疗保健

尽管循证模式具有显著的价值和益处,但越来越多的人开始对其假设、原则及相关实践作为理解循证医疗保健的意义、实践和范围的唯一基础质疑。这主要因为该模式完全源自并强化了生物医学对"健康"和"康复"的理解,从而抑制了其他形式的理解,并未能真正达到其所主张的中立性和客观性(Zeeman et al., 2014a, b)。

理论摘要:从传统或狭隘的角度看待循证医疗保健

在传统的或者说至今为止较少受到质疑的循证医疗保健观念中,定量实验研究被赋予了特殊地位,因其能证实具备统计显著性和经过验证的实验结果。这类实验系统地将针对健康问题的干预措施与对照组进行比对,以检验前者是否能真正促进健康。为了进一步提升公众对单一实验结果的信赖度,研究人员会对这些实验组进行系统评估,并对所得数据进行统计分析。这一过程进一步增强了人们对特定干预措施的信心。然而,从传统的视角出发,研究本身并非衡量证据价值的唯一标准。穆尔·格雷(Muir Gray, 1997)、特林德和雷诺兹(Trinder and Reynolds, 2000)和萨克特等人(Sackett et al., 2004)的研究具有划时代的意义,他们提出,医疗保健实践应综合考虑以下三大要素:

• 现有的最佳证据。

• 社会价值观。

• 可用的资源。

这些作者认为,按照传统理解,循证医疗的实践应建立在一定的证据强度等级之上,如下所述。其中,1 被认为是医疗保健从业者最有信心的证据来源。

1. 来自至少一项针对多项精心设计的随机对照试验的系统评估的有力证据。

2. 来自至少一项适当设计的、适当规模的随机对照试验的有力证据。

3. 证据来自设计良好的研究试验,这些试验不包含随机化,例如单组、前后、队列、时间序列或匹配的病例对照研究。

4. 证据来自多个中心或研究小组精心设计的非实验性研究。

5. 基于临床证据、描述性研究、报告或专家委员会的权威意见。

然而,替代性的知识,如服务使用者和从业者的叙述,有时被描述为来自"生活经验"范式(世界观)的知识。这类知识产生同样有效但不同类型的信息(Grant et al.,2011,2013;Baker,2013;Grant,2014a;Grant and Leigh-Phippard,2014;Grant et al.,2015a)。尽管随机对照试验为我们提供了关于健康研究中各种干预措施的实验结果的重要信息,但它们并不太关注患者和客户如何体验这些干预措施。如果过分关注前者而忽视后者,那么我们对循证医疗保健及其所能提供的认识将是片面的和不完整的。

例如,在护理和医疗保健的相关性方面,卡戎(Charon,2006)以及科尔巴利和格兰特(Corbally and Grant,2016)认为叙事能力(即人们用来吸收、解释和回应故事的能力)有助于同理心、专业和值得信赖的实践。格林哈尔什和赫维茨(Greenhalgh and Hurwitz,1999)则以一种互补的方式指出,关注患者的叙述有助于解决更深层的存在性问题,如内心伤害、绝望、希望、悲伤和道德痛苦等。

这些品质经常伴随健康问题出现，有时甚至构成人们所经历的健康问题的核心。卡戎、科尔巴利和格兰特以及格林哈尔什和赫维茨都强调，关注服务使用者对其疾病的叙述（故事）提供了一个框架来全面地解决他们的问题，并能以更敏感和微妙的方式识别和选择诊断与治疗方案。例如，康复写作是一种治疗框架，患者可以通过创意性书写自己的经历来帮助促进心理康复（Taylor et al.，2014）。

活动 2.1　团队合作

探讨循证医疗保健在实践中的意义

与一组同学合作，讨论合格的护士和其他医疗保健从业者对上述两种关于循证医疗保健读物的小组讨论可能作出的反应。

温馨提示：通过这项活动，你们将能够更明智地、知情地参与未来的实践讨论。

在本章末尾，你们将找到关于这项活动的参考答案和建议。

四、护理学中沟通与人际交往技巧研究的历史发展

循证护理中的 CIPS 研究历程清晰可循。麦克劳德·克拉克（MacLeod Clark，1985）提出，这一领域的研究兴趣在 20 世纪后半叶持续高涨，涵盖了诸如患者满意度调研、改善沟通效益的探索性研究、对护士与患者/客户交流方式的观察分析，以及检验人际交往技巧教学效果的研究。

巴尼斯特和卡根（Banister and Kagan，1985）指出，护理中的人际交往技巧研究受到了社会学、心理咨询学以及社会、临床和管理心理学等其他研究领域的影响。这些学科为护理行业塑造了一套理想的技巧组合，特别是社交技巧、同理心和自信心。

因此，在 20 世纪后期的几十年中，护理中的人际关系研究深受社交技巧和

自信训练的影响（Davidson，1985）。据推测，为了培养和提升人际交往技巧，护士及其患者 / 客户都需要具备社交技巧和自信心。这一观点体现在一种循环论调中，即按照定义，熟练掌握人际关系的护士必然具备优秀的社交能力、自信心和团队协作能力（Morrison and Burnard，1991）。

> ### 活动 2.2　循证实践和研究
>
> 　　与一组同学一起探讨，在实践学习中所遇到的工作环境里实施循证 CIPS 可能会面临哪些挑战。
>
> 　　温馨提示：通过此次讨论，你将会意识到，将循证 CIPS 理念运用到组织实践中并非易事。
>
> 　　本章末尾附有此次讨论的可能答案，供您参考。

CIPS 研究与教学、体验式学习和组织实践的关系

上述关于护理人际关系的研究，又进一步影响了"终身学习"理念的发展，即将人际交往技巧的提升视为专业成长和体验式学习的重要标志。

监测人际交往技巧发展进度最直接的方法是……不断练习相关技巧，并……关注我们不断变化的反应。实践环节通常与工作紧密相连，在我们的职业生涯中，每天都会涉及人际关系的处理，因此我们有充足的时间去尝试新的行为方式。但需要强调的是，尝试新的人际交往方式的决定必须是有意识的。人们可能会轻易地参加一个咨询技巧的研讨会，并期待能从中获益。然而，事实上，只有当学到的知识能够应用到"真实"情境中时，这样的研讨会才算得上成功。在忙碌的工作生活中，人际交往技巧研讨会往往存在成为"孤岛"的风险——虽然当时觉得有趣，但实际应用价值却微乎其微（Burnard，1996）。

> ### 活动 2.3　团队合作
>
> 　　一群忙于工作的护士参加了一门提升沟通技巧的课程，并学习

了良好的 CIPS 原则。然而，一个月之后，当他们回到病房时，病房经理却困惑地发现，关于沟通不畅的投诉并未因此减少。现在，请分小组讨论这一现象背后的原因。

布朗等人（Brown，et al.，2006）对一种观点提出了批评，这种观点认为一旦掌握了沟通技巧，就可以轻松地将这些技巧从一个环境应用到另一个环境中。特别是，这些作者质疑了伯纳德（Burnard）等护理学者所提出的核心假设。换言之，他们认为，从咨询模式中衍生出的沟通技巧（这些技巧本质上依赖于专门的时间安排）并不能合理地应用到时间更为紧迫、更为繁忙的环境中。

活动 2.4 反思

请思考你在与客户进行有效沟通时所遇到的各种场景。在这些场景中，哪些背景因素有助于良好地沟通，而哪些因素又会成为沟通的障碍？

温馨提示：这些背景因素可能涉及个人层面、人际关系层面或环境层面。

护理领域许多关于 CIPS 的文章都未能充分关注组织的背景因素可能对熟练的人际沟通实践产生的影响。有趣的是，尽管护士教育和相关文献中都在强调熟练的人际沟通，但在实际的医疗护理环境中，这种沟通往往存在诸多不足（MacLeod Clark，1985）。对此，布朗等人（Brown，et al.，2006）认为这并不意外，因为所教授的内容与实践的内容之间存在着明显的背景差异。

尽管从业者可能已经深刻理解了沟通在确保客户和他们自身获得良好结果方面的重要性，但他们仍可能会继续使用陈旧的沟通策略，这不仅可能引发投诉、产生不良后果，还可能导致客户与从业者之间的疏远（Brown et al.，2006）。

五、沟通与人际交往技巧的咨询和心理治疗模式及其在护理中的应用

　　尽管布朗及其同事对咨询和心理治疗模式在熟练的人际沟通实践中的应用存在局限性表示担忧，但回顾过去三十年来与护理相关的 CIPS 文献，我们发现了一个核心假设，即经典的咨询和心理治疗模式与护理实践之间存在着紧密的相关性（例如，请参见 Burnard，1996；Brown et al.，2006；McCabe and Timmins，2006，2013）。

　　显然，自 20 世纪中叶以来，咨询和心理治疗模式为护理领域作出了巨大的贡献，并深刻地改变了护理的理论、知识和实践。例如，卡尔·罗杰斯（Carl Rogers，1961）的工作推动了护理观念从以任务为本到以人为本的整体转变，尤其是他提出的"核心条件"方法（现被称为罗杰斯疗法）得到了广泛应用。罗杰斯指出，为了通过良好的治疗关系有效地帮助个体实现改变，必须满足以下三个必要充分条件：

- 护士对病人的无条件接纳或积极照护。
- 护士在治疗过程中保持真实性。
- 护士对病人的同理心。

　　罗杰斯疗法声称，其合理性不仅源于理论基础，还源于自 20 世纪 70 年代中期以来作为一种治疗传统而获得的尊重。与此截然不同，认知行为心理疗法一直有着坚实且令人信服的经验证据来支持其发展。它还为基础和后基础心理健康护理实践带来了巨大的益处（Grant et al.，2004，2008，2010；Grant，2010a；Corrie et al.，2016）。自 20 世纪 70 年代初以来，专科护士、认知行为心理治疗师对心理健康护理及认知行为心理治疗的理论和实践发展作出了重大贡献（Newell and Gournay，2000；Grant et al.，2004，2008，2010）。

　　认知行为方法越来越多地采取一种综合的立场（Gilbert and Leahy，2007；Grant et al.，2008，2010）。这意味着，其他范式的主要理论和经验发展正在被纳

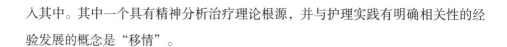
入其中。其中一个具有精神分析治疗理论根源，并与护理实践有明确相关性的经验发展的概念是"移情"。

理论摘要：移情

心理治疗理论长期以来都认为，个人对于重要他人的心理表征可能会对个人的康复进程产生促进或阻碍的作用。所谓的重要他人，通常指的是我们早年曾经深爱过或是憎恶过的人。一个新认识的人可能在很短时间内就被我们视为朋友或是敌人，而这个过程往往在很大程度上是无意识中发生的（参见第3章）。为了佐证心理治疗理论，同时与当代社会认知研究的进展保持契合，米兰达和安德森（Miranda and Andersen，2007）指出，在日常生活中，当重要他人的形象被触发时，移情便会自动发生。因此，移情实际上是人们在日常社会关系和互动中重新体验过去的人际关系的一个过程。

重要他人的心理表征储存在我们的记忆中，这种表征极易被任何情境下的相关线索触发。我们对自己和重要他人的整体看法都与这些记忆紧密相连。这种激活是联动的：当其中一个被激活时，另一个也会随之被激活。移情涉及对他人对自己假定感受的揣测，反之亦然，它直接与图式、偏见及刻板印象等概念相关联（参见本章及第6章后的讨论）。

六、评估护理中人际沟通的咨询和心理治疗模型

尽管咨询和心理治疗原则有其优点，但从多个角度来看，一些原则在日常护

理实践中的适用性受到了批评。护士们具备展示其社会角色和相关专业行为的文化与政治意识的能力（参见第 6、8、9、10 和 11 章）。总体而言，人本主义方法因其排他性而引发了文化和政治上的担忧。霍华德（Howard，2001）将罗杰斯疗法与人类作为理性（个人主义）经济存在的观点进行了对比，并指出罗杰斯式的咨询师过于天真地将人类视作孩童般的存在，忽视了人们所受的社会现实影响或限制。因此，我们应当对罗杰斯原则的简单化理解、挪用和实践保持警惕。如果人际沟通是独立于塑造这种沟通的环境进行的，那么沟通者之间的组织权力和地位差异，以及支配他们生活的更广泛的权力结构，就容易被忽视。

关于罗杰斯的核心条件及其相关概念与护理实践的适用性，还有一些更具体的批评，包括对以下假设的质疑：

- 核心条件是否确实必要且充分。
- 正在交流的人之间是否真的可能保持非评判的态度。
- 自我意识和共情沟通是否真的能够成功实践。

这些假设将依次在下文受到仔细审视。

（一）核心条件：是否真的必要且充分？

从循证心理治疗的角度来看，人们早已认识到，尽管核心条件被普遍认为是建立良好心理治疗关系的必要条件，但它们往往不足以帮助有心理健康困扰的客户实现自我和生活的改变（例如，请参见 Thwaites and Bennett-Levy，2007）。

（二）非评判主义

对于想要在护理实践中运用罗杰斯核心条件的护士来说，一个必须提出的关键问题是：在护理实践中，非评判主义的实施到底有多大的相关性和可能性？罗杰斯的接纳或无条件的积极关注理念使人文主义的实践者和作家经常倡导非评判主义。伯纳德（Burnard，1996）曾敦促卫生专业人士尝试在听完他人的表达之前，不对其做出任何评判。即便在听完之后，也应尽量保持不评判的态度！这项技巧是进行有效咨询的基本先决条件之一。

这种观点存在一个主要问题就是社会认知（社会思维）的实证研究表明，人类无法做到完全非评判性。采用"认知捷径"来进行对情境和情境中个体的判断似乎是必要的，而且往往是有益的（Augoustinos et al.，2014）。随着我们的成长，我们会形成各种图式来理解我们的经验（参见第 6 章）。图式是包含对世界的广泛期望和知识的心理结构。这些图式或多或少地决定了我们如何准备与生活中的人和事件打交道，包括对人、社会角色、社会事件及在特定情况下的行为方式的一般期望（Grant，2010b；Grant et al.，2010；Hargie，2011）。

然而，在护士与服务对象的互动过程中，存在一个主要问题：图式激活常常是由一种常见的但可能存在偏差的心理决策模式所推动的，这被称为"启发式"（Kahneman，2011）。其中两种常见的启发式方法是确认偏差和基本归因错误（Augoustinos et al.，2014）。确认偏差会导致我们形成关于他人的不准确认知，而基本归因错误则可能进一步支持这种有缺陷的理论构建。这是因为它们会引导护士假设患者的行为代表了他们整体的人格，而未考虑这种行为可能仅仅是由当前的情境因素所触发的。

活动 2.5 研究和团队合作

请在网页上搜索"确认偏差"和"基本归因错误"。在你的护理部门中，与你所照顾的患者及其亲属探讨这些概念与 CIPS 的相关性。

请花几分钟时间思考一下，你是否对某些个人或群体持有偏见。在确定某个个人或群体后，请思考你是基于哪些信息来源形成这种偏见的。同时，也请思考一下关于这个个人或群体，有哪些事情是你还不了解的。

理论摘要：图式

菲斯克和泰勒（Fiske and Taylor，1991）指出了图式的不同类型：

• 自我图式（self-schemas）关乎我们对自己的认知。

• 事件图式（event schemas），或脚本，描述了特定且经常遇到的情境的事件顺序，如在商店购物、预约医生或安排假期等。

• 角色图式（role schemas）引导我们根据既定的性别、种族、阶级、权力和影响力规则，对人们应有的行为产生期望。

• 因果图式（causal schemas）帮助我们在物质和社会环境中判断因果关系，并据此采取解决问题的策略。

• 人格图式（person schemas）则使我们能够判断他人所属的社会类别。

图式可以被视为处于休眠状态，因为我们并不总是有意识地察觉到它们对我们的情绪、思维和行为的影响。然而，在某些情况下，个人图式可能会被激活，使我们与其更加"贴近"（例如，在高度压力下，消极持有的自我图式"我一文不值"可能会被触发）。同样，我们个人所持有的图式也可能受到挑战（例如，当你认为自己没做错任何事，且本质上是一个好人，却突然因某事陷入困境时）。此外，他人的行为也可能激活我们对其他人或特定群体的图式。

活动 2.6　决策

设想一下，你生平第一次因超速驾驶而被警察拦下。结合之前提到的不同类型的图式，思考在这一情境中，有哪些关于自己或他人的图式被激活或受到挑战，或者两者皆有。

温馨提示：这项活动旨在帮助你深入理解在图式激活和冲突中

> 起关键作用的因素。我们受到图式影响的观念，可能会促使你重新
> 审视过去所持有的"人非善即恶"的简单信念。

关于我们应接受非评判主义的理念，现在应该很明确的是，人类作出快速判断的能力既有明显的优势也存在缺陷。从活动2.6中可以明显看出，在具备明确的情境、环境和关系线索来决定行为的情况下，预测可能发生的人际互动对我们是有益的（Hargie，2011）。

另一方面，我们中的许多人也可能基于与偏见相关的刻板印象来作出判断（Augoustinos et al.，2014）。我们对他人形成刻板印象时，会将他们归入一般类别，而忽视他们的个人特质。这样做的后果是，我们无法领略到每个人独特的个性，这也导致了我们的刻板印象有时会引导我们作出错误且带有偏见的判断（Tourish，引自 Long，1999）。

人们对社会群体和个人普遍抱有刻板印象（参见第6章）。显然，刻板印象有可能自证清白。例如，如果护士认为所有剃光头的男性都具有潜在攻击性，她或他可能会以一种防御且挑衅的方式与他们互动。这种行为很可能激发对方的攻击性反应，从而反过来验证护士的刻板印象。

活动 2.7 反思

请花几分钟时间思考，是否存在你对其有偏见的个人或群体。在确定某个个人或群体后，请思考你是基于哪些信息来源形成这种偏见的。同时，也请思考一下有哪些关于这个人或群体的事情是你还不了解的，这些事情可能会影响你维持或消除对他们的偏见。

温馨提示：我们的偏见往往源于早年生活中与他人的交往方式。有些人会通过限制自己接触的信息种类和来源来维持偏见，如只阅读特定的报纸或只吃某些食物。

案例研究：作为一种沟通形式的挑战性行为

吉莉安（Gillian），一名一年级的护理专业学生，正坐在日间活动室内，旁边是一位有学习障碍的年轻女子。该女子突然抓住了吉莉安的手腕。吉莉安感到不安，并开始受到一种刻板印象的影响，这种印象与普遍认为学习障碍者具有攻击性的观点相吻合。这位女子继续拉扯吉莉安的手腕，并发出刺耳的尖叫声。过了一会儿，吉莉安选择跟随她的引导，任由她将自己带进厨房，并朝水龙头走去。吉莉安意识到，她只是想喝水而已。这次之后，吉莉安花了更多的时间去了解更多关于挑战性行为作为一种沟通方式的作用。

由确认偏差和基本归因错误导致的偏见及其相关的刻板印象，在护理工作的人际沟通中尤其重要。举例来说，如果护士对待患者的行为"仿佛"他或她完全符合想象中的刻板印象，并且护士很快就形成了这样的看法，那么患者可能会以防御或愤怒的态度来回应，这通常是因为患者意识到自己被不公平地"归类"了。患者的这种反应可能会让护士误以为自己的偏见和刻板印象是"正确"的。护士可能没有充分认识到，自己的行为是基于不公平和不适当的判断。

考虑到人们需要即时对人的优缺点进行情境评估，我们似乎有理由努力保持更加持续和批判性的意识，以审视自己对人的判断，而不是试图做到伯纳德（1996）所说的"非评判性"。护士试图了解刻板印象背后的个体时，对这种判断的批判性意识将有助于改变它们。这要求护士以一种元认知的方式进行实践（Hargie，2011）——换句话说，就是要思考自己是如何思考他人的。玛格丽特·阿彻（Margaret Archer，2003）将这种方式称为"元反身性"（参见第 10 章）。

（三）自我意识和同理心

在探讨人本主义方法在 CIPS 中的应用可行性时，护士们还面临着这样一个问题：自我意识的概念在他们的实际工作中究竟有多大的实用价值？人们普遍认为，自我意识作为增进护士与患者沟通的关键手段，理应成为护士教育的重要内容（McCabe and Timmins，2013）。多年来，人们也一直强调自我意识对于成功建立治疗关系及护士的专业与个人成长都至关重要（Burnard，1996；McCabe and Timmins，2013）。

我们应深入了解自己对他人的态度和看法，以及我们与他人的交往方式，这一观点确实有其合理性。但自我意识概念中的一个根本性问题在于对"自我"本质的设定（Holstein and Gubrium，2000）。连贯、单一且不断发展的自我观念源自 20 世纪中叶的人本主义心理学哲学传统，以及相关咨询和心理治疗的原则与干预措施。然而，根据当代社会心理学（Holstein and Gubrium，2000；Augoustinos et al.，2014）和人文社会科学（Grant，2010c，2013，2016a，2016b）的理论与实证研究，将我们自身视为充满矛盾性、多重性的存在，而非一个连贯、可预测的单一自我，可能更具实际意义。从这一视角出发，我们每个人都会在不同的社会背景下，以不同、有时甚至令人惊讶和矛盾的方式（对我们自己和他人）行事，因此，随着时间推移，我们自身与他人的行为和体验会显得不一致。

对于希望以平衡方式坚持循证原则、实施安全有效的 CIPS 的护士而言，敏锐洞察复杂多变的社会环境及自我和他人转变的经验至关重要。换言之，护士们应当持续关注与患者 / 客户关系中所涉及的实践组织情境因素，而非僵化地恪守一套既定的沟通规则和期望。这些规则和期望往往是基于一个无情境、可预测的自我设定，但在现实中，这样的设定往往不切实际。

（四）组织氛围

基于对已有文献、理论和实证研究的梳理，雷诺兹和斯科特（Reynolds and

Scott，2000）将共情定位在医疗保健环境中的人际交往层面。他们认为，患者在人际交往中感受到的安全感是建立在信任基础之上的，而信任的形成则依赖于护士所营造的热情、诚实的文化氛围。这样的氛围能够让患者放心地分享与探讨自己的经历和感受。这进一步强调了以循证需求审视影响并决定护理中人际沟通形式和内容的组织环境的重要性。

那么，我们不禁要问：当所处的人际关系和氛围不利于共情的发展与实践时，会出现怎样的后果？罗杰斯（1961）的观点与当代社会认知研究相呼应，他特别提到了五种图式（自我、事件、角色、因果和人格）以及刻板印象的实际影响，并指出探索情感的障碍往往源于一种自然的评估、不赞同和判断的倾向，特别是在患者的沟通形式含糊不清或带有威胁性时，这种情况更为显著。在这些情境下，护士可能会：

表现出防御姿态，如给出不必要的建议、回避直接问题或以生硬不友好的态度回应患者……（罗杰斯提出）……要纠正这种倾向，关键在于努力展现真诚……一旦建立了这一点，护士便能通过深刻理解患者的世界和意义，从而有效地开展工作。（Reynolds and Scott，2000）

研究摘要：共情教学

提高护士的共情能力引发了两个问题：同理心是否可以传授？如果可以，应该如何传授？理查德森等人（Richardson, et al., 2015）指出，这个问题的核心在于，同理心及与之相关的关怀和同情等人道主义价值观，究竟是先天就有的还是可以后天学习的。这些学者认为，培养同理心意识和技巧确实可以助力护理专业学生的发展。他们主张，学习如何利用常规干预措施及挖掘与患者互动中的治疗潜力，应当作为护理课程的一部分，纳入更广泛的"护理治疗"框架中。威廉姆斯和斯蒂克利（Williams and Stickley, 2010）则提出了一个互补的观点，他们认为护士教育者有责任为护理专业学生提供能够培养共情理解能力的教育。他们认为，这在一定程度上可以通过教育者与学生之间的角色扮演来实现，同时采用促进情感发展的教育干预措施。肖特和格兰特（Short and Grant, 2016）最近提出，通过在护理课程中嵌入诗歌探究和其他基于艺术的相关方法，也可以促进这种情感的发展。

七、一级和二级沟通形式

莫尔斯等人（Morse et al., 1992）探讨了护士在护理过程中是"以患者为中心"还是"以护士为中心"的行为差异，同时也讨论了沟通是出于自然反应（一级）还是通过后天学习获得（二级）的区别。根据莫尔斯及其同事的观点，以患者为中心的一级沟通是情感驱动并受文化影响的，因此通常表现为护士的无意识反应。这类沟通涵盖了诸如仁慈、同情、安慰和怜悯等重要反应。然而，这些反应常被视作日常沟通中的常态，因而容易被低估，甚至被视为浅层次的沟通。

而以患者为中心的二级（习得性）沟通，则包括分享自我、坦诚面对、运用幽默及提供信息性安慰等反应。这同样是一种重要的沟通形式，但在此类互动中，关注点更多地放在客户/患者身上，而非护士本身（尽管护士也需要分享一些个人信息）。

我们应该关注的是以护士为中心的一级反应。这些反应包括保护性防御、去人性化、退缩、疏远、贴标签和否认等，这些行为往往在"忙碌的护士"角色中被合理化（参见第1章）。这些反应主要源自门齐斯-莱思（1988）的研究，它们可能是护士在有意识或无意识的情况下，为摆脱困境或缓解情绪紧张而采取的策略，以应对压力或强烈的情感。然而，这种做法往往导致护士以任务为中心，而非以患者为中心，从而使患者感到孤立、焦虑和孤独。随着这种以任务为中心的工作方式的盛行，良好的 CIPS 也会逐渐减少。

以护士为中心的二级沟通则表现为死记硬背或机械化的反应，以及虚假的怜悯和安慰。采取这种沟通方式的护士可能会给患者留下疏远和不关心的印象，让患者感到自己被轻视。这可能会损害患者对护士的信任，降低他们与护士分享身体或心理感受的意愿。二级沟通的特点是护士常常使用诸如"别担心"和"一切都会好起来的"等封闭式对话终结语。这可能导致患者开始怀疑自己对疾病的反应是否过度。护士可能有意识或无意识地采用这种沟通形式来阻止患者进一步表达恐惧（Menzies Lyth，1988）。在意识层面，这可能是因为护士认为自己没有时间倾听。然而，在无意识层面，这可能仅仅是因为患者问题背后的情绪太过强烈，使护士无法应对。

案例研究："吓跑"患者

杰克（Jack）是一名心理健康专业的一年级学生，正在急诊病房进行实习。一天，一位五十多岁的患者吉姆（Jim）找到他，担忧自己正在服用的新药可能产生副作用。吉姆显然很担心自己的身体会出现什么问题，那天早上他多次询问杰克，自己的症状是否与药物的副作用有关。杰克注意到其他医护人员都在忙碌，便觉得吉姆可能是在小题大做。因此，杰克对吉姆说："别担心，一切都会好起来的。"然而，吉姆却因此感到沮丧，甚至更加恐惧。他愈发频繁地向杰克寻求安慰，这反而让杰克更加确信吉姆是一个麻烦的人。

八、人际护理干预的组织环境威胁

从环境的角度来看，迄今为止的讨论表明，护士所处的工作环境往往无法为患者基于咨询和心理治疗干预的 CIPS 提供所需的时间、稳定性和精力的支持。此外，还有两个重要原因：首先，组织理论文献早已指出，尽管某些组织声称遵循现实主义原则（参见第 1 章），但其成员可能会被社会化为遵循组织的默认规则。这些规则重视习俗、实践和传统，排斥基于循证实践的新方法和模式，无论这些方法是从狭义上还是从广义上理解的（Pfeffer，1981；Smircich，1983；Richardson，1997；Morgan，2006；Grant et al.，2015a）。

其次，罗杰斯原则所倡导的咨询干预方法因其"天真人本主义"（naive humanism）倾向而受到批判。这意味着，仅仅试图在医护人员之间及医患之间建立共情、无条件的积极关注和真诚一致的环境，并不太可能达到理想的有效和优质的 CIPS 水平。实际上，组织的实际要求或感知到的要求，如忙碌的工作节奏、时间紧迫或技术任务，都可能成为障碍（Brown et al.，2006）。同时，组织中管理人际关系的隐含的、有意识和无意识的规则，包括医患关系，往往优先于基于人本主义原则的实践（Menzies Lyth，1988；Grant et al.，2011；Grant et al.，2015a）。

由于这些组织规则、习俗、实践和要求，以及当代社会更倾向于简短交流的趋势，布朗及其同事认为，完全依赖咨询和基于心理治疗的交流与人际关系模式已经逐渐过时了。

沟通的"瞬间文化"

布朗等人（Brown，et al.，2006）参考了托夫勒（Toffler，1980）的研究，指出我们当前生活在一个"瞬间文化"的时代，即人际沟通往往是短暂的。这表示，过去那种悠闲的对话（假如对护士而言曾经存在过）之所以可能，仅仅是因为护理实践的组织环境允许这样做。他们认为，在现今这种快节奏的文化背景下，医疗机构的成员只能与患者进行简短的人际沟通。尽管这种情形令人遗憾，但它对护士提出了一个明确的挑战：如何在特定的环境下，尽可能高效地与患者进行富有同理心的交流。

九、对护理实践的启示

本章提出了一套相互关联的循证原则，用于日益精进的人际沟通实践。具体原则如下：

• 护士们应当深思仅依赖 CIPS 的人本主义咨询模式的局限性。在综合考虑循证实践（EBP）的狭义和广义解读基础上，一种更具经验性的方法强调，沟通的"人 - 情境语境"具有举足轻重的地位。

• 护士的元认知实践（即反思他们在与患者交流时的思考方式和内容）将使他们能够批判性地反思和探索个人的思维方式（参见第 8 章）。这包括关注自我、事件、角色、因果关系或人格图式；识别由确认偏差和基本归因错误导致的刻板印象及无意识地抗拒与患者的亲密接触；以及关于第一级和第二级沟通形式的认识。同样，这也可能与进行沟通的组织框架特性息息相关。

让我们回顾一下第 1 章中约翰避免愤怒情绪的案例研究。如果约翰没有得到帮助来识别和改变他的行为，并且他成了护士长，那么这将会对患者、其他工作人员和学习者产生怎样的影响呢？护士的元认知实践是至关重要的，因为他们已经被社会化为遵循特定的组织沟通方式，这可能会促进或阻碍熟练的人际交往实践的发展。

鉴于所有沟通都受语境影响的原则，虽然某些环境可能适合悠闲的人际沟通，但其他环境则更适合于简短的"瞬间文化"形式的沟通。然而，在简短的沟通中，我们必须格外小心，以尽量减少对语境深度的牺牲。同样，一些组织环境可能会催生无效性、破坏性或滥用性的沟通方式。

基于这些原则，深入探讨护士实践共情的具体细节将是非常有益的。这涵盖了人际环境和工作环境或人际氛围中的共情。

本章小结

本章阐述了护理 CIPS 研究历史进程中的核心议题。它聚焦于 CIPS 研究与教学及体验式学习之间的相互联系。所有的沟通均受到情境因素的影响。那些单纯依赖人文主义咨询 / 心理治疗沟通模式的护士，在实践中会遇到一些挑战。图式驱动与图式激活的行为与护理领域优质的 CIPS 实践紧密相连。同时，良好的人际关系与组织氛围也是实现优质护理 CIPS 实践的关键因素。

深入理解患者的一级和二级沟通形式至关重要。你应当能够展现出对咨询和心理治疗护理干预所面临的组织环境威胁的洞悉。最后，你需要理解"瞬间文化"这一概念，以及在这种文化背景下沟通形式所带来的机遇与限制。

本章活动的简要参考答案

活动 2.1　团队合作

态度可能呈现两极分化：一部分同事可能会贬低或忽视生活经验知识的价值，认为它们仅仅是轶事传闻、缺乏科学依据、忘恩负义、只是"令人哭泣的故事"且无关紧要；而另一些人则可能将其视为理解优质医疗保健的核心要素。

活动 2.2　循证实践和研究

肖恩（Schön，1987）、弗雷什沃特和罗尔夫（Freshwater and Rolfe，2001）等学者指出，将研究成果转化为临床实践绝非易事。他们认为，其中的难度源于一些人（通常是研究团队成员）对技术理性的错误假设，即认为研究成果可以直接且简单地应用于临床环境。在批判这种假设时，肖恩（1987）采用了俯瞰沼泽的坚硬高地的比喻。他将"高地"比作一个相对纯净、"无菌"的研究环境，而沼泽则象征着临床实践中的混乱与复杂。在这个环境里，人际关系和工作都绝非一目了然，也无法像研究环境那样得到精确控制。

延伸阅读

Augoustinos，M，Walker，I and Donaghue，N（2014）*Social Cognition：An integrated introduction*，3rd edn.London：Sage.

这本书为你提供了当代社会认知的循证信息，以及它与社会认同和沟通的关系。

Brown，B，Crawford，P and Carter，R（2006）*Evidence-Based Health Communication*. Maidenhead：Open University Press and McGraw-Hill Education.

这本书对已收集到的有关有效沟通和医护人员接受沟通培训的各类证据进行了批判性评估。

第3章
安全、有效的沟通与人际交往技巧实践

译者：欧梦雨

基于英国护理和助产士委员会（NMC）注册护士的能力标准，本章将涉及以下宗旨和能力：

宗旨1：成为负责任的专业人士

在注册时，注册护士将能够：

1.2 了解相关的法律、监管和治理要求、政策和伦理框架，包括任何强制性的报告义务，并将其应用于所有实践领域，并合理区分英国的分权立法机构。

1.5 了解专业实践的要求，展示如何识别自己或同事身上的脆弱迹象，以及如何采取必要的行动将健康风险降至最低。

宗旨2：促进健康和预防健康不良

在注册时，注册护士将能够：

2.8 解释并使用最新的行为改变方法，使人们在管理自己的健康和调整生活方式时，能够利用自己的优势和专业知识，作出明智的选择（附件A）。

宗旨6：提高护理安全和质量

在注册时，注册护士将能够：

6.9 与被护理人员、他们的家属、护理人员和同事合作，制订有效的质量和安全改进策略，分享反馈个人经验，并从积极的结果和经验、错误与不良的结果和经验中吸取教训。

本章目标

通过本章学习，你将能够：

• 理解安全有效沟通的重要性和相关性；

• 理解与 CIPS 相关的社会思维过程；

• 认识到文化定位在 CIPS 实践中的重要性；

• 理解护患关系持续时间的重要性及其与 CIPS 实践的相关性；

• 理解护理中的帮助关系的含义，以及患者和客户在这种情况下作为决策者的角色。

一、引言

人们普遍认为，CIPS 是构建有效和安全护患关系的重要基石。为了深入理解护士与患者关系的本质，我们有必要花费时间去了解护士职业生涯中可能遭遇的各种情境。这些情境就像调色板一样五彩斑斓，不同的护士在不同的环境中进行成人护理、儿童护理、精神健康护理，或是照护有学习障碍的患者时，都可能或多或少地触及调色板中的某一特定区域。然而，很有可能的是，在你与患者的所有人际关系中，都会包含这个调色板上的某些元素。

面对如此多样的情境，知道如何回应和应对可能会让人感到困惑，尤其是当你必须想象如何管理这些不同类型的关系才能使其发挥有效作用时。本章旨在为这些情境提供指导，帮助你建立信心，并在关系环境中提升自我认知。我们将探讨"安全"意味着什么，并首先考察我们在社会环境中的思考方式背后的一些理论，以及它如何影响我们的行为。这些被称为社会思维过程，是人们处理和解释来自自己和他人的信息的隐性思维过程。随后，我们将讨论护患关系的持续时间、护理中帮助关系的性质，以及它如何产生治疗效果。在这一背景下，患者在决策中的角色与最近的卫生政策息息相关。

二、"安全"意味着什么?

安全并不等同于规避风险。哲学家奥诺拉·奥尼尔(Onora O'Neill, 2002)指出,我们生活在一个充满"风险"的社会中。20 世纪 70 年代末,新自由主义政治在英国和世界其他地区兴起(参见第 9—11 章),导致了对公共部门专业人士的不信任。这反过来又催生了审计和其他监督文化,奥尼尔认为,这导致了公共服务对风险的过度关注。患者接受了风险评估,而服务提供方则出于多种相关原因(包括避免诉讼)倾向于规避风险。在最坏的情况下,这种状况可能导致合理降低风险与安全之间的混淆。这种误解又会让患者被视为潜在的风险来源(对专业人士和服务提供方来说),所有这些都可能产生反治疗效果。一般来说,我们知道人类的适应性发展取决于对陌生事物的接纳和冒险。更具体地说,在心理健康恢复中,鼓励客户进行行为实验以测试他们因恐惧而对生活设限的程度,是一种鼓励合理风险承担的策略(Grant et al., 2008;Corrie et al., 2016)。

相比之下,"安全"是一个描述如何在不伤害任何一方的情况下维持护患关系的术语。从接受培训开始,你就肩负着随时提供安全护理的责任,人们必须能够将他们的生命和健康托付给你。《标准》在这一点上非常明确——事实上,宗旨 6 的标题就是"提高护理安全和质量"。

考虑到这一点,我们必须谨慎行事,以免在与患者的沟通和人际关系中造成伤害或损失。言语具有力量,人们如何解读他人的信息可能是伤害的开始。对词语含义的解释因人而异。此外,在医疗保健领域,我们处理的是许多患者在理解和学习其含义之前并不熟悉的术语。这既适用于病症的名称,也适用于我们用来描述对象、过程、程序和情况的短语和缩写。

我们传递信息的方式可能会受到许多因素的影响。信息传递必须在互动中由双方共同解释和吸收。如果我们的肢体语言和非语言信号不能被服务的客户及其亲属正确理解,就可能导致误解和混淆。患者可能对自己的健康状况、他们以前相对成功的医疗保健经历、他们对世界的文化或个性化看法,以及他们在沟通过程中可能经历的不适或痛苦程度感到焦虑，这进一步增加了情况的复杂性。

重要的不仅仅是患者对这些信息的解读。作为一名护士，你需要正确解读患者的反应，以便了解他们对情况的掌握程度，并确保他们已经理解你的话语或你打算采取的护理措施。

场景 1

事情经过如下：

1. 实习护士告知患者，他需要在 6 点洗澡，为外科手术做准备。患者经过常规检查，未发现严重的健康问题。

2. 患者点头示意理解。但他误以为是在下午 6 点洗澡，而实习护士的本意是早上 6 点。因此，患者对信息的理解只对了一半。患者很在意自己的健康，平时也保持身体健康；但他家里没有淋浴设备，而且他担心洗澡时可能会摔倒。在家里，他习惯在浴缸里坐着洗澡，并使用淋浴喷头。由于实习护士看起来很忙碌，患者不想添麻烦，所以就没有询问更多细节。同时，由于担心手术，患者睡眠质量不佳，且他因疲劳和焦虑而影响了对信息的接收能力。

3. 因为患者点头同意，实习护士说了句"那就好"，随后便去照顾下一位患者。

接下来的情况不难预料。患者不会在正确的时间点洗澡。如果实习护士不能及时发现这个问题，患者可能会因为担心淋浴时摔倒而耽误很长时间；他甚至可能因为不习惯使用淋浴设备而真的跌倒。这样一来，手术将被推迟，手术室的日程安排也会受到影响，从而给患者和工作人员带来诸多不便。如果患者真的跌倒了，手术可能不得不取消，患者除了要忍受原有病症的拖延治疗，还可能会遭受更多的痛苦。

我们再来试一次。

场景 2

事情经过如下：

1.实习护士告知患者，他必须在手术当天早上进行特定事项（这为患者明确了沟通的全部内容）来为手术做准备（这为患者明确了何时进行手术准备）。患者需在早上 6 点洗澡（虽然沟通是在早上进行的，时间看似显而易见，但明确时间点可以使事情更加清晰，并加强患者的时间观念）。

2.实习护士询问患者是否习惯淋浴，或者是否有其他清洁全身的方式（这给予患者机会表达其个人卫生习惯，并确认其能否自行洗澡或描述所需做的准备）。

3.患者描述自己通常的洗澡方式。

4.实习护士进一步了解患者的洗澡方式及其原因。这有助于了解患者对摔倒的恐惧。

5.实习护士探讨如何调整病房设施以满足患者的需求，并确认患者是否同意。由于患者对环境不熟悉，且其日常生活受到了干扰，若实习护士能带领患者到淋浴设施处并演示淋浴设备的使用方法，将对患者提供极大的帮助。

6.在此次交流中，实习护士可与患者探讨关于手术准备的任何担忧或焦虑，如担心洗澡时摔倒，同时澄清对手术过程的任何担忧，如果这些担忧在评估过程中尚未被提及。这需要额外的时间投入，但可以避免未来大量的不便和潜在的安全隐患。此外，这也为护士与患者关系的建立提供了机会，了解患者当前的需求，并为术后沟通做好准备。

这些场景揭示了一个简单的沟通请求是如何牵涉身体和情感需求的多个层面的满足。能否成功应对这些层面，往往取决于我们感知和解读信息的能力。这一点在社会心理学的一个分支中得到了深入研究，该分支被称为"社会认知"或"社会思维"（Augoustinos et al.，2014），在第 2 章中有所介绍。社会认知旨在探索人们如何接收并内化信息，从而在社会和职业生活中有效地运用这些信息。

三、社会思维的过程

本书的前几章应已经提醒您注意到这样一个事实：社会思维是人们接收并解读来自自身（即内在世界）及他人（即人际世界）的信息或想法的过程。在多数情况下，我们的社会思维是有益的。我们关注环境中最为重要的方面，而非细枝末节，这为我们的安全提供了保障。我们通过对人的思考，将我们的观点进行分类，从而在社会比较中识别人物特征。将当前遭遇与之前经历进行比较，可以为我们作出判断提供一个参考框架或基准。此外，我们还能够从不同来源和经验中汲取各种事实，加以分类，以便未来再次识别。通常，我们会记住必要的信息，并对事实和观点得出结论，所有这些都将影响我们在各种情况下的反应。

深入了解社会思维的运作方式，有助于我们更准确地理解和解读周围人的表达。我们对人和事件最常见的两种反应分别是自发性反应和审慎性反应。自发性反应即"脱口而出"，是一种快速反应，如"所有专家说的都是正确的"或"所有异国食物都不好吃"。这类快速反应意味着我们并未花费时间收集进一步的信息或证据来验证这些判断。

而在其他情况下，我们会采取审慎性反应，更加谨慎地反思事件或人们的反应。这也为我们提供了打破自发性反应模式的机会，深入研究事物，从而对事件、观点和印象形成更为全面的了解。

（一）认知储备

学生们常常惊讶地发现，经验丰富的工作人员能够针对复杂情况迅速得出结论，或者似乎能直觉性地理解患者的需求，尽管患者并未直接表达。其中的原因在于，这些经验丰富的工作人员凭借以往的经验、对不同社会群体的了解及对当代最新研究成果的掌握，能够快速整合信息并得出结论。他们的这种直觉性判断在实践中非常有用。然而，即便是对于最有经验的员工来说，有时也需要对自己的判断进行进一步的反思，以确保不会因习惯性的刻板印象或过时的研究而作出错误的决定。

（二）认知吝啬鬼

若医护人员无法有效利用自身的认知储备，便可能沦为"认知吝啬鬼"（Augoustinos et al., 2014）。这类人在思考问题或分析情况时不会付出太多努力，仅动用最低限度的认知资源。这种做法的后果是，某些知识变得过于自动化，以至于被直接纳入惯用判断框架中，不再进行额外思考。然而，这样做可能会导致重要信息被忽视。

护患互动与更广泛的社交互动有许多共同特点，包括动态性、创造性、响应性及社会建构和生产性。主要的沟通方式是语言交流，并辅以手势、个人化的沟通方式和肢体语言来增强对话效果。这使沟通各方能够共享信息、协商决策，并发展与维护关系。然而，在医疗保健领域的人际交往中，常常汇聚了多种不同的文化。这种情况经常引发冲突，因为生物医学和其他专业文化与患者的非专业文化可能难以融合（有时这些文化立场被称作"话语"——参见第 9 章）。

案例研究：从自发的到审慎的社会思考

拉尼（Rani）是一名刚上早班的儿童护士新手。当她走过5岁男孩杰米（Jamie）的病床时，她兴致勃勃地向他挥手并说道："嗨，杰米，听说你的足球队这个周末又赢球啦！"正打算离开之际，她察觉到杰米的神态比往常更为严肃。突然间，她意识到自己对杰米的问候实际上是她和其他医护人员对所有照看的孩子们进行的一种例行仪式，而并未特别关注某一个孩子。正因如此，她决定不再像往常一样继续向其他孩子打招呼，而是选择坐在了杰米的病床旁。"怎么了，杰米？你看上去没有平时那么精神呢。"她关切地问道。杰米随后吐露，他长大后梦想成为一名职业足球运动员，却又担心自己的健康状况会让他无法实现这个梦想。听到杰米的担忧后，拉尼凭借自己对儿童呼吸系统问题康复的知识和研究基础，开始以温柔而鼓励的方式安抚他的情绪。

文化领域之间的差异主要围绕着对"健康""疾病"和"康复"的不同理解，这些差异源自各异的观念、态度、知识储备及其类型和来源、动机及目标。患者及其照护者的目标往往基于他们对疾病、健康、咨询和治疗的期望与经验，有时甚至源自心理健康服务中自我认定为"幸存者"的再创伤经历（Grant et al.，2015a）。相对而言，医疗保健专业人士的目标可能受到他们自身（通常源自西方）的医疗或健康相关培训，以及个人、专业和组织背景因素的影响。调和这些差异，是构建成功的医患关系所面临的主要挑战之一。

为了澄清和协调这种文化差异带来的紧张关系，我们可以采用一个简单的方法，即为护士与患者的互动设定两个基本目标：一是提供信息和解答问题；二是建立关系。在互动中明确这些目标，有助于我们理解并期望从互动中得到什么。提供信息和解答问题与提高治疗依从性、解决不依从性问题和记忆信息相关，而患者的满意度则与互动中的社会情感层面相关。

对于护士而言，他们可能希望患者能够对治疗程序和过程有充分的理解，而患者则可能期望从接受善意、同情、尊重及被倾听中获得满足感（Corbally and Grant，2016）。在这两者之间找到平衡至关重要。理解并实现这种平衡的责任主要在护士，这也正是我们需要区分职业关系与社会关系的原因。这一点我们将在下一章中进一步探讨。

案例研究：实现这两个基本目标之间的平衡

姜戈（Django）是一名一年级护理专业学生，他与两名社区护士艾丽卡（Erica）和陈琪（Chen-Chi）一同进行实践学习。他观察到，艾丽卡似乎更关注效率，尽可能在最短时间内为更多患者提供护理服务。她的工作风格通常是，在抵达患者家中后，先简短地寒暄几句以符合基本的礼貌，然后迅速从患者处获取病情信息，最后提供相应的护理干预，提供适用的简要指导后随即离开。

相对而言，陈琪则显得从容不迫。她似乎非常重视与病人建立共情和支持的关系，认为这是良好的社区护理不可或缺的一部分。姜戈发现，陈琪的病人对她非常热情，这与艾丽卡的病人形成了鲜明对比。在艾丽卡面前，病人们显得有些局促不安。

四、角色

我们在生活和工作中都扮演多个角色，每个角色都有其独特的身份定位，但这些角色之间又是相互关联的。一名护士要想同时维持好社会角色和职业角色，就必须接受这一身份，并有能力与其他护士及医疗保健工作者保持良好的沟通。当然，这并非易事，因为护士的角色往往伴随着紧张的氛围，与等级制度和机构惯例息息相关。

活动 3.1　反思

请回想一下，当你既是一个学生，又是一个即将步入职场的成年人时，这两种角色之间是否存在冲突？在某些情况下，你是否会有种矛盾的感觉——像是同时扮演了护士、父母或孩子的角色？面对这些矛盾的感觉，你是如何处理的？这些处理方式对你与客户或患者的关系产生了怎样的影响？请在小组中与其他同学分享并讨论你的回答。

五、护患关系的持续时间

尽管我们应当谨慎对待那些规定护患关系形成和发展阶段的规则，但我们也应认识到，存在特定的文化群体规范，这些规范指导着护患关系应如何发展及各自应扮演的角色。护患关系的形成速度和持续时间会因工作环境的不同而有所变化。在外科评估单元进行预评估时，你可能只有半小时的时间与患者沟通，而在内科病房，患者可能会住院数天。儿童在医院的住院时间也有长有短。在某些心理健康治疗环境中，较长的时间框架可能有助于建立更深入的关系，而社区工作则为在患者家中发展关系提供了不同的结构和背景。对于存在学习障碍的客户，在其居住环境中，关系的建立和巩固则需要更长的时间。

案例研究：结束一段关系

阿雅（Arya）是一名一年级护理专业学生，目前在一家心理健康日托机构进行实习。在这里，她与同龄的年轻客户娜塔莎（Natasha）建立了深厚的友情。就在阿雅开始实习后不久，娜塔莎来到了机构。起初，娜塔莎感到十分害怕，但很快她就适应了新环境。这主要归功于阿雅对她的关心与帮助，使娜塔莎能够更好地理解自己那些痛苦的经历，而这些经历正是她被转介到这里的原因。

当阿雅告诉娜塔莎自己的实习期将结束，即将离开这个机构时，娜塔莎感到非常难过。她已经把阿雅视为最亲密的朋友，不知道失去她后该如何是好。然而，她害怕向阿雅表达自己的感受，担心阿雅会觉得她很幼稚。阿雅察觉到了娜塔莎的沮丧情绪，于是温柔地鼓励她敞开心扉，分享自己的感受和担忧。

听完娜塔莎的倾诉后，阿雅告诉她，她们之间的友谊是相互的，她也深信这段关系让娜塔莎对自己有了更多的信心，这将对她今后与他人的交往产生积极的影响。两人一起探讨了娜塔莎可以采取哪些行动来继续提升自己的信心和社交能力，并计划共进午餐，以此庆祝她们之间珍贵的友谊及这段友谊所带来的成长与收获。

六、护理中的帮助关系

护理理论家亨德森（Henderson, 1967）将护士与患者之间的互助关系称为"治疗关系"。她解释说，这种关系涉及具有治疗效果的护理实践，或是那些能够促进健康或恢复健康的活动。

理论摘要：人类关怀理论（human theory of caring）

在这方面，沃森的人类关怀理论（Watson，2012）颇具参考价值。该理论以超个人主义、现象学、自我及护理情境等概念为核心，提出了指导护理的十个治疗要素。这一理论力图全面涵盖护理工作的方方面面；然而，它最强调护理人员与患者之间的经验交流和人际关系。该理论聚焦于将关怀作为一种治疗手段，并尝试将关怀的组成部分拆解为可描述的几个部分，以便人们能够理解和学习。但因此，这一理论也可能被批评为过于简化。不过，将理论简化为各个组成部分，也有助于我们更好地理解复杂现象。此外，该理论还主张，关怀与治疗应允许并开放地接纳存在主义现象学和精神层面的元素，而这些元素并不能完全通过现代西方科学思想来解释。更多关于该理论的信息请访问本章末尾提供的网络资源。

麦克马洪（McMahon，1993）在后来的补充观点中提出，护理工作涵盖显性的与隐性的护理行为，具体包括：

- 构建基于伙伴关系、亲密关系及互惠关系的护患关系。
- 调控环境——从宏观的组织层面，到中观的患者所处的环境，再到微观的、直接影响患者健康的具体物理环境。
- 教育工作——涵盖患者的教育及信息传递。
- 提供身心两方面的舒适护理。
- 采纳辅助保健方法——这些是将创造性治疗手段融入护理工作中的方式。
- 应用经过验证的物理干预措施——结合可通过归纳研究方法获得支持的直观护理手段。

为了帮助护士实现与患者关系的这些具体方面，需要更深层次的交流互动，这不仅涉及 CIPS，还涵盖他们在身体、社会和心理等多个领域的知识整合。从更宏观的咨询视角来看，伊根（Egan，2014）提出的"熟练的帮手模型"为之前的讨论提供了有益的补充。伊根的模型在概念上与罗杰斯提出的真诚、尊重和共情等核心要素紧密相连，为护士提供了一个更好的框架来概念化帮助过程。该模型不仅是一张导航图，还包含一套探索和管理关系的技术，可以根据不同情境灵活调整。在应用该模型时，需要思考以下三个简单问题：

- 发生了什么？
- 我希望得到什么结果？
- 我应该如何去实现我所期望的结果？

这些问题各自与模型中的一个环节相关联，这些环节既可以按顺序进行，也可以根据需要随时运用。为了回答这些问题，提问者需要叙述自身的经历，并与协助者一起探索检验问题的选项和解决之道。这一过程包括审视信息和澄清含义。在本章开篇，我们讨论了诠释与感知及其所产生的影响。该模型深入探索了个体期望从医疗保健服务中获得什么，以及护士如何协助他们获取这些，同时探索了一些实现更佳的健康结果的现实选择。

> ### 活动 3.2　决策和批判性思维
>
> 选择独立工作，解决自己的问题，或是与学生朋友合作解决他或她的问题，抑或是解决与你共事的客户或患者所遇到的问题。
>
> 参照每个环节的注解，按部就班地完成模型的各个环节。
>
> 之后，请查阅伊根的著作《熟练的帮手》（*The Skilled Helper*，2014），并对照你的活动笔记进行复习。

七、患者作为决策者

近十年来，随着"患者与服务使用者即为'经验专家'"的理念逐渐受到重视，英国政府推出了专家患者计划（Expert Patients Programme，EPP，GOV.UK，2013）。这一举措的背后，是 21 世纪越来越多人步入七八十岁甚至更高龄的现状，以及这些人群将面临长期与疾病和多种病症共存的挑战。该计划的目标是帮助患者实现自我病情管理，它基于一个核心观点：从患者的生活实际出发，患者对自身病情的理解往往比医护人员更为深刻。

护士在这一计划中的角色，是协助患者找到解决在生活方式和医疗方案方面难题的方法，从而让患者感到更加自主并能更好地控制自己的病情。自我管理方案由当地社区中心负责执行。急诊和初级保健机构的护士可以结合伊根的模型来实践这一理念，为患者提供一个有助于其作出护理决策的框架。洛里等人（Lorig et al.，2008）对在线 EPP 计划进行了评估，结果显示该计划能有效缓解症状、改善健康行为、提升自我效能感和对医疗保健系统的满意度。

本章小结

在本章中，我们对"风险"与"安全"这两个概念进行了辨析，并深入探讨了在医疗保健的人际关系中安全与有效性的重要意义。同时，我们也思考了社会思维模型作为阐释框架的适用性，并考察了在实践中的多种角色及其可能产生的角色混淆问题。我们详细阐述了在医疗保健环境中沟通与相互关系技巧的具体流程。最后，我们明确了帮助关系的内涵，并厘清了护士与患者在此关系中所扮演的角色。

延伸阅读

Egan，G（2014）*The Skilled Helper*：*A problem-management and opportunity development approach to helping*，10th edn. Belmont，CA：Brooks/Cole.

这本书包含大量关于帮助关系的信息，将成为活动 3.2 的有用资源。

Grant，A，Leigh-Phippard，H and Short，N（2015）Re-storying narrative identity：a dialogical study of mental health recovery and survival. *Journal of Psychiatric and Mental Health Nursing*，22：278–286.

这是一项关系型自我民族志研究，旨在探讨心理健康从业者与政策话语之间的张力，以及制度性精神医疗系统的亲历者的生活经验之间的复杂关联。

第 4 章
有效实践沟通与人际交往
技巧的潜在障碍

译者：吴杰

基于英国护理和助产士委员会（NMC）注册护士的能力标准，本章将涉及以下宗旨和能力：

宗旨 1：成为负责任的专业人士

在注册时，注册护士将能够：

1.14 始终提供和促进非歧视性、以人为本和体贴的照护，考虑到人们的价值观和信仰、不同的背景、文化特征、语言要求、需求和偏好，并考虑到任何调整的需要。

宗旨 2：促进健康和预防健康不良

在注册时，注册护士将能够：

2.2 确定并利用一切适当的机会，在必要时作出合理的调整，结合个人情况，讨论吸烟、使用药物和酒精、性行为、饮食和运动对心理、身体和行为健康和幸福的影响。

宗旨 3：评估需求和规划护理

在注册时，注册护士将能够：

3.9 识别和评估面临伤害风险的人员，以及可能使他们面临风险的情况，确保迅速采取行动来保护弱势群体。

本章目标

通过本章学习，你将能够：

• 区分社会关系和职业关系；

• 了解亲密程度和人际互动规则；

• 了解情绪与沟通的相关性、在有效的人际关系中平衡情绪的必要性；

• 理解意义、健康动机和冲突作为医疗保健中沟通障碍的影响；

• 解释沟通障碍的根本原因和解决沟通障碍的方法。

一、引言

本章探讨了一些可能成为有效沟通和人际关系障碍的主要因素。首先，我们探讨了专业工作中社会关系向职业关系的转变。然后，分析朋友与护理人员之间的亲密程度差异和探讨社交互动的基本规则，还探讨了如何在专业工作中建立安全的职业关系。

接下来，我们讨论了情绪对沟通和人际关系的影响。情绪在沟通中起着至关重要的作用，向他人展示我们的情绪可以让他们了解我们的感受和情感需求。然而，在表达情绪与发展应对机制之间取得平衡，以及决定在何种程度上表达或抑制情绪，使沟通变得更具复杂性。因此，情绪既可以促进沟通，也可能成为沟通的障碍。

此外，本章还涉及其他沟通障碍，包括我们如何构建和解释信息中的意义，以及动机如何影响健康建议的传播。最后，我们考虑了人际冲突的性质和一些常见形式，探讨了它们的产生原因及在医疗保健情境下的解决策略。

二、从社会关系转向职业关系

从社会关系转向职业关系是一个需要过渡的过程。早期的社会关系基于亲属关系或友谊网络，而职业关系则建立在职业价值观之上，并受到行为准则的规范。这些价值观包括目标感、相互性、真实性、同理心、积极倾听、倾诉及对患者的尊重。

这就要求护士在管理自己的偏见、评判和情绪方面做出最大的努力。这些方面作为人的特性是非常重要的，并且为健全的职业关系带来了人性化的意义。随着社交媒体的出现和广泛使用，社会关系和职业关系之间的界限变得越来越模糊（参见第 5 章）。为了帮助读者区分这两种关系，表 4.1 对比了社会关系和职业关系的一些主要因素。我们将在本章后续内容中深入探讨这些因素。

表 4.1　社会关系和职业关系的比较（改编自 Arnold and Boggs，2006）

社会关系	职业关系
• 你对此人没有特定的法律或职业责任。 • 你可能与一个团体、社区或文化有亲属关系，或者有一个明确或默示同意的行为守则，为制裁不同的行为准则提供了一个框架。 • 社会参与在某些情况下可能更非正式，而在其他情况下则更正式。 • 这种关系的目标不一定是具体的，也不一定是为了特定的目标。 • 个人通过选择、社会关系或家庭关系相互认识。 • 这种关系往往具有自发性。 • 涉及并经常表达喜欢、爱或喜爱的感觉。 • 人们往往在其社区或家庭群体的社会规范内对超出这些群体的人作出判断，并可能分享这些判断，以便在群体或社区特征群体中达成共识。	• 专业人士有责任帮助患者恢复健康状况；这涉及从物理到无形的一系列活动。这受专业行为准则（NMC，2015）的约束。 • 在不同的环境和背景下存在非正式性和正式性。 • 患者和专业人士需根据工作环境和治疗目标，不断协商并达成正式性的规范的共识。 • 关系的重点是患者的需求；通常是出于需要而非选择。 • 专业人士的行为将以更正式的方式进行规划、实施和评估。 • 参与者可能互不相识。 • 参与者可能不喜欢对方。 • 专业人士努力做到不作评判、不偏袒任何一方。 • 从患者到专业人士，个人或亲密因素的分享大多是单向的。 • 保密是职业关系中的关键因素。

续表

社会关系	职业关系
• 社会关系中人与人之间的感情可能会增强或减损关系进程。 • 关系中的控制感更均匀地分享或由沟通者的需求和欲望驱动。 • 关系可能会无限期地持续或结束，具体取决于人与人之间的相互喜欢程度。	• 专业人士的主要目的是与患者合作，帮助他们更好地了解影响其健康和福祉的因素，并共同促进其解决。 • 在任何讨论中识别、承认和考虑患者的感受。 • 专业人士的感受被编织到相遇中，试图以同理心回应。 • 表达更深层次的个人感受可能不合适。这是专业人士仔细判断的时刻。如果专业人士有极端的感受，寻求专业支持很重要。 • 由于上述因素的解决，关系通常会有计划地结束。 • 专业人士通过技巧和教育具有自我和专业知识，这些知识和教育被故意带入相遇。 • 专业人士主要负责设定关系的界限。

过度介入

专业人士所关心的一个重要问题是，如何在给予患者充分支持的同时，又能保持适当的距离，避免因过度介入而丧失客观性。在这种关系中，保持自我并发挥个人特质是至关重要的，否则我们就会变得机械化，像机器人一样提供护理服务。职业关系的微妙之处在于，它既要求我们具备同情心，又要求我们保持适度的亲密度，避免情感的过度投入——这两者之间的界限确实难以把握，我们必须在实践中不断摸索和界定。当护士与患者之间建立起一种情感联系，使护士回想起过去的某种情境或某个人（这被称为"移情"，参见第2章），或者当双方对某个话题产生共鸣，有可能形成牢固的纽带时，就最容易出现过度投入的情况。

发生过度介入的另一个原因是，护士可能因为过去的关系而感到内疚，尤其是当这些关系中的问题没有得到妥善解决时。这种内疚感可能源于个人经历或职业经历。护士可能会试图通过解决这些问题来减轻自己的内疚感，但危险的是，他们可能会忽视患者当前的具体需求。这种驱动力往往是无意识的，而护士自己可能并未察觉。可能只有旁观者才能注意到护士将过去的情感投射到了现在的情境中。因此，护士需要具备足够的自知之明，才能识别出这些与不同情境相关的感受，并将其置于一旁，从而将患者的需求放在首位。这也需要有一位具有专业敏锐性的同事来察觉正在发生的情况。

案例研究：临终关怀

玛丽（Mary）是一位 79 岁的女人，因患有严重的关节炎而在疗养院接受护理。她性格安静、平和，独自居住，有 5 个子女。虽然他们住得较远，但都定期来探望她，尤其是她的两个女儿和她们已成年的孩子。玛丽为人温暖善良，深受家人喜爱。她长期忍受着关节炎带来的疼痛，但头脑依然清晰，喜欢与护士交谈。由于行动不便，她无法自行走动，且需通过导尿管进行排泄。止痛药的副作用导致她便秘，因此她需要定期灌肠以辅助排便。她勇敢地忍受着身体的不适，但护士们注意到她逐渐变得嗜睡，对交谈的兴趣也日益减少。

人们很容易对这位温柔的女性产生深厚的情感依恋。她可能让你想起自己希望拥有的祖母，甚至是你已经失去的祖母。如果你没有机会与自己的祖母告别，那么与玛丽的关系可能会让你感到更加心酸。正是在这种情况下，你必须保持专业的距离感，在关怀与过度介入之间找到平衡点。

我们已经在本书中探讨过直接关系中"终结"的重要性。在面对这样的情境时，我们需要谨慎而敏感地理解"终结"的含义，以避免重温过去的情感经历或留下遗憾和内疚。在这种情况下，建议护士与导师、临床主管或同事分享自己的感受，以帮助他们把握适当的分寸和界限。

与同事建立信任关系并分享对情境或关系的感受是一种获得安全感的策略。资深员工的指导或监督也是支持员工处理复杂情况的有效方法，因为复杂情况往往没有简单的解决方案（Wigens and Heathershaw，2013）。

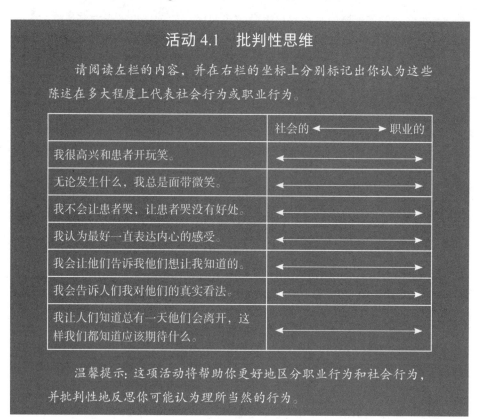

三、亲密程度

在 CIPS 实践中，亲密关系体现在两个方面。一方面是人与人之间在互动中的物理空间，即所谓的交际距离。另一方面则涉及我们向他人透露内心感受和思想的程度，以及为建立更深层次理解的亲密关系所需的自我披露程度。这两方面都与理解社会关系和职业关系中的预期界限密切相关。

（一）交际距离

关于交际距离，霍尔（Hall，1966）开创了相关研究，确定了四种与社会关系类型相对应的空间距离。这四种距离分别是亲密距离、个人距离、社会距离和公共距离。而这些距离又可以进一步细分为近阶段和远阶段。一个层级的远阶段可能与下一个层级的近阶段相互交融。这取决于个人所处的环境、舒适感以及从一种距离转变到另一种距离的过程，即距离的增减。

对于空间距离的理解，存在多种解释方法。首先，显而易见的是，每个人周围都存在一个空间缓冲区，作为避免不必要侵犯或触碰的保护区域。由于护理工作经常需要进入这一区域，因此我们必须谨慎思考如何减少这种近距离可能带来的威胁感。另一种理论观点认为，我们努力在不同程度的亲密关系和人际关系之间寻求平衡，并据此调整空间与关系的比例。当所选的平衡状态受到威胁时，我们可以采取调整措施，如在拥挤的公交车上避免与他人眼神接触或转过身去。

最后一种理论解释源于个人对亲密预期被"违反"时的反应。这种理论被称为"预期违背理论"，它指出在这种情况下，谈话的主题变得不那么重要，而关系的整体状况则取而代之成为焦点。那些违反预期空间关系的人可能会被视为不够真诚。然而，如果人们对你的看法是正面的（如地位较高或特别吸引人），那么即使你违反了规范，人们对你的看法也可能会更加积极。相反，如果人们对你的看法是负面的，并且你违反了规范，那么人们对你的看法就会更加消极。这是一个需要护士特别小心的雷区，以免违反预期的距离界限。

为了避免此类违规行为，一个好方法是在采取行动之前征求患者的同意，并在继续之前等待他们的回应。虽然在紧急情况下这可能不太现实，但我始终建议向患者解释你的行动目的和原因。这将使患者更加理解你的行为，即使是意识模糊的患者也能听到声音。同样重要的是，你的询问语气和音调应该是温和的而非命令式的。这可以为患者提供保证，告知他们并与他们协商同意进入其个人空间是尊重其隐私和尊严的表现。

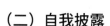

（二）自我披露

你会向患者透露多少个人信息以便在职业关系中建立亲密感，调整你对他们的信息披露量，以平衡他们对你的信息披露量之间的差异呢？创造这种平衡被视为人类的基本需求。首先，我们需要考虑"自我"的含义。哈基（Hargie，2006，2016）的研究指出了考虑九种不同的自我类型的实用性，如表4.2所示（之前在第2章中已讨论过）。

表 4.2　自我类型

我作为	自我类型
我	实际自我
我真的很想成为的我	理想的自我
曾经的我	过去的自己
我应该成为的我	应该自我
全新的我	重建自我
我希望成为的我	预期自我
我害怕成为的我	恐惧的自我
"我本可以"的我	错失的自我
不被一个人或多个人接受的我	被拒绝的自我

活动 4.2　反思

请花几分钟时间在表4.2的第一列（我作为）中描述自己不同的方面，看看是否能够全面地展现自己。由于你目前正处于从学生到护士的过渡阶段，你可能会发现这个任务相对容易。如果感到困难，可以请亲密的朋友或家人给予帮助。你是否认同表中所列的"自我类型"描述呢？请记住，这些活动并非强制性的，如果你感到不适，可以选择不参与。

温馨提示：这项活动的目的是帮助你培养自我反思能力（这对于角色转换和护理工作的社会化过程非常重要）。

自我披露是指分享关于自己的信息。这可能包括价值观（"我认为给予爱比索取爱更重要"）、信念（"我相信世界是方的"）、愿望（"我希望能飞到月球并安全返回"）、行为（"我每天都吃甜食"）或个性特征（"我总是很快乐"）。它是人际交往的自然组成部分，可以通过言语或非言语方式表达。在言语方面，自我披露既可以是自愿的，也可以是对他人信息的回应。在非言语方面，它可能体现在你的穿着或说话方式上。在护士与患者的职业关系中，最好将自我披露视为一个逐步发展的过程，随着关系的深入，交换的信息也会逐渐增加和变化。

自我披露的内容可以是事实或感受。在初次见面时，交流通常侧重于事实。在这种情况下，虽然你不需要透露过多的个人私密信息，但可以分享一些与自己相关的事实，如你作为护士的工作经验或在工作单位的任职时间。

在人际关系中，自我披露的层级会逐渐从低级向高级推进。然而，在护士与患者的职业关系中，这种渐进并非必然。由于患者通常期望获得更深层次的披露，护士有责任确保与评估相关的保密性，并在评估过程中建立信任、尊重和有信心的关系，以使患者能够舒适地接受信息交换的不平衡性。一个重要的方法是向患者解释为什么需要这些信息。

四、社会参与规则

在大多数社交场合中，我们知道如何表现，因为我们已经学会了规范或指导互动的社会规则。通过定期参与的活动和事件，如参加讲座、交接班或外出就餐等，我们了解了自己在不同角色中的期望行为，如学生、员工或朋友。这种对社交互动和预期反应的熟悉感给我们带来了安全感。然而，在新环境中，我们可能既不知道"参与规则"，也不了解共同的知识或应该如何行动，这可能会让我们感到焦虑和孤立。为了适应新环境，我们必须寻找线索、观察行为模式或倾听已有成员的信息交流。这对于初次实践的学生以及新入院或首次接受护理的患者来说尤为重要。

研究摘要

在一项关于护理专业学生职业社会化的开创性研究中，梅里亚（Melia，1984）发现社会化过程与工作场所的规则密切相关。来自病房工作人员和其他学生的社会压力促使一些行为得到强制执行，尽管这些行为被病房工作人员所接受，但并不总是将患者的利益放在首位。梅里亚发现，为了适应新环境，学生们既不接受教育部门的观点，也不接受一般服务部门对可接受做法的看法。取而代之的是：

他们主要关心的是满足与他们共事的人的期望，特别是当权者的期望。（Melia，1984）

因此，学生们将他们的训练视为为了生存而需要克服的一系列障碍。这种情况在今天是否仍然存在，还是已经发生了变化？

一旦掌握了当地的社会规则，我们就可以用最小的沟通成本来开展工作并与他人合作。这种共同的知识不仅能够使我们将熟悉的社交环境视为理所当然，而且还使任何适应或改变变得困难、具有挑战性甚至具有威胁性。因为我们习惯于以某种方式行事，将熟悉的情况与对自己的核心感知联系起来，这种认知也是受限的。当我们不知道自己应该如何表现时，我们对自己是谁及我们必须扮演什么角色的观念就会受到损害，这可能会导致一种深刻的不平衡感。

患者在进入医疗机构时可能会明显感受到这种不平衡。了解他们的观点、让他们清楚他们的期望和他们必须扮演的角色可以减少焦虑并使沟通更加有效。

明确工作场所的规则也会有所帮助，例如禁止吸烟的规则是明确的，但对于那些被视为不符合社交规则而受到奖励或惩罚的行为，规则则不那么明确（Grant et al.，2015a）。这就是为什么患者和客户很少提出问题——因为他们对违反隐含的工作场所规则保持谨慎的态度，并且不知道如果他们这样做会受到何种惩罚（Short，2011）。

戈夫曼（1959，1972）作为社会互动心理学的开创性研究者，为我们理解这些规则作出了巨大贡献。他提出了与管理他人对我们的印象、正确"解读"人际关系事件顾及面子相关的规则。由于这些规则的复杂性，我们有时不可避免地会违反它们。然而，戈夫曼（1972）建议我们可以通过明智地使用三种社会修复策略来最小化由此造成的损害，同时说服其他人自己是可以信任的、有能力的和值得的：

1.说明错误发生的原因并给出解释。这表明不会有没有缘由的责备，错误也可以修补——"我当时需要赶快去见另一个人，因为她马上就下班了。"

2.道歉、接受部分责任。这也是一个隐含的承诺，即无意伤害，你了解规则，可以相信你不会再犯——"对不起。我不知道我为什么这样做。事后我知道这是不对的。"

3.将行为重新解释为并非违反社交规则，而只是另一种活动的一部分——"我只是在开玩笑。"

然而，这些策略有时仍然不够，因为违规行为太严重，很可能会受到制裁和带来极大损害。在这些情况下，需要获得同事的支持，以专业的方式处理这种情况，并制订行动计划，尽可能地纠正这种情况。对于那些因错误而感到受伤的人，需要作出解释和道歉。避免给当事人带来无法消除的负罪感，以及导致误解和不信任事件的重复发生。

五、沟通的情感语境

狄奥多西斯（Theodosius，2008）认为，护理实践是一种情感劳动。她鼓励护士在护理中正视自己和患者的情绪影响。她主张，护士应努力使情感劳动具备治疗作用：

所谓治疗性情感劳动（Therapeutic emotional labour，TEL），是指护士通过护理与患者建立或维护治疗性人际关系，旨在促进患者的心理和情感健康，帮助他们走向独立、健康的生活。TEL涉及的情绪与病人和护士在互动中展现的自我价值和个人身份紧密相关……TEL可能包括向患者提供恰当的信息，以引导他们采取行动……也可能涉及护士鼓励患者表达和分享他们的感受与忧虑，同时护士也要妥善管理自己的情绪。其核心理念在于，相信披露和探讨个人隐私问题对患者具有治疗作用。在护理领域，它是南丁格尔伦理中情感劳动的典型体现。TEL可能还涉及护士和患者共同接受死亡的必然性，相信护士可以帮助患者以更平静、更有尊严的态度面对死亡。（Theodosius，2008）

就像对待患者一样，情绪也是我们个人身份的重要组成部分，既包含先天因素（如遗传、自然反应），也受后天影响（如社会环境、个人经历）。它们可以通过我们的行为和互动以多种方式展现。"情绪化"一词往往带有负面含义，通常用来形容那些通过哭泣、大喊或急躁等方式对某种情境作出强烈情绪反应的人。然而，我们并非必须外显情绪才能感知它们的存在。情绪既可以公然流露，也可以深藏内心。

有时我们能意识到自己的情绪，有时却毫无察觉。这一切构成了人类心理中既迷人又复杂的现象。情绪还与我们对事物、人和情境的正面或负面评价紧密相关。因此，情绪能够影响我们对事件的看法，为我们的经历增添一层滤镜，帮助我们应对令人兴奋、严肃、陌生或不快的事物，或者理解经历的严重性或危险性。同样地，我们的情绪状态有时也可能无意识地对患者产生负面影响。以下案例研究将对此进行阐释。

案例研究：两名截然不同的护士

阿利斯泰尔（Alistair）因鼻子骨折在医院住了几天，接受了鼻中隔成形术。这期间，有两名实习护士负责照顾他，并与他沟通日常护理事宜。其中一名护士总是热情洋溢、友好亲切的，即便阿利斯泰尔感觉自己右鼻孔里仿佛塞了 300 码的纱布时，也能用幽默风趣的方式缓解紧张气氛。而另一名护士则显得冷漠而疏远，面部鲜有表情，几乎不与阿利斯泰尔交谈。在阿利斯泰尔看来，她似乎更愿意待在别处。当那位活泼开朗的护士结束轮班离开后，那位冷漠的护士更是让阿利斯泰尔感到她最好能待在别处。

情绪使我们能够体察并同情他人的感受，即使我们可能并不完全了解他们的处境。在护理实践中，我们所体验到的情绪至关重要。它们是我们如何回应和关照患者以及彼此互动中不可或缺的一部分。正如本案例所示，富有同情心的照顾与冷漠的护理方式有着本质的区别。我们根据接收到的关于患者情绪反应的信息——无论是快乐、悲伤还是恐惧——来判断如何管理互动并采取恰当的治疗干预措施。例如，当患者对某个治疗过程感到极度恐惧时，我们需要根据他们的需求调整解释方式和管理方式。同样地，当患者因病情变化或因伤口而毁容遭受重大打击或悲伤时，护士应根据这些情绪调整护理计划以提供支持并适应情况的变化。此外，当患者的亲戚或朋友因认为治疗不及时或不当而表现出愤怒和攻击性行为时——这通常源于沟通不畅或缺乏控制感——护士需要敏锐地察觉他们的恐惧、担忧和沮丧情绪，并给予他们吸收新信息和调整情绪的时间。

（一）平衡情绪

我们的人生目标是在各种情感体验中寻求健康的平衡。这需要我们摒弃那些具有破坏性的情绪，并探索新的途径来应对那些容易引发过度情绪反应的场景。当个人难以表达自己的情绪时，情况就会变得尤为复杂。这可能是内心的混乱、异常状况或其他生活变化导致他们无法辨识自己的情绪。又或者，人们可能清楚自己的感受，却不明白其产生的原因，甚至可能在同一种情境下感到矛盾。在这些情况下，护士的角色变得至关重要，他们需要协助患者理清并识别自己的情绪，以便患者能够以健康的方式表达或释放情绪：

• 深入了解引发情绪反应的根本原因。

• 给予患者充分的空间，倾听他们的故事。

• 识别并确认患者所表达的情绪，例如："不清楚自己身体正在经历什么，这一定让你感到很害怕"。

• 以非反应性的态度提供帮助，通过提供必要的信息和验证患者的恐惧来展现关怀。

• 判断患者是否需要从紧张的环境中暂时抽离，如安排其稍后再讨论问题。

所有这些行动都是站在患者的角度来理解和感受情绪情境的关键。

案例研究：应对丧亲之痛

阿莉恰（Alicja）是一名初入行业的一年级护理专业学生，开始在老年病房进行实践学习。然而，她最近因为心爱的祖母去世而深陷悲痛之中难以自拔。病房的工作人员注意到，她在与病房里的老年女性患者互动时表现出明显的不适感。她的导师，一位经验丰富的护士，谨慎地与她进行了交谈。在了解了学生的困境根源后，导师还发现阿莉恰一直独自承受着悲伤，没有与任何人分享她的感受。经过劝导，阿莉恰同意与她的姐妹和父母分享她的感受。几周后，她逐渐走出了阴影，能够与病房里的老年女性患者进行积极的互动。

（二）有害的情绪表达

当情绪成为适应新环境的绊脚石、失去控制，或通过削弱自尊来影响他人时，它们便可能具有破坏性。情感需求得不到满足会导致沟通上的误解。那些被认为不可接受的情感可能会隐藏在冷静或理性的外表之下。而受到压制的情绪有时会以与情境极不相称的强烈程度来表达。因此，沟通和人际关系可能会因情绪的未表达、过度表达或不当表达而产生误解。在任何情况下，对交流内容的感受都必须与对自己或他人正在经历的事情的感受保持平衡（Hargie，2006，2016）。

六、沟通与人际关系中的障碍

在探讨常见的障碍之前，我们有必要回顾一下在医疗保健环境中进行沟通和建立关系的目的。希望您通过阅读本书，能更好地为更有效的互动做好准备，尤其是围绕以下几个方面：

- 建立信任和尊重的关系。
- 传递和共享信息。
- 交流思想和理解观念。
- 打造一个促进相互理解的平台。
- 增进对态度、思想和信仰的理解。
- 实现双方都能接受的目标。

有效互动的一个基本要素是分享和理解意义。为了实现这一点，我们必须审视意义，并提高对那些可能因个体之间的差异而产生的沟通障碍的认识。这些差异包括与权威、权力、语言、能力和残疾、个性、背景、性别、健康状况、年龄、种族和社会经济群体等相关的差异。

（一）意义

通过识别和克服障碍，我们始终可以提升沟通效果。意义的构建是一个主动的动态过程，发生在交流参与者之间，例如信源与受众、说话者与倾听者、作者与读者之间。互动有助于我们识别其中的一些障碍。意义不仅取决于信息本身，还取决于信息之间的互动，以及这些信息所蕴含的思想和感受及背后支撑它们的假设。因此，意义不仅仅是"被接受"的；它是根据听到或读到的信息共同构建或创造出来的，并与社会和文化观点相结合，如信仰、态度和价值观。对意义的理解越深入，沟通失败的可能性就越小。

活动 4.3 反思

以下是五个主题概念和一个可能的评级描述词。请考虑每个概念，并将代表你自己的描述填入代表你对这个概念的意义的分级栏中，该栏代表了你从好到坏连续感觉强度。与同伴比较你的答案。

概念	好的 1	2	3	4	5 坏的
流产					
恐怖主义					
社会不平等					
英国脱欧					
气候变化					

每个人对上述概念的理解都不尽相同，而且随着人们对生活的看法和观点的改变，我们并不能总是准确地预测他人所赋予的意义。事实上，你的理解可能会随着你的经历而日复一日地发生变化。为了尽可能准确理解他人的意思，你可以通过提出探究性问题，复述你理解的对方的感受或想法，并寻求对方进一步阐述

或澄清来验证你对他人意图的理解。一般来说，明智的做法是不要假设你对现象、行动、情境、行为和情绪反应的理解会与别人的理解相一致。

（二）冲突

在每段关系中，相关人员有时会产生不同的意见。当发生冲突时，如果假设情况有问题或关系处于危险之中或受到损害，就会产生误解。不同的意见分歧并非无法解决，但当问题扩大到包括个人自尊心受损、缺乏信任和情绪误解时，情况就可能演变为攻击性的爆发。在这种情况下，护士的作用是了解解决这些问题所需的方法，并将其付诸实践。

频繁的冲突可以作为一个警示，表明一段关系需要更密切地关注。冲突的缺点是增加消极情绪，伤害他人并消耗本可用于其他情感任务所需的精力。然而，它也有优点，可以促进对关系或群体中正在面临的问题进行更仔细的审视。审视问题并找到解决冲突的方法，可以成为修复关系并加强联系的一种方式。尽管如此，经历冲突可能会令人感到不安和不适，甚至挑战个体深层次的信念或价值观。

解决冲突的第一步是分析局势。根据阿诺德和博格斯（Arnold and Boggs，2015）的研究，考虑以下几点是有帮助的：

- 以前在类似冲突局势中的经验。
- 对冲突的接受程度。
- 它所引起的感受的强烈程度。
- 相关人员的身体、认知和情绪状况或忍耐力。
- 对事件或冲突的主观解释。
- 冲突的潜在后果。

当有关各方明确冲突的根源和问题时，冲突就变得可控。这需要时间和运用非评判性的倾听技巧。通过引出隐藏的情感或被压抑的想法，沟通障碍就有可能被识别和解决。

理论摘要：攻击性行为

人类对冲突的反应往往是防御性的，而防御行为有时也可能是侵略性的。攻击性行为可以采取以下三种形式：攻击性反应、被动反应和被动攻击性反应。

• 攻击性反应（aggressive response）是指通过在个人层面上攻击或指责某人来转移潜在或实际的攻击。这会引发被攻击或指责的人的愤怒、怨恨和反击。

• 被动反应（passive response）是指通过不参与或试图回避人际冲突来进行自我保护。这可能导致被动方感到沮丧，并失去他人的尊重。

• 被动攻击性反应（passive-aggressive response）是指表面上看起来一个人似乎同意制订的计划和安排，但实际上并没有积极参与旨在解决问题的活动。他们可能会口头同意，但同时破坏或诋毁相关活动，这会导致混乱和不信任。

对冲突最常见的反应之一是愤怒。它起源于大脑中负责情绪的处理和判断的杏仁核。愤怒反应旨在识别威胁并让我们的身体为应对攻击做好准备。在危及生命的情况下，这种快速反应是非常必要的；然而，它并不总是让我们有时间思考适当的反应或我们行动的后果。

活动 4.4 团队合作

与一组同伴一起讨论，找出你们在临床领域中目睹的冲突来源。请注意区分员工与员工之间、员工与患者之间、患者与员工之间以及患者与患者之间的情况。分析这些情况，并找出冲突原因的共同点。

你们目睹了哪些冲突得到妥善管理的例子？将这些与管理不善

的例子进行对比分析。

　　温馨提示：这项活动旨在帮助你开始培养识别冲突和管理冲突的技巧。在医疗保健环境中，冲突往往会恶化并升级，这通常会损害患者和客户的护理体验。

　　解决冲突的第二步是确定导致冲突的问题或潜在解决方案。对于任何参与冲突情境的专业人士来说，关键要素是要记住始终尊重有关个人的权利，并以自信的方式行事。自信是需要培养的素质，你可以通过相关的网站资源进行学习提升。在召开解决冲突的会议之前，再次参考阿诺德和博格斯（2015）的研究建议，请考虑以下几点：

　　• 为沟通做准备。明确沟通目的、要讨论的要点及你所拥有的信息是否完整且可以共享。仔细斟酌使用的语言和措辞，确保信息清晰明确。

　　• 整理你的思路并咨询他人以验证你的方法是否得当，最好是寻求客观中立的人的意见；记得进行模拟练习以增加自信。

　　• 管理好自己的焦虑。运用深呼吸和正念等技巧来帮助你保持情绪平衡和冷静。

　　• 安排合适的时间进行讨论。判断各方是否愿意接受沟通，预留足够的时间进行表达和倾听。

　　• 一次只集中讨论一个问题。专注于当下情境，将复杂问题分解为小步骤或单元进行解决，逐步推进并留出时间进行反馈和总结。如果一个小部分可以得到解决，那么整体问题也可能会迎刃而解。

　　• 请求对方改变行为或回应。这需要评估对方的准备程度和接受度，并考虑其成熟度、文化背景、价值观及生活经历等因素。

　　• 对冲突解决方案进行评估。这可能需要更多时间和耐心，可以先设定小目标并逐步实现。营造开放包容的沟通氛围有助于推动解决方案的实施。

　　通过采取这些措施来解决问题和减少冲突需要熟练的处理技巧和敏锐的观察力，你可以通过角色扮演等方式来观察和实践这些技巧与方法。

本章小结

在本章中，我们探讨了职业关系与友谊／亲属关系之间的一些关键界限，研究了围绕亲密关系和亲近关系的规则含义，讨论了情绪在沟通中的重要性及如何平衡它们以实现有效沟通。你现在应该能够理解意义的建构及它如何支撑信息沟通。我们强调了解释意义对于明晰对事件的理解和看法的重要性。你还能够了解动机因素如何影响健康信息，以及如何确定实现健康促进沟通的共同利益和障碍。最后，我们还解释了常见的冲突形式，并就如何在医疗保健环境中处理冲突提供了一些实用建议。

延伸阅读

Arnold，E and Boggs，K U（2015）*Interpersonal Relationships*：*Professional communication skills for nurses*，7th edn. London：Elsevier.

这本书进一步解释了本章提出的一些问题。

Theodosius，C（2008）*Emotional Labour in Health Care*：*The unmanaged heart of nursing*. London：Routledge.

这本书详细介绍了情绪在护理工作（包括 CIPS 实践）中的作用。

Walker，M and Mann，R A（2016）Exploration of mindfulness in relation to compassion，empathy and reflection within nursing education. *Nurse Education Today*，40：188–190.

这篇文章探讨了将正念纳入护理课程的可行性。

第5章
沟通与人际交往技巧的学习和教育背景

译者：吴杰

基于英国护理和助产士委员会（NMC）注册护士的能力标准，本章将涉及以下宗旨和能力：

宗旨1：成为负责任的专业人士

在注册时，注册护士将能够：

1.17 不断自我反思，寻求并回应支持和反馈，以发展自己的专业知识和技巧。

宗旨2：促进健康和预防健康不良

在注册时，注册护士将能够：

2.2 掌握流行病学、人口学、基因组学以及更广泛的健康、疾病和福祉决定因素的知识，并将其应用于对全球健康和福祉成果模式的理解。

宗旨5：领导和管理护理和团队合作

在注册时，注册护士将能够：

5.8 支持和指导学生提供护理服务，促进学生反思和提供建设性反馈，并评估和记录他们的表现。

本章目标

通过本章学习，你将能够：

• 理解如何整合理论与实践；

• 理解从经验中学习的重要性，让学习立足实际；

• 了解传播在健康和健康促进中的作用，包括数字和社交媒体传播；

• 理解自身教育工作者的角色；

• 管理投资组合中的反思以进行评估；

• 确定在学与教情境中加强沟通的活动；

• 致力于终身学习。

一、引言

作为学生，你必然怀揣着众多学习目标。本章将为你提供指引，通过加强 CIPS 实践，助你逐一实现这些目标。在本书中，我们始终聚焦于 CIPS 对你作为护理专业人士的重要影响。而在本章，我们将深入探讨 CIPS 如何为你的个人学习之路提供有力的支持，无论是在当前的学习阶段，还是贯穿你的整个职业生涯。我们将从你作为学习者的身份出发，进而探讨你作为教育者的角色，以及你作为长期学习者所持续面临的学习需求（图 5.1）。

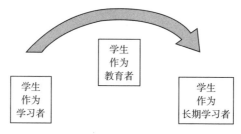

图 5.1　学习者、教育者和长期学习者的范畴

本章将深入研究图中的三个阶段。首先，我们将聚焦于你作为学生和学习

者的角色。我们将探讨理论与实践相结合的重要性，并讨论学习应如何紧密联系实际，以满足你的实践和学习需求。为实现这一目标，我们将引入体验式学习的方法，通过解构学习的概念来进行探索。体验式学习强调在实践中学习，而非仅仅通过倾听或阅读。这种学习方式注重互动、提升自我意识、锻炼表达能力，并培养你在学习中展现灵活性和适应性的能力。在 CIPS 中，通过体验来学习（learning by experience，即有意识地规划学习体验）和从体验中学习（learning from experience，即从过往的体验中汲取新见解）是两种紧密相连的学习方法。

在简要了解理论与实践的结合作用后，我们将进一步探讨影响学习风格和技巧表现的因素。随后，我们将转向探讨学生作为教育者的角色。这将涵盖你参与数字和社交媒体传播的重要性，以及作为教育工作者和健康促进者所应具备的信誉。最后，本章将阐述终身学习对你的深远意义和启示。

二、作为学习者的学生

（一）理论与实践的结合

护理专业学生在学习过程中常常面临一个难题，那就是如何将课堂上学到的理论知识与在临床、实际工作中的护理实践相结合。对于 CIPS 来说，这项任务并不容易，因为它涉及的内容往往深奥难懂。然而，正如本书所强调的，CIPS 并非仅仅通过死记硬背就能掌握的技巧。我们每个人都具备 CIPS 的潜能，而在学习过程中，我们需要不断提升、改进和完善这些技巧，使它们在医疗保健环境中发挥更大的作用。在本书中，我们已经探讨了一些相关理论，并通过实践练习来演示如何应用这些理论。判断这些理论的意义及如何运用这些理论以达到良好的效果，有助于促进理论与实践的结合。但这可能还远远不够。

NMC 的《标准》（2018）明确指出，理论与实践的结合需要以实证为基础。

在第 2 章中，我们强调了将理论与实践相结合的重要性。与所有基于实践的技巧一样，CIPS 也遵循熟能生巧的原则。在安全的环境中与模拟对象一起练习这些技巧，与在临床环境中实际应用这些技巧同样重要。不过，你使用一些不熟悉的词语或起初听起来有些生硬和刻板的短语时，可能会感到不自在或有所顾虑。因此，为练习创造合适的条件变得尤为重要。

令人遗憾的是，过去 20 年的证据表明，护理专业的毕业生及新获得资格的护士往往难以维持他们在培训期间所形成的价值观和理想（Jasper，1996；Maben et al.，2006，2007a）。

> ### 活动 5.1　反思
>
> 为了练习一项新的沟通或人际交往技巧，你需要什么样的理想条件？
>
> 你是需要独自对着镜子练习，还是需要与亲密的朋友或小组成员一起练习？每种情况都会给沟通或人际交往技巧的使用及技巧效果的反馈带来不同程度的复杂性。
>
> 温馨提示：这项活动将帮助你更深入地了解自己的 CIPS 学习风格。它将帮助你识别哪些情境会阻碍你练习，以及哪些情境会让你感到放松。通常来说，从轻松的情境开始，逐渐过渡到更具挑战性的情境是一个不错的选择。

人们普遍认为，尽管护士在学习期间可能会形成一套坚定的价值观和理想，但一些专业因素和组织因素往往会阻碍他们在实践中实现这些价值观和理想。造成这种情况的一个主要原因在于显性的护理本科学位课程与隐含的"实际工作的方式"课程之间存在矛盾。护士在获得资格之前和之后都在他们的实践组织中被社会化（Grant and Radcliffe，2015）。

当然，还有其他一些不可避免的因素，如时间压力、角色和角色发展的限制、人员短缺及工作超负荷等。除了服务组织的理想化延缓效应，这些因素还构成了 21 世纪医疗保健环境的现实挑战。然而，通过运用 CIPS 的思想、概念和理论，你将能够在课程期间和工作实践中缩小理论与实践的差距，发挥自己的作用。

（二）面向现实的学习

伊芙·本德尔（Eve Bendall，1976）是最早研究理论与实践之间差距的护理学者之一。在她的开创性工作中，关于学生如何学习临床技巧的问题，她发现学生在书面描述时表达的是一种情况，但在实际操作中却完全是另一回事。在 20 世纪 70 年代的课堂里，隐含的假设是书面描述足以证明护士具备对特定的患者进行护理的能力。然而，她的研究揭示出这种假设是错误的，这对于制定当今护士所经历的、基于实践的课程至关重要。护理实践必须始终在心理社会背景下进行，因此自 20 世纪 70 年代以来，这些实践内容的本质发生变化也就不足为奇了。它们已经从单纯的身体活动扩展到了包括视觉、听觉、语言、触觉、动觉和组织因素等多个方面，涵盖了那些以社会科学和人文科学为基础的活动（Bendall，2006；Goodman，2015b）。这在本书中很明显，特别是在第 8 章到第 11 章中最为突出。

关于如何最好地教授护士实用技巧，存在不同的观点。一种观点认为，应该在课程的早期阶段就进行教授，以便学生能够将所学带入实践环境，并在不同的情境下应用和实践，直至熟练掌握。在这种方法中，学生在胜任的导师的监督下进行实践，然后接受评估。另一种观点则是让学生先观察所提供的护理实践，并由他们自己去识别其中的要素。例如，在病房或社区环境中，护士为患者执行各种操作。因此，学生的任务是记录这些活动，并将它们组合成适应特定环境所需的技巧。学生通过跟进任务，探究是否有证据支持这些活动，并区分其基本和非基本要素，为在无监督的情况下开展这些活动做好准备。这是一种更复杂、更详细的方法，需要导师来评估学生是否成功掌握。

这两种方法各有优点。第一种方法使学生在进入实践环境之前就具备了相关的想法和策略。许多学生觉得这很令人欣慰，因为他们不希望在与患者一起工作时显得无能为力。它还使学生在面对可能破坏信心的情况时更有信心。第二种方

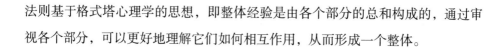

法则基于格式塔心理学的思想，即整体经验是由各个部分的总和构成的，通过审视各个部分，可以更好地理解它们如何相互作用，从而形成一个整体。

（三）体验式学习

第三种实践学习的方法是体验式学习。该模型由科尔布和弗莱（Kolb and Fry，1975）提出，它假设护理经验的积累伴随着观察、反思、认知和情感处理及实践，这四个阶段构成了一个学习周期（图 5.2）。

科尔布和弗莱的模型经过进一步调整，包含了在反思体验过程中回顾数据和信息的过程。下一阶段是对体验进行解构或赋予其意义。然后将其纳入影响进一步体验或对情境作出反应的想法中（图 5.3）。主要的前提是，我们每个人都有一种内在的倾向，即利用我们对所生活的世界的体验来提高我们对发生在自己身上的事情的理解，形成我们的观点并扩展我们的技巧和知识范围。

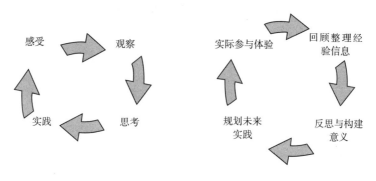

图 5.2　体验式学习模型的简化版本　　图 5.3　体验式学习周期

然而，依赖体验来指导我们的行动和信念确实带来了挑战。如果我们当前的反应完全基于过去的体验，这可能会降低我们的应变能力，从而抑制我们未来的学习。事实上，我们的过往经验无法完全为下一次挑战做好准备，因此，仅仅依赖过去的体验是有限的。我们需要以开放的心态从新情况中吸取教训。

根据以往体验作出的行动决定总是建立在"真实"或"虚假"的假设及我们有意识或无意识的同化想法之上。这是我们为事件和经历赋予意义的循环阶段。

通过对体验进行解释并试图理解事情发生的原因，我们会使用不同的策略来赋予事件意义。意义可以从事件的象征意义中得出，因为特定事件对某些人的意义可能大于对其他人的意义，比如参加亲人的追悼会。意义还可以来自道德或心理上的目的感。例如"如果我努力工作取得护士资格，我就能为世界作出重要贡献。"

　　我们依赖以前的体验来指导我们的反应，但并不一定会从我们的反应中吸取教训，或者调整我们的反应来改善我们在情境中的表现。大多数时候，我们会把对体验的记忆"冷藏"起来，或者把它们归类为"未完成的事情"，等我们有足够的心理能量时再去回想。这种解释可以帮助我们理解为什么有些人似乎从未从体验中吸取教训，因为他们从未充分地回顾和反思这些记忆。这就指出了体验式学习的本质：这不仅在于"下次做得更好"，更在于如何积极地分析和反思所学内容，与以往的学习成果进行比较，进而在既有的学习基础上进一步提升技巧和知识，为未来做好充分的准备。这与学习 CIPS 紧密相关。在此过程中，你必将积累丰富的个人体验，并通过这些体验不断完善你的人际交往能力。

活动 5.2　反思

　　回想一下你曾经遭遇的沟通障碍。那次体验给你带来了哪些教训？你如何解读这一体验？若再次遇到相似的情境，你将如何优化信息交流过程？

　　温馨提示：定期进行此类反思活动，有助于你进入图 5.3 所示的体验式学习循环，为未来沟通做好更充分的准备。

　　在护理专业学习中，学生通常在导师或资深医护人员的指导下进行实践操作。首先，观察沟通与人际互动至关重要。然后，你就可以在指导下进行实践，并逐步准备独立进行信息交流。在这一过程的每个阶段，你都需要持续学习。为了从体验中汲取最大价值，你需要创造机会回顾所学内容，明确从过去的体验中获得的教训，并思考未来如何拓展技巧。重要的是要认识到，何时你正在通过体验来学习，何时你在体验中学习。

　　通过体验来学习或多或少是一个潜移默化的过程。通常是在体验之后，我们才会意识到学到了重要的东西。这些体验源于职业生涯的现实化、多样化和不可预测的需求，以及不断变化的环境。例如，我们常常因害怕犯错而过分关注正确性。但当我们放下这种担忧并成功完成任务时，会突然发现知识是可以融会贯通的，掌握某种方法或技巧也并非难事。

为了充分利用这些体验，你需要培养对外部事件和内部体验的关注能力。内部体验包括关注你的思想、直觉、情感、身体感觉及对自己和他人意图和需求的认识，以及你正在做什么、如何去做及这些要素如何相互关联（图5.4）。

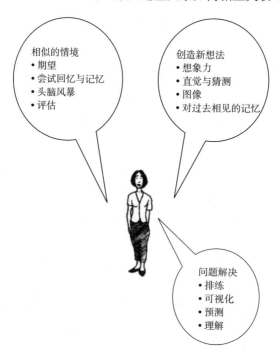

图5.4　思想和直觉的例子

与通过体验来学习相比，从体验中学习更具深思熟虑和有意识的特征。这种学习方式的目的不仅在于体验"此时此地"，更在于在反思和评估事件的基础上规划未来的行动。

运用体验式学习周期（回顾图5.3）需要时间进行思考和反思。这种反思可能是非正式的，例如在社交群体中讨论，或者在轮班结束时与同伴交流。我们越能意识到自己对体验的感受和直觉，以及这些对内在体验和外在体验的反思与比较，我们对体验的记忆就越深刻。通过体验循环进行练习，有助于学生增强反思和学习能力，从而实现更好的学习效果。

（四）实践评估与学习档案

在发展实践技巧的同时，我们也需要展现全面的思维技巧，但如何将理论（与思维技巧紧密相关的智力活动）和实践相结合以提升能力，这是一个相当棘手的问题。对此，一个可行的方法是运用证据组合。自 20 世纪 90 年代初起，学习档案便被用于记录护理专业学生在实践中的学习成果，多年来经过不断地发展和改进，从最初笨重的纸质存储逐渐演变为更为便捷的形式，为整理学习证据提供了有效手段。如今，它已成为大多数护理教育计划中不可或缺的一部分（参见 Reed and Standing，2011，以获取更多指导）。

（五）学习风格

关于学习风格，存在多种理论，但大多数都聚焦于三个或四个主要方面。其中，科尔布（2000）的学习风格清单与霍尼和芒福德（Honey and Mumford，1992）的学习风格清单得到了广泛应用。这两个版本均可在互联网上轻松找到，供个人进行自我测试。科尔布的清单指出，我们每个人都有偏爱的学习风格：具体体验（感觉）、反思性观察（观看）、抽象概念化（思维）和主动实验（实践）。这些风格被划分为两个具有冲突轴的连续体：感觉与思维、观看与实践。科尔布认为，我们通过把握体验来学习，并将其转化为有意义和有用的知识。因此，我们的学习方式是喜欢观看和实践或者喜欢思考和感觉的产物。

与此同时，霍尼和芒福德也将学习风格划分为四个维度，并将其描述为不同的特征：活动家在实践中学习；策略家则先观察后行动；理论家更喜欢将体验整合到概念框架中；而实用主义者则只在新理念能带来实际益处时采纳。科尔布与霍尼和芒福德的学习风格方法在某些方面有相似之处，但你需要思考哪种方法更适合自己。

确定自己的学习风格将有助于你认识到自己在其他领域需要提升的能力，从而变得更具反思性。例如，如果你发现自己主要是一个实用主义者或"实践"学习者，那么你可能需要努力培养自己的观察、思考和感觉能力。这将有助于你提升反思性学习技巧，并使你对这种学习形式持更积极的态度。

（六）熟练表现

虽然你可能已经知道体验式学习、反思性写作和学习风格如何影响你在评估实践中实现学习目标，但你可能仍然想知道是什么让熟练表现脱颖而出。表 5.1 概述了一些基本特征。

表 5.1　熟练表现的基本特征

准确性	精确执行的技巧
速度	动作迅速而自信
效率	动作流畅，并能根据需要灵活调整
时机	定时准确，顺序正确
一致性	能在不同场景下稳定复现技能
预判能力	可以非常快速地预测事件并作出相应的响应
适应性	能根据情境调整技能
感知能力	可以从最少的线索中获得最多的信息

任何技巧都需要通过练习来提升，你越多地与同事和朋友练习沟通技巧，并思考不同情境下的应对策略，就越能提高你的技巧和信心。我们还建议你培养观察能力，并记录课堂、候诊室、诊所和实践中的各种情况。评估这些互动，并想象出可以提高技巧的场景。通过培养观察和分析技巧、寻求反馈并考虑护理实践发生的背景，你的批判反身性技巧也将得到发展，从而避免任何负面或过度内省的分析。

三、作为教育者的学生

你可能觉得自己只是一名学生，主要任务是学习，而不是教学。然而，在实际生活中，你会发现自己经常需要解释、指导、说明、演示或消除误解，这实际上就是在向他人传授医疗保健知识（Arnold and Boggs，2015）。这种情况可能发生在实践环境中，如在课堂上教同学，向病人或客户解释他们的健康状况，或者向已取得护理资格的员工介绍你在学习过程中所参与的项目。我们生活在一个充满活力的时代，这个时代鼓励护理专业学生与讲师一起创造和传播新知识（Grant and Barlow，2016；Grant et al.，2016）。

（一）七大健康沟通技巧

由于医护人员之间及医护人员与患者或客户之间的沟通受到许多因素的影响，因此很难将这些技巧概括成一份"清单"。不过，我们从一系列研究中提炼出了七种最重要的健康沟通技巧，下面简要介绍。

1. 提供准确和充分的反馈

反馈是向信息发送者发送回的信息，以确保信息已被接收和理解。例如，当患者或客户收到反馈，表明他们已被理解，或者你从他们那里收到反馈，表明他们已理解你，这都会让人感到放心。此外，不要吝啬给同事积极的反馈，以鼓励他们取得更好的成绩。很多时候，医护人员可能会觉得自己总是处于被责备的境地，而自身的积极贡献却未被认可。

如果你不确定同事是否清楚理解了某些内容，请进行确认，或询问是否需要进一步解释。如果你发现工作中存在表述不准确或效果不佳的情况，请勇敢地向已经取得护理资格的同事提出。

非语言反馈同样重要，因为它记录了对所说内容的反应，如惊讶、无所谓或敌意等面部表情。非语言行为需要与口头信息保持一致，以尽量减少发送"矛盾"

或混乱信息的风险。如前一章所述，我们的非语言行为有时会在我们最无意识的时候暴露我们的情绪和关注点，无论我们口头说什么，都可能损害我们与患者或同事的关系。即使是看似无害的行为，如离开房间或保持沉默，也是一种非语言沟通，可能会向我们关心或合作的人发出负面信号或产生疏远感。

2. 专心聆听

这意味着要积极关注对方所说的内容和方式，聆听时不作任何评判，也不让个人认知成为理解对方话语的障碍。你需要通过使用适当的语言提示（如"嗯""我明白了""真有趣"或"好的"）和非语言提示（如点头和微笑）来表明你正在积极倾听，并提供反馈以表明你理解对方正在说什么或传达什么内容。这种积极的倾听表明你正在努力理解对方，并有助于建立信任、融洽的关系及共同的兴趣和理解。

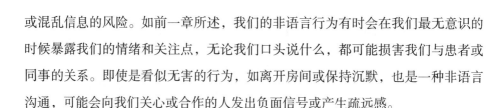

活动 5.3　沟通

　　将两把椅子背对背放置。让朋友坐在其中一把椅子上，你自己坐在另一把椅子上。请他讲述他刚刚的经历。让他连续说几分钟，其间不要打断或提问。当他讲完后，请你向他复述他刚才讲述的内容。接下来，请转过椅子面对面坐着，让他用两分钟讲述他一天的工作情况，同样不要打断或提问。当他讲完后，再次向他复述他所讲的内容。

　　从两个方面比较这两种体验：

　　• 听而不说是什么感觉？

　　• 你在哪种情况下记住的内容更多？

　　温馨提示：通常我们以为的"正常"社交交流，往往更像是"轮流发言"而非真正的对话。所谓对话，应该是一方在另一方停顿之后，再开始表达自己的观点。然而，在"轮流发言"式的交流中，两个人可能都没有真正听到对方的声音。通过这个活动的练习，你将有机会体验到何为仔细、专心地倾听，并帮助你在与患者和同事的交流中，培养出积极倾听的好习惯。

3. 准确解读

在解读患者或同事提供的信息时，即使这些信息初看起来令人困惑或可疑，我们也应避免立即对其产生偏见。相反，我们需要仔细评估对方的理解程度。为此，收集非语言信息中的线索，并评估这些线索对所述内容的影响程度，将是非常有帮助的。为了作出这样的评估，我们将依赖自己的经验、对情况或条件的知识以及专业水平作为基准。然后，我们可以对这种理解的准确性作出判断或评估，并利用这些判断或评估，例如，帮助患者更深入地了解健康体重管理的建议，或者提高同学在实践中的准确性。因此，解读信息就是在对情况或事件作出判断和解释之前收集信息，从而加深理解的过程。

解读信息也可以看作一种翻译过程。例如，我们可能需要将医学中的生物科学术语转化为日常用语，以便患者能够理解。或者，我们可能需要将一个复杂的想法简化为一个更易于理解的概念，这个概念与患者或环境的实际情况紧密相关。

4. 给出清晰明确的指示

这是一项需要不断练习的技巧，其难度往往超出我们的想象。要做到这一点，一种有效的方法是在开展活动时，明确描述你正在做的事情，并且（最重要的是）解释你这样做的原因。

在与患者直接交流时，通常建议从最简单的解释开始，然后逐渐尝试更复杂的解释。当患者容易感到焦虑时，这一点尤为重要。在这些情况下，我们需要循序渐进地提供信息，以避免信息过载而加重他们的焦虑。同时，我们应根据患者的信息需求来调整信息传递的节奏。然而，在向同事传授技巧时，我们需要采取不同的策略，即需要传递所有必要的信息。但这也可以采用分级和分阶段的方法，以促进信息的吸收和记忆。

5. 以专业的方式行事

护士有法律和道德义务保持其专业能力并在其执业范围内工作。人们期望护士以专业的方式行事，并在时间管理、互动目的及与病人和护理对象的接触程度等方面设定切实可行的界限。这些原则同样适用于与同学、护理人员和其他医疗保健部门的同事的互动。这些原则的核心是尊重人的基本尊严、文化开放性、对个人情况的敏感性、对疾病或残疾影响的理解及对护理标准的遵守。向同事和患者展示这些特质是展现你的专业意识和能力的重要组成部分。另一个需要考虑的因素是利用研究证据来改善护理实践，例如，通过向患者提供促进健康活动的信息，以及向同事介绍相关信息等方式，将这些融入你的教育者角色中。

6. 传达清晰的信息

在传达清晰的信息过程中，首要任务是深入了解受众及其接收信息的方式。这涵盖了多个考量因素：语言选择（专业或通俗术语）、方言需求（如护士可能需根据方言或代际差异灵活切换语言）、幽默元素的接受度、保密要求及限制、信息个性化需求、学习风格的考量，以及针对不同群体（如儿童、学习困难的成人或具有攻击性的患者）调整沟通风格的必要性。

接下来，需要明确信息的导向——是任务导向还是关系导向。例如，空乘人员在飞机起飞前给出的安全指示便是一个典型的任务导向信息。若在此类重要信息中加入幽默元素以吸引注意，可能会引发不同的反应：有人可能因感觉安全信息被轻视而感到不悦，而另一些人则可能因此更加专注聆听，视之为一种轻松的调剂。任务方面聚焦于安全流程等关键信息，而关系方面则涉及能够缓解或加剧紧张氛围的个性化交流。选择何种方式，需基于对受众的深入了解来决定。在某些情境下，如紧急情况，任务导向可能占据主导地位；而在其他场合，关系导向可能更为关键。

综合考虑这些因素后，便可选择恰当的信息媒介来传递信息。如今，信息媒介的选择极为丰富，既包括现代信息技术手段，也包括书面和口头等传统传播方式。

作为 2011 年英国国家医疗服务体系改革的一部分，《解放 NHS：信息革命》（*Liberating the NHS：An information revolution*，DH，2011）就如何运用不同技术向患者有效传达信息进行了深入探讨。这契合了政府构建"以患者为中心"的医疗服务体系的愿景，旨在赋予民众更多信息获取权、控制权及在护理服务方面的选择权。自 2014 年 8 月以来，NHS 一直致力于提供符合无障碍信息标准的服务（NHS England，2014a）。如何以易于理解和可访问的方式向患者呈现信息，已成为日益关注的焦点。例如，"患者在线"（Patient OnLine）项目便致力于推广在线服务（NHS England，2014b），如查看病历、在线预约和重复处方等，以技术手段提升患者的体验。

在此背景下，护士在利用技术传递信息方面的角色愈发重要，这可能要求他们学习并掌握现代和正在发展中的技术的新技能。随着推特（Twitter）、脸书（Facebook）等社交媒体平台的兴起，护士需培养"数字化专业素养"（Ellaway et al.，2015；Jones，2016；Jones et al.，2016），以应对这些平台在保密和公开展示个人态度行为方面（在心理健康护理背景下，参见 Leigh-Phippard and Grant，2017）带来的新挑战和机遇。

这是护士在信息学技巧方面发挥领导作用的契机。在个人沟通层面，护士需协助患者浏览和理解各类信息资源，以便他们通过互联网等途径实现自我护理（Jones et al.，2015）。同时，护士自身也应拥抱"数字化专业素养"（Jones，2016；Jones et al.，2016），积极利用信息技术资源，如远程医疗、远程护理等，以保持与最新实践同步。在临床护理中，护士需访问和使用患者的临床诊断信息，为临床决策提供有力支持，并借助这些信息提升护理服务的质量和效率，以满足不断提高的临床护理标准和审核要求。

7. 建立可信度

身为学生，你或许会觉得自己在教育他人方面的可信度有所欠缺。然而，可信度其实也可理解为一种能激发他人信念或信任的能力。你可以思考如何展现自己的这种特质，而这并不全然依赖你所掌握的护理知识，更多地依赖你自身的品质和成长。在课程初期，你可能会觉得自己难以胜任教导他人的重任。但随着学习的深入，从一年到下一年，你将逐渐积累起为低年级同学提供建议与信息的自信和能力。

可信度还与你在团队中的被接纳程度息息相关。展现出自己的可靠与乐于助人，将有助于提升你在同事间的认可度。当他人认为你具备能力、知识丰富且技术娴熟时，你的可信度自然会得到提升。在能展现你能力的场合，如通过考试或向同事汇报情况，积极展现这些特质，将对增强你的人际关系大有裨益。

案例研究：莎拉（Sarah）的演讲

莎拉即将结束她的第二学年学习。虽然内心充满焦虑，但她仍希望通过向护理及其他医疗保健领域的同事展示所学，来巩固自己的实践经验。为此，她运用专业的演示软件，精心制作了既专业又生动的演示文稿，并从网上精选了恰当的图片，以平衡内容的严肃性与趣味性。

演讲最终圆满成功，她赢得了所有同事的积极反馈，这也为她未来参与更多此类展示活动注入了信心。

四、沟通和健康促进

在本章前半段，我们提出学生在多种不同情境下都有机会成为教育者，其中一个日益重要的角色是健康与福祉的促进顾问。世界卫生组织（2000b）曾呼吁在所有护理课程中明确纳入健康促进的内容，并加以实际应用。然而，12 年后，沃尔休和斯科特（Walthew and Scott，2012）的研究却显示，护理专业的学生在理解健康促进和健康教育概念上存在困难。他们往往只单纯地传递信息，却忽视了赋权个体去理解自身健康需求的能力这一核心理念。对于希望深入了解这一领域的学生，我们推荐阅读《护理专业学生的健康促进与公共卫生》（*Health Promotion and Public Health for Nursing Students*，Evans et al.，2014）一书，该书详细阐释了理解赋权所涉及的相关概念。

伊文斯及其同事建议，在与人们讨论健康问题时，应注重将专业术语转化为通俗易懂的语言，避免让人产生高高在上的感觉。关键在于了解对方已有的知识和理解能力，并以此为出发点。在此基础上，你可以对任何未知的术语进行澄清和解释，并在出现误解时及时提供正确信息。这种循序渐进的沟通方式有助于在你与受助者之间建立伙伴关系。同时，将所提供的信息分解成易于消化的"小块"也至关重要。过多的信息会使人感到不堪重负，尤其当他们处于不适或焦虑状态时，这些心理状态还会影响他们对信息的记忆。因此，在交流中采用循序渐进的方法，患者将能够更好地吸收信息，而护士也能促进他们的深入理解，而非仅仅停留在表面记忆上。

五、作为终身学习者的学生

NMC 的《标准》（2018）着重指出，护士应当积极投身终身学习，并以前瞻性和护理领域相关的视角进行思考。终身学习这一理念其实源远流长，早在 20 世纪 90 年代，巴西尔·耶克斯利（Basil Yeaxlee）和埃杜瓦德·林德曼（Eduard Lindeman）便率先提出了这一想法，他们主张将教育融入日常生活的方方面面（Falk，2014）。而事实上，这一思想的历史更为悠久，在近两千五百年前，柏拉图所著的《理想国》（The Republic）中便已有所体现。起初，终身学习更多地被视为一种非职业性的学习，旨在为了学习而学习。然而，随着时代的变迁，终身教育的内涵逐渐发生了转变，被重新诠释为终身学习。

近年来，我们所处的世界经历了迅猛的经济、社会和文化变革，正朝着"知识"或"信息"社会的方向发展。在这样的背景下，人们需要不断地适应技术和相关社会的发展变化，因此终身学习的需求变得尤为迫切。为了满足这种需求，许多成年人开始积极参与各种非正规的学习活动，如短期课程、游学团、健身中心或体育俱乐部的会员活动、文化遗产中心体验活动、生活方式指导、电子社交网络和自学媒体等。这些多样化的学习方式共同构成了现代终身学习的丰富内涵。

六、技能的重要性

在全球经济预测的大背景下，提升英国人口的技能水平的重要性日益凸显，这被视为一项重大挑战。虽然这与你作为护理专业学生的学习看似相距甚远，但实际上对你未来的工作和生活产生了深远影响。你需要了解人口结构变化对健康领域合格从业者及各行各业人士的影响。

英国脱欧后，经济前景充满不确定性。随着人口持续老龄化，以及本地和全球技术的快速发展，对高水平技能的需求也随之增加。我们越来越依赖创新来推动经济增长，但英国的国家生产力却落后于许多主要国际竞争对手。此外，英国还面临着儿童贫困程度高、弱势群体就业率低、地区收入差距大及其他形式的不平等问题（Wilkinson and Pickett，2010），尤其是健康方面的不平等（Marmot，2010；Dorling，2015）。因此，培养一支高技能的护理队伍对于国家应对这些挑战至关重要。

你未来的职业道路将受到个人情况、职业目标和抱负等多种因素的影响。你可能希望接受进一步培训，成为高级或专科执业护士，这些职位在护理领域中非常重要且已得到广泛认可。《高级护理：立场声明》（*Advanced-level nursing：a position statement*，DH，2010）为所有从事高级护理工作的临床护士提供了一个通用基准，无论其执业领域、环境或客户群体如何。它描述的是一种实践水平，而非专业或角色，这应该明显超出了一级注册护士的水平。该基准被视为最低要求，包括二十八个要素，分别归入以下四个主题（由从业专家商定）：

- 临床 / 直接护理实践。
- 领导力和团队协作实践。
- 质量改进和发展实践。
- 自我发展和培养他人。

你现在应该很清楚，随着技术的不断变革和前沿信息的推进，你将不断被要求掌握新的技能和知识。因此，终身学习将是你保持专业知识和能力不可或缺的一部分，包括在整个职业生涯中不断发展你的 CIPS 需求。

本章小结

在本章中，我们深入探讨了学生学习机会的各个层面。与众多优秀教科书所侧重的传统学习技巧和方法不同，我们着重讨论了学生如何将理论知识与实践操作相融合。毋庸置疑，护理专业学生的终极目标应当是将所学应用于实际工作中。为此，我们建议采用体验式学习法，并构建了一套系统的技能培养框架，为学生在专业领域内如何达到精湛表现提供了明确指导。同时，我们也探讨了学生在教育者角色中的定位，并就医疗保健环境下的有效沟通技巧给出了具体建议。最后，我们还研究了终身学习对个人及专业发展的重要性。

延伸阅读

Arnold，E and Boggs，KU（2015）*Interpersonal Relationships*：*Professional communication skills for nurses*，7th edn. London：Elsevier.

Evans，D，Coutsaftiki，D and Fathers，P（2014）*Health Promotion and Public Health for Nursing Students*，2nd edn. London：Sage Publications.

这是两本对健康促进和健康教育教学有用的教科书。

Leigh-Phippard，H and Grant，A（2017）Freedom and consent. In：Chambers M.（ed.）*Psychiatric and Mental Health Nursing*：*The craft of care*，3rd edn（pp. 191–200）. London and New York：Routledge.

这一章对护士、服务使用者和医疗保健传播领域的其他利益相关者来说，是考虑通过社交媒体传播增强能力问题的有用章节。

第6章
沟通与人际交往技巧的环境背景

译者：陈双

基于英国护理和助产士委员会（NMC）注册护士的能力标准，本章将涉及以下宗旨和能力：

宗旨 1：成为负责任的专业人士

在注册时，注册护士将能够：

1.13 具备与被照护者、他们的家人、护理人员和同事之间发展、管理和保持适当关系所需的技巧和能力。

1.14 始终提供和促进非歧视性、以人为本和体贴的照护，考虑到人们的价值观和信仰、不同的背景、文化特征、语言要求、需求和偏好，并考虑到任何调整的需要。

宗旨 4：提供和评估护理

在注册时，注册护士将能够：

4.4 与人们合作，鼓励共同决策，以支持个人、他的家人和护理人员在适当的时候调整护理方案。

宗旨 6：提高护理的安全性和质量

在注册时，注册护士将能够：

6.9 与被护理人员、他们的家属、护理人员和同事合作，制定有效的质量和安全改进策略，分享反馈个人经验，并从积极的结果和经验、错误和不良的结果和经验中吸取教训。

本章目标

通过本章学习，你将能够：

•了解不同的护理环境可能如何破坏 CIPS 安全有效地实施；

•描述物质和社交环境因素在医疗保健领域的良好沟通实践中的重要性，并能够在与群体、家庭和人群之间以及内部的沟通中识别每一个案例；

•了解偏见和"图式发展"的含义及它们与护理中语言使用的关系；

•理解多元文化对英国护理的 CIPS 产生的要求；

•识别制度性种族主义在英国护理实践中对沟通与人际交往的一些影响，以及医疗保健机构如何避免他们不接受可能是制度性种族主义的沟通方式；

•描述"个人主义谬误"的含义，因为它与英国护理中的 CIPS 实践有关。

一、引言

对于护理人员来说，理想的 CIPS 沟通环境应包括多学科和跨专业团队的协同合作，其中应涵盖不同的护理场景，而最重要的便是保证沟通的安全性。本章首先阐述了在各种不同的护理环境与人员构成中，CIPS 如何在多学科与跨专业的协同合作中发挥其不可或缺的作用。同时，本章将通过详细叙述一个在养老院内发生的性虐待案例，来帮助大家深刻理解特定护理环境中安全与沟通障碍之间的紧密联系。

接下来，本章将探讨环境要素是如何成为塑造有效沟通的关键因素。在社会环境的层面上，我们会深入讨论不同人群、团队及家庭内外部的交流特点，尤其是年轻人与老年人之间的沟通差异，并通过生动案例进行具体阐释。有观点认为，这种交流往往同时在意识和无意识层面发生，并且涉及权力的运用，以达成对某些群体的利益维护和对其他群体的不利影响。

此后，我们将引领大家探究偏见和"图式发展"这两个紧密关联的概念。这些概念（参见第 2 章）源自发展心理学的理论，结合语言使用的作用，对于理解在特定医疗照护环境下 CIPS 如何失效具有重要的指导意义。

我们还将围绕友谊、家庭及文化网络转变如何影响沟通、人际交往以及技巧发展展开讨论。通过对比英国多元文化社会对 CIPS 的要求与制度性种族主义在护理沟通中的影响，深化我们的理解。最后，本章将对人本主义心理学中出现的将 CIPS 局限于个体内部的错误观点进行批判。我们认为，这种所谓的"个人主义谬误"是幼稚的，并传递了对人类行为和交互过于乐观的看法。根据以上论述，我们强调在考虑 CIPS 时，应更加重视其在社会和环境背景中的复杂性。

二、多学科团队实践和跨专业合作

在同一团队内，若包含两个或更多专业子团队，则对有效沟通的需求尤为迫切。当环境变量介入此团队动态时，潜在的风险将显著增加。以下是一个近年来备受关注的案例研究，其内容可能令人感到不适。

案例研究：老年人沟通障碍与性虐待问题

2001 年 2 月 25 日，英国《卫报》（*The Guardian*）报道了一起发生在养老院的性虐待事件。1991 年，一名老年妇女突然停止服药，其家人原本以为这与她长期患有的阿尔茨海默病病情的恶化有关。然而，随后她表现出对曾经喜爱的女婿的恐惧，每次他来访时都显得异常害怕。家人误以为这是她的病情在急剧恶化。

直至养老院经营者因对院内老年妇女实施性侵犯而被捕，她的家人才开始意识到之前被忽略的一系列异常现象。但遗憾的是，此时老人已经离世。她的女儿认为，因当时家人不愿正视可能发生的问题，所以母亲未能被列为性侵犯案件的受害者。她进一步指出，许多在养老院遭受性虐待的妇女的家属都对此一无所知。

涉案的养老院经营者是一名 60 多岁的男子，于 1997 年被判处 4 年监禁。然而，统计数据和文化环境似乎显示，护理人员对老年人实施性虐待的问题仍然存在。

数年后，"反虐待老年人行动"网站和热线的负责人指出，在护理机构和养老院，对老年人实施性虐待的情况非常普遍。她表示，热线收到了大量来自担忧的家属和养老院员工的电话，描述了一些涉及极端性虐待的情况。因此，她认为实际发生的虐待事件数量可能远高于电话反映的数量。她强调，那些自卫能力较弱、与环境隔绝及身体和精神虚弱的个体更容易成为这种虐待的受害者。

她补充道，这种虐待更多与权力滥用有关，而非单纯的性问题。甚至在某些恋童癖网站的页面上，有人鼓励那些难以接触儿童的男性恋童癖者去养老院寻找工作机会。这一发现进一步揭示了性虐待问题的复杂性和严峻性。

参照"反虐待老年人行动"网站（2017 年）对"虐待老人"所下的定义，该行为是指"在存在信任与期望的关系中，发生的单次或多次不恰当举止，或是应有行动的缺失，致使老年人受到伤害或困扰"。在养老院环境中，虐待行为主要可归为以下五类：

• 身体虐待——涉及殴打、限制人身自由，或过量、错误用药等行为。

• 心理虐待——包括叫喊、谩骂、恐吓或羞辱老年人等言语或行为上的不当举止。

• 经济虐待——非法或未经同意擅自使用老年人的财产、金钱、养老金或其他贵重物品。

• 性虐待——在未取得老年人同意的情况下强迫其参与任何形式的性行为。

• 忽视虐待——剥夺老年人的基本生活需求，如食物、供暖、衣物、舒适的环境或必需的药物等。

活动 6.1　团队合作与调研

请组建一个网络调研小组，针对自20世纪90年代初至今的时段，探讨上述各类虐待行为在养老院中的普遍程度及其可能的变化趋势。

现有哪些保护措施用以保障弱势群体的权益？

温馨提示：本活动旨在帮助你培养批判性进行互联网搜索的技能。

三、团队合作

团队合作的概念在主流文献中屡见不鲜，其核心在于确保优质的团队协作能够改善患者的最终治疗结果。关于团队的构成（Katzenbach and Smith，1993）、阻碍团队协作有效性的因素和团队的发展历程（Tuckman，1965），以及团队成员角色分配（Belbin，1981）等相关描述，均可在现有资料中找到。然而，我们还需对实践中的团队进行深入的批判性思考，并考虑是否存在平行的团队试图在临床或管理层面实施领导（Edmonstone，2009，2014）。团队的文化氛围、组织发展状况及成员对领导和管理的看法，都会对团队绩效产生深远影响。这些因素同时决定了一个团队是一个真正意义上的协同作战的团队，还是仅仅是一个松散的群体。

团队的动力受到多种因素影响，与其他专业人士合作时可能会涉及诸如等级制度、性别差异及个体的"自我反思"——指导行动的内在声音（参见第9章）等问题。

有效的团队建设可能受到团队成员个体特征的影响。例如，跨专业合作可能面临的障碍在两个发展阶段尤为突出，而团队成员在团队中扮演的角色也可能成为合作的障碍，具体包括：

- 性别角色的刻板印象。
- 独立的专业教育背景。
- 独立的管理层。
- 商业文化、关怀文化与治愈文化的冲突。
- 沟通不畅。
- 地位差异。
- 缺乏非正式的交流。
- 价值观的分歧。
- 冲突处理不当。

帕特里克·兰西尼奥（Patrick Lencioni，2002）概述了一个团队中可能出现的五种功能失调行为，这些行为揭示了团队协作中的"阴暗面"：

1. 将个人利益、地位和自我利益置于团队成功之上。
2. 逃避责任，甚至鼓励同伴采取适得其反的行为，从而降低团队整体水平。
3. 假装支持集体决策，实则在整个组织中对工作安排模糊不清。
4. 追求表面的和谐，而非建设性的激烈辩论。
5. 不愿在团队中展露自己的脆弱一面。

帕特里克·兰西尼奥（2017）指出，团队协作中的关键点在于"让我们相互负责"（包括避免"推卸责任"或说"这不是我的工作／职责"）。缺乏这一点，即表明团队存在功能失调。这意味着我们需要保持充分的开放性，勇于追究同事的责任，不回避问题。只有做到这些，才能打造出真正高效的团队。

英国独立智库国王基金（The King's Fund）（Ham，2014）通过六个案例研究展示了有效的团队内部及团队间合作。他们认为，有效的团队协作是高质量护理的第五个文化指针。跨越等级制度(与检查和市场并行)是实现这一目标的关键。

为克服专业团队之间及团队内部的无效沟通、性别和等级制度问题，一种可行的方法是采用结构化的沟通流程，如 SBAR（Situation，Background，

Assessment, and Recommendation），即"情况、背景、评估和建议"。SBAR 被视为提高员工间沟通效率和增强患者安全感的有效工具（Brewer and Jenerette，2011；Drach-Zahavy and Nadid，2015）。实际上，结构化的交接可能对降低死亡率产生积极影响（Hudson et al.，2015）。标准化的方法有助于团队关注所需、所认可和所采取的措施，从而增强患者的安全感（NHS，2008）。

四、环境对沟通的影响

在第 3 章中，我们深入探讨了环境因素在熟练的人际交往中的重要性。简而言之，环境对于塑造有效沟通起着至关重要的作用。以老年人居住的医疗环境为例，这种特定场景既为工作人员与患者提供了沟通的契机，也带来了一定的限制。从极端情况下发生的性虐待案例中不难看出，在患者遭受严重剥削的情境下，工作人员与患者之间、患者与其亲属之间的沟通都可能遭受严重干扰。

在这种情况下，工作人员和部分患者家属可能会对患者进行有选择性的关注和否认，这可能导致患者的合法权益受到侵害而无人知晓或报告。同时，当某些事实与他们的利益发生冲突时，人们往往倾向于回避那些令人不安的真相。例如，养老院的护理人员可能不愿意揭露经营者对老人持续虐待的事实，他们担心公开讨论这一问题可能会导致他们失业，甚至在同事中受到排斥。虽然一些护士的非言语行为可能会无意识地透露出虐待的迹象，但有关这种虐待可能性的讨论常常被视为禁忌。

（一）物质环境

物质环境涵盖了物理环境与社会环境两个层面。在物理环境层面，建筑物的布局与形态既能为人际沟通提供良好的机会，也可能构成某种限制。努斯鲍姆等人（Nussbaum et al.，2000）指出：养老院的建筑设计能"调控"建筑内部个体的互动。例如，若养老院设计以中央护理站为核心，住宅区呈辐射状分布，那么不同区域的个体间建立联系将变得困难。因为接触距离是影响个体间互动的关键因素，而建筑设计往往决定了人们在物理与心理上的接近程度。

（二）社会环境

不同的团体、家庭及人群之间，其沟通风格、内容与方式均有所差异。致力于社会认同理论与自我归类理论研究的学者认为，当与群体规范相关的社会身份对群体成员具有意义时，群体规范便会影响个体行为（Hogg and Vaughan，2011）。简而言之，来自不同社会或专业群体的人会体验到"有效"的社会身份，因为他们认为自己与群体内其他成员具有相似或互补的身份。

社会身份与特定的态度、行为和沟通方式相对应，对于某些人来说，还与文化和种族紧密相连（参见第 7 章）。人们适应新环境的能力可能受到多种因素影响，包括个人图式的灵活性（参见第 2 章）、社会身份的重要性（可能导致对新群体产生敌对情感）、对新社会环境中语言的掌握程度（请参阅下文相关讨论）、年龄、安全感等。我们将在儿童、青少年与 CIPS 背景下综合考虑这些问题。

五、与儿童沟通

《正确的开始：儿童、青少年和产科服务的全国服务框架——医院标准》（*Getting the Right Start：The National Service Framework for Children，Young People and Maternity Services—Standards for Hospitals*，DH，2003）明确指出：

为确保儿童和青少年能够全面参与他们的护理过程，必须向他们提供准确、有效、及时、易于理解的信息。这些信息还需符合其发育阶段、伦理，并符合他们的文化背景。因此，我们应当开发并运用多种不同形式、媒介和语言的交流手段。

儿童在医疗环境中享有有效沟通的权利。实际上，联合国《儿童权利公约》（Convention on the Rights of the Child，UN，1989）着重强调：儿童有权被征询意见、被听取意见，并有权表达自己的观点和感受。沟通能够支持儿童护理工作的各个环节。因此，对于儿童和青少年来说，掌握有效的沟通技巧以建立专业的治疗关系至关重要，这已经成为家庭中心护理理论的重要组成部分。

与儿童进行有效沟通也是一项道德责任（Department for Children，Schools and Families，2004；UN，1989）。因此，在影响他们的护理过程中，儿童应被视为积极的合作伙伴。我们应当尊重他们的选择权，并赋予他们决策权（DH，2003）。当儿童被视为医疗护理中的积极合作伙伴时，他们对治疗方案的依从性将得到提高（Tates and Meeuwesen，2001）。这样一来，儿童的情绪将更加稳定，康复率也有望提升。

然而，与儿童的沟通往往是一个容易被忽视的环节（Levetown，2008）。一些医疗专业人士仍然认为儿童尚未具备理解和沟通能力，因此他们在治疗关系中的作用常被忽视（Tates and Meeuwesen，2001；Favretto and Zaltron，2013）。但事实上，非常年幼的孩子有时比他们的父母更能准确地提供关于自己健康状况的信息（Riley，2004），这直接反驳了上述观点。此外，忽视与儿童的沟通可能会让儿童感到被遗弃（Clarke et al.，2005）。儿童对医疗情况的理解能力的提高有助于他们更好地掌控自己的情况，同时他们对自身价值的认识也非常重要，因为他们的自尊心和自我价值感也会影响医疗结果（Prilleltensky et al.，2001）。

（一）沟通困难

在与儿童沟通时，您需要考虑他们的发育年龄与实际年龄。环境和情境因素同样会影响儿童的沟通能力，因为焦虑和陌生感都可能造成沟通上的障碍。许多儿童能够通过肢体语言和面部表情来感知交流，如果口头表达与非口头表达之间存在差异，就可能引发误解。因此，您需要注意自己的手势和面部表情，以免这些非语言信号干扰了沟通。

当与有沟通障碍的儿童互动时，寻求他们父母的协助来解释孩子的表达会非常有帮助。使用口译员和翻译人员既有优势，也可能带来挑战。专业翻译人员通常熟悉文化背景，可以在面对涉及文化禁忌的问题时缓解紧张局面。

莱维敦（Levetown，2008）提出了医生、父母和儿童之间沟通的三个关键要素：

1. 信息性：这是指医生所提供的健康信息的内容和质量。

2. 人际敏感度：这反映了医生在沟通过程中表现出的情感关怀，反映了他们对家长和儿童情绪及关切的关注与兴趣。

3. 合作关系建立：医生在多大程度上邀请家长（及儿童）表达他们的关切、观点和建议。

将这些要素应用于护理实践时，关键在于提供与儿童和家庭的认知能力相匹配的信息。因此，为了实现有效沟通，您必须具备评估儿童发展水平的能力。这是医疗保健专业人士相关行为的基础（Levetown，2008）。

人际敏感度和合作关系的建立能够满足患者和／或家长的情感需求。重要的是要确保儿童和家长感到被倾听，而不仅仅是被告知。这种被倾听的感觉是建立合作关系的重要组成部分（Levetown，2008），同时，建立合作关系对以家庭为中心的护理和共同决策至关重要。

（二）与不同年龄的儿童沟通

一项开创性研究表明，教授儿童如何与医疗专业人士进行沟通已被证实是行之有效的（Lewis et al.，1991）。这种教育方式让儿童更愿意在医疗护理中积极参与，从而在医院获得更佳的医疗体验。

婴儿期：0~12 个月

为了发展语言技能，婴儿需要在语言发展初期多接触语言。因此，护士与婴儿和幼儿交流时，应积极互动以激发他们的语言使用。此外，由于婴儿的视力仍在发育阶段，他们更需要看到与之交谈的人的面孔。因此，护士在与婴儿交流时，保持近距离的眼神接触至关重要。

同时，语调的运用也不容忽视，婴儿对高音和歌唱式的语调反应更为强烈。尽管婴儿主要通过面部表情和丰富的肢体语言进行沟通，但他们也会发出咕噜声、咕哝声和呼噜声来表达自己。在这些情况下，护士应在婴儿父母的协助下，尝试解读这些声音和动作的含义。与各个年龄段的儿童互动时，清晰描述并解释你的行为步骤是非常重要的。

幼儿期：1~3 岁

幼儿通过手势、简单的词句、表情、身体动作及积极的和消极的情绪来沟通。他们会随意地赋予词语意义，这就需要护士具备更多的耐心来理解他们的表达。同时，家长的参与对于帮助护士解释幼儿的意图也是非常有帮助的。然而，由于分离焦虑的影响，幼儿可能会将护士视为陌生人，因此建立信任是首要任务。在执行任何沟通程序之前，都应先进行详细的讨论和解释。

学龄前儿童：3~6 岁

学龄前儿童开始能够使用语法正确的完整句子进行表达。尽管他们可能难以按照正确的顺序描述事件，但到 6 岁时，这方面的能力会有显著提高。然而，他们仍然容易误解对话内容，且注意力持续时间较短。因此，护士在解释即将进行的沟通程序时，应充分调动孩子的所有感官，让孩子看到、闻到、尝到、听到并感觉到即将发生的事情，同时，要诚实地面对孩子可能感受到的不适或痛苦。

学龄儿童：6~12 岁

学龄儿童的说话方式与成年人相似。他们会提出更多的问题，能够生动地叙述过去的经历，并寻求更多的信息和解释来理解事物。与学龄前儿童相比，他们能够同时处理更多的信息。因此，护士应利用书籍和图片等工具来解释沟通程序。这个年龄段的儿童已经能够理解和接受详细的解释。然而，护士应避免以居高临下的态度询问儿童，而应以平等的态度与儿童进行交流。

（三）一些沟通技巧

在专心倾听的过程中，护士应当关注语言和非语言的信号，力求理解交谈的内容和背后的情感。然而，任何对父母或孩子想说的话进行臆测、评判，或使谈话偏离主题的行为，都可能妨碍这种专注的倾听。

适时地保持沉默可以鼓励父母深思并考虑其他可能的方案，给予他们充分的时间来表达自己的想法。但是，沉默不宜持续太久，否则可能引发不适感。

提问是澄清沟通中问题的有效方式。开放性问题能够让父母按照自己的方式回答，并有助于他们更深入地分享信息。然而，这样的对话有时也可能会偏离主题。因此，提问时应有明确的目的，避免过于宽泛。封闭性问题虽然有助于明确问题，但也可能让父母感到被催促，且具有一定的引导性。

（四）与患儿父母沟通

儿童护士不仅需要与孩子建立有效的沟通，还需要与其父母保持良好的沟通。若与父母之间的沟通不畅，将影响他们对孩子的病情的回忆，进而干扰治疗方案的顺利执行（Hallström and Runneson，2001）。父母渴望获得即时信息，即便这些信息可能令人不安（Perrin et al.，2000）。部分父母还期望从护士那里获得医疗决策建议，这可能会使护士陷入两难的境地。但最重要的是，父母希望自己的声音被倾听。他们渴望参与孩子的教育过程（Meeuwesen，2001），并希望了解孩子所接收到的所有医疗信息。然而，护士必须意识到，这有时可能与孩子的利益产生冲突，甚至可能妨碍他们的治疗和康复。为帮助孩子更好地理解自身状况，护士应赋予他们一定的掌控感。

活动 6.2　沟通

请组成一个讨论小组，针对以下情境进行深入探讨。

三岁的爱丽丝（Alice）正经历呼吸困难，表现为呼吸急促的迹象。她明显感到不适，而她的生命体征虽在正常范围内，但呼吸频率高达每分钟 24 次。她的手脚冰凉且显得苍白。面对孩子的这种状况，爱丽丝的母亲情绪崩溃，泪流满面。而爱丽丝的父亲则极为愤怒，他指责你没有及时采取措施救助爱丽丝，对你所做的一切表示质疑。

- 在这种情境下，与患者及其父母沟通的主要目标是什么？
- 与患者及其父母沟通时可能遇到哪些困难？
- 如果在没有父母在场的情况下进行沟通，是否有助于解决问题？
- 你打算如何有效地进行这次沟通？

温馨提示：这个练习旨在帮助你思考在医疗保健环境中与儿童及其家长沟通时可能遇到的各种复杂情况。

六、与青少年沟通

一名合格的护士，无论是否选择专门从事儿科护理工作，在临床实践中都不可避免地会与青少年接触。因此，具备与他们有效沟通的能力显得尤为重要。

活动 6.3　团队合作与反思

在进行下一步阅读之前，请与小组成员一起探讨你们对青少年的态度（或许你们自己就是其中一员）。请分析与年龄相关的观点表达方式。

通常，12~18 岁的年轻人被视为一个统一的社会群体，被称为"青少年"或"少年"。然而，在社会和流行文化中，这个阶段往往被描绘得充满恐惧或病态。尽管如此，因为这是每个人成长道路上必经的阶段，护士需要深入了解患者在这一阶段所面临的生理和心理挑战。这些挑战可能是影响个体沟通方式和发展的重要因素。首先值得一提的是，并非所有学者都将这一过渡时期视为一个客观固定的概念。瑟洛（Thurlow，2005）认为，青少年的概念更多的是一种社会和经济结构，而不仅仅是由年龄或生理变化所决定的。此外，将年轻人归类为单一同质群体（如"青少年"）往往是成年人强加给他们的做法。例如，威廉姆斯和盖瑞特（Williams and Garrett，2005）指出，年轻人可能至少部分地认同自己属于一个群体，原因是他们经常被成年人以群体的方式对待，与同龄人的交往也经常被成年人误解或限制。

尽管年轻人间的交往及其产生的同辈压力往往被视为消极影响，有可能引发诸如加入不良团伙、饮食失调等不良后果，但他们的社交网络也可能成为帮助他们应对青春期挑战的有力支撑（Drury，2015）。有研究显示（Fortman，2003），青少年通常认为与同龄人沟通较与成年人沟通更为顺畅。此种情绪的不满，在一定程度上源于他们认为成年人难以真正理解自己，这或许便是青少年倾向于回避与成年人沟通的原因。

福特曼（Fortman）提出，从群体关系的视角去审视青少年的沟通与行为，或许比单纯聚焦个体的沟通方式更有裨益。在探讨青少年与权威成年人间的沟通问题时，德鲁里（Drury，2003）强调，两者间在沟通技巧上的对立可能陷入恶性循环。成年人或许认为青少年沟通意愿及能力均显不足，而青少年则可能抱怨成年人缺乏尊重，致使沟通难以进行。然而，单纯强调提升青少年的沟通技巧，或许会掩盖成年人在沟通中可能存在的不足。因此，德鲁里（2003）总结道，任何旨在增强青少年沟通能力的举措，都应在考虑群体间的不平等关系或更广泛的社会背景下来推进。

（一）与青少年沟通面临的挑战

沟通问题与青少年如何与医疗专业人士进行互动紧密相连，因此，护士和其他医疗工作者必须思考如何与这一特定群体有效沟通。如果沟通不畅，青少年可能不会遵循专业人士的建议，从而降低医疗干预的效果；更严重的是，如果他们感到自己的需求未被考虑或理解，甚至可能会完全避免与医疗服务机构接触。雷特（Wrate，1992）的研究揭示，即便青少年自认为拥有良好的人际交往能力，一旦他们展现出抑郁或敌对的情绪，都将深刻影响与他们的沟通方式。医生也常发现，当青少年显得闷闷不乐或充满敌意时，这种情绪会反过来影响医生与患者的互动，不论医生自认为沟通技巧有多高超。

人们常有一种刻板印象，认为青少年不擅长沟通（许多青少年的父母在与孩子交谈时，可能都经历过孩子用单音节词、耸耸肩或者一句"随便"来回应对话）。然而，造成这种沟通障碍的原因远比青少年仅仅使用简短的词语回应要复杂。例如，德鲁里等人（Drury et al.，1998）的研究发现，当青少年表示与父母沟通困难时，往往是因为缺乏共同语言或不愿伤害父母的情感。在探讨青少年与他们的雇主的沟通难题时，缺乏表达的勇气被视为一个更常见的因素。

因此，当在医院遇到不愿沟通的青少年时，我们不应简单归咎于典型的青少年行为，相反，应深入探究这种不愿意沟通的根本原因，并尝试改善沟通状况，才是更为有益的做法。例如，被送入急诊室的青少年可能会感到害怕、迷茫、疼痛，甚至对急诊室的环境产生抵触（特别是当他们由焦虑的父母陪同而来时）。因此，认识到青少年可能面临的困扰，并制定相应的策略，以帮助他们应对恐惧和不确定性，将有助于促进有效沟通。若亲子间的紧张关系加剧了沟通问题，为青少年提供一个父母不在场的交流空间也可能是非常有益的（但请注意，这通常需要护士具备同样良好的沟通技巧，以便在要求单独沟通时能与父母顺利交流）。

对于成年人来说，青少年所使用的语言或许如同一门难以解读的外语。他们惯用的短语、俚语在我们听来可能显得古怪，甚至偶尔带有冒犯之意。因此，护士在与青少年交流时，需学会区分两种语言情境：一是青少年在社交中自然使用、或许并未完全理解其深层含义的语言；二是他们为表达偏见或有意压迫他人而采用的言辞。面对这两种情况，护士都应作出恰当的反应。青少年创造独特的交流方式，甚至全新语言的现象，背后的原因众多。但福特曼（2003）指出，他们往往通过与他人的口头互动来塑造自我身份。这种行为可以被看作一种策略，旨在与成年人区别开来，从而保持群体内部的认同感。这一观点与社会心理学中泰弗尔（Tajfel，1982）的社会认同理论和特纳等人（Turner et al.，1987）的自我归类理论相吻合，即人们通过将自己划归为与自身认同相似的群体，来寻求积极的自我价值。

在你准备深入学习最新的青少年俚语之前，有一点需要特别注意：尽管护士能够理解并与青少年有效沟通是极其宝贵的，但也必须意识到，青少年可能会对成年人使用"青少年语言"产生抵触情绪。这背后的原因之一是，青少年通过这些独特的语言将自己与成年人区分开来，从而获得积极的群体独特性。正如泰弗尔（1982）所预测的，成年人若试图挪用他们的术语，可能会削弱这种独特性。

（二）文化意识

由于沟通在很大程度上是非言语的，因此与青少年交流并不仅限于理解他们可能使用的语言。事实上，青少年可能会借助各种文化方式来与他人进行沟通。目前，在英国存在多种青少年亚文化（如哥特、情绪、重金属、锐舞、滑板等），每一种亚文化都有其独特的服饰风格和行为准则，这些因素都可能影响他们与成年人的交往和沟通方式。护理人员在面对这些不同的文化表达时，无论年轻人的穿着打扮或身体装饰多么与众不同，甚至令人难以理解，都应保持一种开放和非评判的态度与他们进行交流。

这些亚文化有时可能是青少年寻求医疗服务的原因之一，但这并不应成为沟通的障碍。例如，杨等人（Young et al.，2006）的研究发现，在苏格兰中部的青少年中，认同哥特亚文化与其蓄意自残和自杀意向存在强烈相关性。因此，在面对这些可能表现出明显自残行为的青少年时，护士需要保持敏感性和非评判的态度。

若您与青少年拥有共同的社会或文化兴趣，您会发现这是与他们建立初步联系的有效途径，并有助于建立信任和治疗关系。然而，您也必须明确保持恰当的职业界限的重要性，以确保为那些有时易受影响或脆弱的服务对象树立合适的榜样，同时避免使自己、他们或您的同事陷入尴尬境地。例如，较为年轻的取得职业资格的工作人员和护理专业学生可能更容易与青少年产生共鸣，他们可能会被认为比年长或资深的工作人员更和蔼，因此也更容易受到操纵。

案例研究：一个假设情景

薇姬（Vicky）是一名22岁的刚取得职业资格的护士，她自认为是哥特亚文化的一员。她刚刚在一家医院的住院部门获得一份工作，负责照顾年龄在12～18岁的年轻人。她在面试中表现出色，但部门经理提醒她，在与易受伤害的患者一起工作时，她需要以身作则，展现出合适的职业形象。这意味着在值班时，她需要穿着得体，并为了自身安全移除面部的穿刺装饰。薇姬在15岁或16岁时曾有过自残行为，她用刀划伤了自己的手臂，以应对在学校遭受欺凌后陷入的抑郁情绪（尽管自那以后她再也没有伤害过自己）。她认为，通过分享这些经历，可以帮助某些难以接触的患者建立共鸣，并作为治疗的一种手段。为此，她可以在与患者的一对一交流中透露自己的这段经历。然而，她已被明确告知需要在这个问题上保持审慎，并意识到维持恰当的专业界限的必要性。因此，她同意在工作时遮盖手臂上的伤痕，但如果认为合适，她可以在与患者的私下交流中展示这些伤痕。

请思考采取这种方法可能带来的好处及薇姬在与患者和其他同事交流时可能面临的挑战。

（三）通过技术进行沟通

探讨青少年所使用的沟通技术及这些技术对护理实践的影响是十分有必要的。随着信息技术设备和社交媒体在青少年中的迅猛普及，家长们可能会有一种观念，认为如果自己的孩子不利用最新的流行设备与同龄人保持沟通，就无法适应现代生活。因此，护理实践也必须紧跟这些通信技术的发展步伐。事实上，目前大多数临床环境都已制定了关于住院期间使用手机的相关规定（NHS，2009）。在某些针对儿童和青少年的心理健康服务机构的住院环境中，可能会允许患者随身携带手机。因为这对于他们与外界保持联系、减少孤独感和缓解思乡之情可能是一个有效的方法。然而，工作人员如果对手机使用可能引发的安全问题存在担忧，他们也有权调整手机使用的管理规定。例如，青少年在刚入院时，为了融入新的社交群体，通常会相互交换电话号码。但不幸的是，同龄人之间的互动有时也会带来人际关系的问题。当青少年的友谊出现裂痕时，可能会通过短信实施霸凌行为。

（四）信息披露

作为一名护士，你常常需要在青少年脱离熟悉环境的情况下与他们交流，这可能会使他们感到迷茫和不安。然而，这也提供了一个宝贵的机会，让他们能在摆脱"青少年"社会行为规范的束缚下，与你坦诚对话。这意味着他们有可能向你吐露心声，而那些心声可能是他们觉得无法向父母、老师或生活中的其他重要成年人倾诉的。因此，青少年有可能会向你透露关于他们自己或其他处于危险境地的人的信息。你必须明确，你有法律义务上报任何可能涉及安全问题的信息。在这样一个既需要建立信任又需要承担责任的角色中，如果患者要求你对他们透露的信息保密（特别是当她或他未满 16 岁或存在其他能力问题时），你应避免作出可能无法兑现的承诺，这一点至关重要。

综上，与青少年沟通有时会让人觉得是一项艰巨且吃力不讨好的任务，成年人往往会担心自己的言辞是否得当。然而，与青少年的沟通其实并不需要如此神秘或令人惶恐，有时甚至能带来深刻的启迪。关键在于能够理解他们的需求和担忧，同时花时间去思考他们在与你互动时可能持有的观点。在与他们相处时，保持一种轻松幽默的态度，避免过于严肃，总是有益的。

七、塑造社会身份的竞争性叙述

如上所述，个体的身份认同是基于社会认同和自我归类原则构建的。因此，在临床护理环境中，人际沟通可能会受到护理人员与患者之间文化差异的影响，这些差异可能以一些隐性的方式存在，围绕着那些被视为理所当然但通常不公开表达的行为和观念。格兰特等人（Grant et al., 2015a）在叙事研究的基础上探讨了精神卫生工作人员和患者如何以相互对立的方式来叙述同一事件，并基于不同的叙述来解释双方的动机和经历。这些研究者指出，精神卫生工作人员往往倾向于将自己对事件的解释视为真相，从而边缘化甚至否定患者对他们的痛苦和受虐经历的解释。这种"文化中心主义"的倾向在年轻护士与老年患者之间的关系中也得到了体现。

年轻护士和老年患者之间的沟通

本章后续部分将讨论护士与患者之间基于群体差异的人际沟通问题。在此之前，我们可以思考年轻人与老年人之间在语言表达和整体沟通方式上的差异，这种差异往往是显著的。年轻护士可能会认为自己的说话方式和着装是正确且得体的，无须过多解释，而没有充分考虑到这些行为对患者可能产生的影响。尽管他们可能觉得自己提供了高质量的护理服务，但他们可能没有意识到自己的着装和谈话风格可能会让患者感到被排斥和不尊重。正如第 7 章所述，护理实践的社会环境沟通背景至关重要，因为不加思考的着装和行为规范很容易导致伦理和专业上的违规行为。

另一个明显的例子是护士在使用所谓的"婴儿语"时未能充分关注人与情境的关系。20 多年前，瑞恩和汉密尔顿（Ryan and Hamilton, 1994）研究了护士与养老院老年居民的沟通方式。他们发现，一些护士在与老年患者交流时使用"婴儿语"，并伴随特定的语调和类似父母对孩子的说话方式，这显示出对患者的不尊重。使用"婴儿语"的护士和志愿者被认为不如他们的同行能干，因此老年患者在这种情况下的沟通满意度较低是可以理解的。

　　婴儿语的使用和不得体的着装引发了一些值得深思的问题，包括护士在内的许多医疗保健工作者可能对自己、世界和其他人的文化及与之相关的权力关系持有理所当然的看法。这些问题提醒我们需要警惕这些设定是如何形成的，并认识到，在当今护理工作要求更具敏感性的背景下，这些假设可能会带来妥协或更为严重的问题。例如，护士在与新兴群体（如跨性别群体）互动时，需要更加关注这些群体如何挑战传统的规范性假设（这一内容将在下一章进一步探讨）。这些群体正在逐步获得信心，挑战社会对他们施加的限制，而护理人员也应当对这一变化保持敏感并加以适应。

八、偏见和图式发展

　　从认知发展的角度看，我们并非生来就具备理解世界、理解他人或自我的心理地图或模板。这些能力通常是随着时间逐渐形成的，尤其是在童年时期，它们是我们与重要他人（特别是父母）在世界中互动的结果。这些能力被描述为图式或核心信念（Grant et al., 2008, 2010），在我们与他人的沟通中，以及在不断变化的生活环境和情境里，这些图式或核心信念对我们认识自我至关重要。

　　对于那些有幸在相对良好的养育环境中成长的人，他们会发展出一些图式（参见第2章），使他们能够在这个世界上相对成功地与他人和自己相处。然而，相应地，如果早年经历了虐待，许多人在成长过程中会形成一种核心意识，认为自己"没有价值""不好""没有用"或类似的自我贬低，这可能会导致一生的人际关系和自我意识出现问题。

研究和实践总结：图式作为"自我偏见"

帕德斯基（Padesky，1991）在她帮助上述人群的开创性工作中解释了她是如何帮助寻求心理治疗的患者认识到，他们深信不疑的负面图式实际上是一种"自我偏见"。她引导患者回想生活中深受偏见的人，这种偏见可能是针对某些群体的，如因为他们的宗教信仰或性取向。接着，她通过对话帮助患者审视此类偏见可能是如何通过选择性信息处理来维持的。这种选择性处理可能表现为只关注能够证明该偏见"正确性"的信息，而忽视或排除那些与之相悖的证据。然后，她让患者思考他们自己根深蒂固的负面图式与他们讨论的持有偏见的人和受到偏见的人之间的相似之处。

用帕德斯基的话来说，无论是针对自己的偏见还是针对社会群体的偏见，都是根深蒂固的。而讽刺的是，持有偏见的人往往并不将其视为偏见。相反，他们认为这是正确和恰当的，是对世界本来面目的常识性反映，而非对现实的歪曲或偏执的观点。为了使人们开始摆脱偏见，他们必须质疑这些偏见，并将其视为偶然的（取决于他们在成长过程中的事件和情境），而非绝对的事实。

（一）护理和主流文化信仰

在现阶段，对我们持有的以文化为中心的信念及对生活世界的假设进行一番审视，可能会有所助益。因为这些信念和假设往往被视为理所当然，而非潜在的或实际的问题。帕菲特（Parfitt，1998）指出，大多数护理服务都是从护士的价值观出发的，因此可能受到护士的主流文化信仰的影响。

纳拉亚纳萨米和怀特（Narayanasamy and White，2005）则表达了这样的观点：具有讽刺意味的是，绝大多数本土的医疗保健工作者很少甚至从未思考过自己的价值观和文化信仰是什么，以及这些价值观、信仰和文化传统是如何形成的。然而，他们却常常以无知和傲慢的态度，认为自己的"英式"文化才是正确的，自然而然地优于其他所有"未开化或不成熟"的文化。遗憾的是，这种态度很容易导致与非盎格鲁或非"英国"文化的患者/客户发生冲突。这种消极的紧张关系或文化冲突若不能及时化解，最终将破坏患者与护士之间的治疗关系，从而影响护理质量。

帕德斯基以及其他认知心理疗法领域的作家（Hayes and Smith，2005；Grant et al.，2008，2010）认为，偏见和其他形式根深蒂固的信仰是通过人们的言语与相关行为来维持的。这些言语与行为为偏见和信仰赋予了形式和实质。因此，有两种有趣的世界观值得我们深思：其一，世界基本上是独立于语言存在的，我们只是用语言来描述它；其二，世界实际上是通过语言塑造、赋予形式、内容和现实感的。

理论摘要：萨丕尔—沃尔夫假说

（Sapir-Whorf hypothesis）

爱德华·萨丕尔（Edward Sapir，1983）及其学生本杰明·沃尔夫（Benjamin Whof，1956）提出了语言决定人的行为和思维方式的观点。他们认为，语言和思想是紧密相连的，所有人都受到语言的制约。简而言之，人类在某种程度上是思想的囚徒，受到词语的束缚而无法自由思考。

乔治·奥威尔（George Orwell）的小说《1984》（1984）便体现了这一观点。小说中描述了一种名为"新语"的语言的使用，这种语言旨在改变人们对政府的看法。他们通过赋予人们新的词语来控制他们的思想。由于无法想象词语未涵盖的事物，人们变成了言语的僵尸，被语言的枷锁所禁锢和麻木。萨丕尔和沃尔夫创造了"语言决定论"这个术语，以表达思想和创造力受到词语限制的概念。如果人们确实无法超越其语言的限制来思考，那么不同语言使用者将拥有不同的世界观。

与萨丕尔和沃尔夫的语言决定论相辅相成的观点是"语言相对论"，即不同语言反映了不同文化背景下的不同观点。从这个角度看，一个关键问题是：如果人们的世界观和行为受其语言结构影响，而不同文化使用不同的语言，那么在现代社会中，跨文化沟通和理解会面临哪些挑战？

萨丕尔—沃尔夫假说指出，概念上的完全无障碍交流似乎不太可能实现。显然，特定语言的词语会强调文化中的特定事物、物体、事件和经验。例如，在一个崇敬马的社会中，会有许多与马有关的词语，因为这个社会的人经常谈论马。同样地，因纽特人有很多表示雪的词语，北美人有很多关于汽车的词语，挪威人则有很多关于鱼的词语。这并不意味着其他文化的人无法理解这些特定词语所描述的事物。然而，他们可能会从自己特定文化的角度来解读这些物品的含义。

萨丕尔—沃尔夫假说的批评者认为，如果英语限制了我们的思维自由，那么作为英语使用者，我们都将陷入相同的认知路径。但事实上，来自不同文化和种族背景的人将英语作为主要语言时，甚至在兄弟姐妹和近亲之间，对某些词语及其含义的理解也会有所不同。这受家庭环境、个人兴趣、朋友和老师等多种因素的影响，也可能受年龄和代际差异的影响。如果我们完全受到语言的限制，那么生活在同一家庭中，具有相同基因构成和说相同语言的两个人在处理问题、事物、人和事件时应该有相同的思考方式和谈话方式。

但显然并非如此。尽管如此，思考和讨论萨丕尔—沃尔夫假说的开创性贡献对于当今世界全球化、沟通和文化教育仍然具有重要意义。

倘若萨丕尔—沃尔夫假说仍具有一定的实用性，那么我们在理解和塑造自身世界观的过程中，必然会在某种程度上受到语言的"桎梏"。这一影响对于来自不同文化背景，包括民族、种族、性取向和宗教信仰的护理人员而言，尤为显著。举例来说，在医疗保健与沟通层面，某些文化群体习以为常的事物，对于另一群体而言可能显得陌生甚至匪夷所思。因此，护士在进行跨文化沟通时必须慎之又慎，以免因轻率的文化假设而造成误解。例如，护士若仅凭文化刻板印象与患者交流，自以为能立刻引起共鸣，实则可能触犯患者的文化禁忌，被视为冒昧甚至冒犯之举。

（二）变化的友情、家庭和文化网络

如霍格和沃恩（Hogg and Vaughan，2011）所述，基于社会认同理论和自我归类理论，个体的社会认同是相对于其所属的主要参考群体（如家庭、朋友或同事）而形成的。在一生中，个体可能会经历一次或多次主要参考群体的转变，进而形成与原始参考群体不同，甚至相悖的认同感、价值观和沟通方式。

这种转变在某些情况下可能表现得较为极端。例如，20 世纪 60 年代的"花之力"和"迷幻文化"运动。而十年后，朋克和无政府主义朋克运动兴起，部分原因是为了反抗与迷幻运动相关的音乐、风格、态度和沟通方式。近年来，又出现了垃圾摇滚和哥特运动等。这些与青年、音乐和风格相关的运动被称为"亚文化"，它们与主流文化相对立或背道而驰，同时以创新的方式利用主流文化中的元素、材料和主题来产生新的文化意义（Hebdidge，1979）。

在英国，除了这些亚文化和反主流文化，还有不断变化的人口结构和多样化的健康需求，如难民群体。他们在不断变化的社会环境（如家庭结构和社交网络）

中流动，仅从种族差异来看，这就形成了一幅丰富而复杂的多元文化图景。对于护士而言，这需要具备娴熟的人际沟通能力和相关的文化意识来应对。

（三）制度性种族主义

当前，英国正面临种族仇恨犯罪的增多，这一现象在英国脱欧后尤为明显。在医疗保健组织层面，对于来自不同种族群体的个体，无论是出于根深蒂固的偏见、知识的匮乏，还是单纯的疏忽大意，所表现出的不敏感行为，往往都会加剧业已存在的制度性种族主义问题。

案例研究：制度性种族主义

《麦克弗森报告》（*Macpherson Report*，1999）揭示，英国众多公共机构均存在制度性种族主义问题。其定义如下：

当一个组织因其成员的肤色、文化或种族背景而无法为他们提供充分且专业的服务时，即被认定为制度性种族主义。这种制度性种族主义可通过一系列过程、态度和行为得以体现或察觉。这些过程、态度和行为，由于潜意识的偏见、知识的匮乏、疏忽大意及种族主义的刻板印象，构成了歧视行为，从而使少数族裔处于不利地位。

（Macpherson of Cluny，1999）

（四）心理健康体系中的再创伤

简而言之，"再创伤"一词就是再次经历与过去相似的创伤事件。现实中的某些情境触发了与过往创伤相关的情感、生理及行为反应，甚至引发深度的无助感，而这些反应往往超出受创伤者的意识控制。从批判性心理健康的视角审视，国际心理健康体系的基础运作原则倾向于强制与控制，因此，制度化的心理健康治疗往往可能带来再次的创伤体验（Grant et al.，2015a）。斯威尼等人（Sweeney et al.，2016）提出，心理健康服务在某种程度上体现了制度性种族主义。这是因为它们往往将个体对种族歧视的理解视为一种自我保护机制，进而将其重新解读为个人病理表现。这种做法无疑加剧了种族群体和民族群体所承受的历史与文化创伤。

　　那么，面对这些指责，机构通常会如何回应呢？精神分析学家西格蒙德·弗洛伊德（Sigmund Freud）的理论为我们提供了一个视角。摩根（Morgan，2006）认为，从集体工作者的心态出发，组织会像个人一样，采取无意识的自我保护措施来规避责任。表 6.1 详细阐述了制度性种族主义与人际沟通障碍之间的这种微妙关系。

表 6.1　组织防御机制（改编自 Grant et al.，2004）

防御机制	防御机制定义	潜在的沟通困难
压抑	将不可接受的想法和冲动推入无意识中	组织对机构内的虐待和沟通忽视视而不见，将其压入组织无意识中
否认	拒绝承认令人不安的事实、感觉或记忆	公开宣扬跨文化主义，但仍保持制度化的种族主义沟通方式，并在组织层面拒绝承认这一点
替代	将被某人激起的令人不安的情感转移到更安全的目标上	声称"我们没有责任展示文化敏感的沟通方式，因为我们没有接受过相关培训"
合理化	创建复杂或不令人信服的正当化计划，以掩盖底层动机和意图	"我们的组织没有种族主义。护士与少数族裔患者群体之间的沟通困难是由我们无法控制的情况造成的，包括这些患者群体未能充分适应所提供的护理"
回归	采用在童年时期找到令人满意和有效的行为模式，以减少对不适的需求的影响	通过回避或冷漠对待少数族裔患者，使其感受到被排斥
分裂和理想化	片面地看待经验，将情况夸大其好的一面，以避免面对负面现实	"我们在许多护理领域都是卓越的，这一点已经得到了许多患者的反馈和当地媒体的文章的承认"

根据摩根（2006）的观点，组织的防御机制是在无意识层面运作的。在医疗保健组织中，这种现象尤为明显。这些组织往往通过一种"沉默与心照不宣"的社会化过程，使其成员在价值观和行为方式上与组织保持高度一致。因此，护士在培训过程中所持有的理想主义观念，可能会很快被机构的沟通风格所同化。

九、个人主义的谬误

一个难以回避且必须正视的问题是，护理中推广 CIPS 的主流方法究竟在多大程度上植根于文化价值观，并以文化为中心。本书前文已对护理人际交往中普遍依赖的咨询模式提出了批评。从文化中心主义视角出发，罗杰斯学派及相关人本主义对护理领域人际沟通技巧的影响，似乎背离了理所当然的个人主义假设。

从个人主义的角度来看，患者和护士都具备与生俱来的心理能力，能够自主找到解决问题的方法，而不受文化、组织、社会或物质等制约因素的影响。这些因素虽然可能是问题的根源，并使问题持续存在，但个人主义假设认为人们可以超越它们。这一假设在某些心理治疗方法中有着深厚的传统，但在批判性心理学立场上却饱受争议（Smail，2011）。它挑战了那种认为人们可以仅凭自身努力就能以某种方式超越或有效对抗这些制约因素的简单想法（Grant and Leigh-Phippard，2014）。

与对个人主义的批评紧密相连的是，环境、组织及文化话语（即世界观）对护士之间、护士与其他医疗人员之间，以及护士与患者之间的交往内容和方式产生了深远的影响，并施加了相应的限制。这与萨丕尔—沃尔夫假说相契合，话语理论进一步指出，我们每个人在表达时都不可避免地受到特定话语立场的左右（Speed，2011）。简而言之，无论我们是在专业领域还是在其他领域进行交流和建立联系，所使用的语言和行动都深受在进入这些领域前就已形成的文化意义的影响。

　　尽管个人主义立场存在这些问题，但护理 CIPS 的某些人本主义心理学观点（Whitton，2003），特别是罗杰斯咨询法（Rogers，2002），仍然描绘出一种简单、幼稚且过度乐观的人际互动图景。这一图景忽略了文化和组织环境对人类互动产生的实质性影响，仿佛这些互动是在真空中进行的。

　　图 6.1 所展示的人际互动图景，既与护士和患者在多元文化和组织环境中的实际互动情况形成了鲜明对比，也掩盖了一个更为复杂的现实，即这些文化和组织环境对于以"护理中的沟通与人际交往技巧"为名的言行具有塑造和限制的能力（图 6.2）。

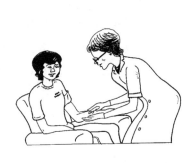
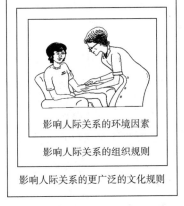

影响人际关系的环境因素

影响人际关系的组织规则

影响人际关系的更广泛的文化规则

图 6.1　人际互动的简单图景　　图 6.2　人际互动的复杂图景

个人主义 / 咨询式的熟练沟通模式

　　通过将良好 CIPS 的责任全部推给护士，组织能够"回避"上述那些破坏良好沟通的环境因素。在地方文化层面，之前提及的由组织社会化所塑造的不成文规定也会对沟通方式产生影响（Morgan，2006）。这些规定往往在无形中形成，进而影响不同的专业群体之间、医护工作者（包括护士）和患者之间的沟通频率与沟通质量。

　　工作场所若是以任务为导向，而非以患者为中心的文化氛围，这将催生"我 - 它"的关系模式，而非"我 - 你"的关系模式（Buber，1958）。在更为广泛的文化层面，制度性种族主义和性别歧视、文化能力不足，以及由此产生的偏见，都可能对护士与患者之间的人际沟通质量和数量造成负面影响。但令人遗憾的是，这些问题尚未得到充分的认识，有时甚至遭到否认。

本章小结

不同的护理环境可能会对安全和有效的 CIPS 实践造成干扰。在医疗保健领域，无论是物理环境因素还是社会环境因素，都对良好的沟通实践至关重要，这涉及不同群体之间、家庭成员之间、年轻人与老年人之间的沟通。要理解护理中不良 CIPS 的实例，了解"偏见"和"图式发展"及它们与语言使用之间的联系是非常关键的。制度性种族主义已经对英国护理实践中的 CIPS 产生了不良影响。

医疗保健组织有多种策略来进行自我保护，避免承认自身可能存在制度性种族主义。在英国的护理 CIPS 实践中，"个人主义谬误"掩盖了环境、组织和更广泛文化因素对此类护理所产生的重大影响。

延伸阅读

McDougall，T（2006）*Child and Adolescent Mental Health Nursing*. Oxford：Blackwell.

Rutter，M，Bishop，D，Pine，D，Scott，S，Stevenson，J，Taylor，E and Thapar，A（eds）（2010）*Rutter's Child and Adolesecent Psychiatry*，5th edn.Oxford：Wiley-Blackwell.

这两本是对儿童和青少年工作有用的读物。

Cioffi，J（2006）Culturally diverse patient–nurse interactions on acute care wards. *International Journal of Nursing Practice*，12（6）：319-325.

Leininger，M（1997）Transcultural nursing research to nursing education and practice：40 years. *Image Journal of Nursing Scholarship*，29（4）：341-347.

马德林·雷宁格进行的针对一百种特定文化的研究。

Harwood，J（2007）*Understanding Communication and Aging：Developing knowledge and awareness*.Thousand Oaks，CA：Sage Publications，Inc

通过参考这些出版物，您将更加熟悉有关跨文化护理实践及与老年患者之间的沟通。

第7章
文化多样性背景下的沟通与人际交往技巧

译者：赵秀娟

基于英国护理和助产士委员会（NMC）注册护士的能力标准，本章将涉及以下宗旨和能力：

宗旨 1：成为负责任的专业人士

在注册时，注册护士将能够：

1.13 与患者、患者家属、护理人员和同事之间发展、管理和保持适当关系所需的技巧和能力。

1.14 始终提供和促进非歧视性、以患者为中心且富有同理心的照护，能够考虑到患者个人的价值观和信仰、不同的背景、文化特征、语言要求、需求和偏好，并考虑到任何调整的需要。

宗旨 3：评估需求和规划护理

在注册时，注册护士将能够：

3.15 掌握与患者、患者家属和护理人员合作的能力，以持续监控、评估和重新评估所有商定的护理计划和护理的有效性，分享决策和重新调整商定的目标，记录所取得的进展和作出的决定。

宗旨 4：提供和评估护理

在注册时，注册护士将能够：

4.4 与人们合作，鼓励共同决策，以支持个人、他的家人和护理人员在适当的时候调整护理方案。

本章目标

通过本章学习，你将能够：

• 从不同的角度理解多样性；

• 考虑其中的文化和个人的需求和多样性；

• 认识到护理必须是尊重和反歧视的；

• 理解对公平和公正的需要；

• 探讨在医疗保健环境中与不同群体沟通时存在的伦理和道德问题。

一、引言

在多元文化、种族、社会、性取向、性别、宗教等多种形态交织的当今社会，文化的丰富多彩为我们的世界增添了无尽的魅力。本章将着重探讨如何与来自不同文化背景的人进行有效的人际沟通，以及这种沟通所涉及的人际关系与伦理背景。

本章首先对文化进行探索，深入思考在护理工作中所遇到的各种文化现象，同时研究社会的不同群体与身份间的差异及其范畴。我们将对一些关键领域进行深入研究，以便更全面地理解多元文化中的差异性（即人与人之间的不同），以及潜在的歧视风险。我们的目标是消除那些与歧视性做法相关的、可能对医疗服务使用者的生活产生严重不良影响的行为模式。

在多元文化护理的背景下，本章将探讨一系列核心议题，包括文化意识、文化适应力以及跨文化护理等。当审视社会中不同群体在权力、影响力和机会上的分配不均等现象时，我们会重点讨论种族、性别、性取向、年龄及残疾等因素所扮演的角色。

最后，本章将对沟通与个人互动的伦理和道德后果进行深入探讨。

二、文化的多样性与差异

在任何社会中，与主流文化不同的个体或群体往往容易受到不公平的待遇。文化是一个复杂且多面的社会现象，它深刻影响着我们的生活方式。为了与来自不同文化背景的患者实现有效的沟通，护士需要深入理解社会结构与标准是如何影响各种社会价值观和行为模式的。这种理解能够帮助护士在面对不熟悉的行为和态度时保持尊重和中立，而不是轻易地贬低或忽视。在实践中，这意味着护士需要采用适当、符合文化背景且易于接受的方式与患者及其亲友进行互动。

（一）定义文化

让我们来探讨一下"文化"这一概念及其所蕴含的深层含义。通常，"文化"一词被用于描述一个基于共同民族起源的庞大社会群体，但同样可以用来指代一群拥有特定共同身份认同的人所展现出的行为模式和价值观。此外，该术语还可以指一个地区性群体，即通过特定地理区域内的活动、传统和语言来体现一种集体的存在意识。在更为狭义的层面上，特别是在医疗保健工作环境中，组织文化则体现为一套关于"在这里工作的方式"的共同价值观和预设观念。

文化，作为一种历经世代传承的现象，代表通过时间沉淀而形成的一套习得的价值观、预设观念和行为习惯。一般来说，这些元素为文化成员提供了一种与社区内其他成员之间持续且稳固的联结感，而对于文化以外的"局外人"，则可能受到不信任和怀疑的对待。

文化深刻地影响着日常生活的方方面面：我们的思维方式、情感表达、行为举止及决策和判断的过程。这种"我们如何在自己的群体中行事和看待问题"的特征在很大程度上是在童年早期阶段无意识地习得的。我们诞生于特定的文化之中，这种文化在很大程度上塑造了我们的社会思维模式（Augoustinos et al.，2014）。然而，我们也不应认为我们的文化身份是固定不变的。通过深入研究社会哲学家和理论家，如米歇尔·福柯（Michel Foucault）和朱迪思·巴特勒（Judith Butler）的著作，我们能够更好地理解我们如何能够且确实能够抵抗、变异、细微差别，以及共同塑造和重新塑造我们的个人、关系和社区文化身份。

活动 7.1　反思

• 要了解文化是如何习得的，你可以从自己的家庭或社区中找一个习俗或传统入手，详细描述其内涵与形式。向你的父母、祖父母或其他长辈询问这个习俗或传统的起源，了解其历史背景。这个习俗或传统在多年的传承中是否经历了变化？如果有，变化的原因是什么？你的亲戚或长辈是否向你解释过？

• 另外，你还能想到哪些习俗是你已经接受，但在你的家庭或社会群体中相对较新的吗？你能试着探究一下这个习俗产生的原因，以及它的来源是什么吗？

温馨提示：通过这个活动，你可能会对文化如何被主流社会所同化有更深入的理解，这也与接下来的多元文化主义（multiculturalism）和文化适应的主题息息相关。

"多元文化主义"这个词语用于描绘一个由多种文化群体构成的异质社会，这些群体在地理上共处，并在不断的交流中演变。每个群体都拥有一些共同的特征，但在更宏观的多元文化背景下，某些特征仅属于特定群体。然而，随着人口结构的变化、互联网的普及及全球经济相互依存的加深，社会正逐步迈向全球化。这一趋势促使形成更为统一的文化特征和风俗习惯，跨种族婚姻或伴侣关系日益普遍，与此同时，媒体和互联网也在传播传统和新兴的文化实践与信仰。但反过来，这些现象也可能激起文化上的保守回应。面对全球文化的趋同和殖民化观念，一些群体努力维护自己的文化特色，以抵御变革和他们所担忧的文化信仰的淡化。

总的来说，"文化多样性"（cultural diversity）是一个用以理解当前社会各文化群体间动态差异的包容性概念。文化多样性体现在诸如国籍、种族起源、年龄、性别、性取向、生活方式、价值观、教育背景、地理位置、经济状况、语言、政治和宗教信仰等多个方面。即使在看似同质的社会群体中，如在医疗卫生和社会护理的职业环境中，也可能存在亚文化多样性（sub-diversity）。医生、社会工作者、卫生保健助理、护士、行政人员、搬运工以及物理治疗师等，每个个体都拥有自己的文化和亚文化身份、仪式和实践。这些因素以动态和不断变化的方式影响着决策制定、任务分配，以及群体内部如何共享和竞争价值观。因此，群体内部和群体间的冲突是不可避免的，但也不应总是被视为破坏性的。

案例研究：心理健康专家

亚历山德拉（Alexandra）拥有心理健康护理的专业背景，她持有认知行为心理治疗（cognitive behavioural psychotherapy，CBP）的硕士学位，并且是英国行为和认知心理治疗协会认证的 CBP 心理治疗师、导师及教师。自开始工作以来，她偶尔会收到来自她所在地区的心理健康日间医院的请求，希望她能为他们的患者提供治疗服务。当她首次接触这些请求时，她察觉到日间医院的转诊制度显得相当随意。很多时候，患者并不清楚自己是被转诊的，也不明白转诊的原因。此外，她迅速意识到，提出转诊请求的日间医院的护理人员对心理障碍与适当干预措施之间的联系了解有限。例如，有一次，一位患者因为对家附近的公交车表现出显著的"上车恐惧症"而被转诊来接受"暴露疗法"。然而，在亚历山德拉的评估中，她发现这位患者的问题并非真正的恐惧焦虑症，而是由于当地一群与他家人有仇的暴徒知道他经常乘坐公交车并企图对他进行报复。

面对这种情况，亚历山德拉意识到在良好的"转诊礼仪"（Grant，2010d）、精神病理学知识及循证心理疗法方面，普通心理健康护理服务与她自己的实践之间存在着显著的文化差异。为了缩小这一差距，她决定通过为日间医院的工作人员组织一系列教学讲习班来增进彼此的理解和沟通。

"文化相对主义"是一种观念，它主张各种文化之间并不存在本质上的优劣或差异。同时，文化内部的个体不仅会对文化信仰和行为赋予不同层次的意义和重要性，还会通过无数种方式对它们进行改造和颠覆。这意味着，即便是看似属于某种文化的人，也可能不会完全遵循该文化的所有习俗。在护理领域，这一观念同样适用，即习俗、态度、仪式和信仰必须根据每位患者的个人需求和立场来理解。

与文化相对主义相对立的概念是"种族中心主义"，它是指那些认为自己的民族、文化或想象中的共同体优于其他民族的观点。历史上不乏此类例子，如希特勒及其纳粹党，以及美国的白人至上主义者。虽然对自己认同的文化感到自豪是合理的，但一旦这种自豪感走向极端，就可能导致文化压迫。英国脱欧公投后，针对那些被视为不属于英国的人的仇恨犯罪增加，就是文化压迫的一种体现。

"歧视"是种族中心主义的一个方面，它导致某些社会群体被边缘化，如身体或学习障碍者、从事心理健康服务者、贫困者、无家可归者、艾滋病毒携带者及难民等。在医疗保健服务中，当歧视日益阻碍人们获得必要的医疗保健时，这就构成了一种潜在的种族中心主义行为。

理论摘要：衡量偏见和歧视

戈登·奥尔波特（Gordon Allport，1954）设计了一个关于偏见与歧视的量表，借助此表，我们可以思考个体是如何逐渐陷入更深的偏见与歧视的。对这个量表的理解可能会让我们意识到一些看似微不足道的行为，这些行为若不及时纠正，可能会引发严重的后果，尤其是当它们伴随着"缺乏思考"的特征时（参见Minnich，2017，以及本书第10章和第11章）。

量表包括：

1.恶言相向：这包括使用仇恨的言论。同一群体内的人自由地讨论其他群体的负面形象，例如，"老年人精神错乱"或"精神分裂症患者很危险"。

2.回避与孤立：同一群体的人主动孤立或回避其他群体的人。想想我们对老年人这样做的程度。

3.歧视行为：这包括拒绝为其他群体提供机会和服务。

4.身体攻击：这包括攻击或虐待其他群体的人，如在护理环境中。其他群体的财产也可能遭到破坏或被盗。

5.灭绝行为：这是最极端的等级，包括移除甚至杀害其他群体的成员。

虽然我们可以想到一些极端的例子，但如果我们关注有学习障碍的人或体弱多病的老年人，是否存在目前处于不那么极端偏见阶段的可能性呢？

理论摘要：种族中心主义

护理职业的社会化进程中，必须深入领会并吸纳主流的文化价值观。正因如此，护理工作与文化紧密相连，它深深扎根于不断演变的文化价值观之中。这些价值观渗透于护理工作的各个领域，如实践、知识，包括CIPS。若护士对此缺乏认识和理解，便可能因严重的、未被察觉的种族中心主义而受到指责。在20年前，帕菲特（1998）

就明确指出，那些持种族中心主义观念的护士无法恰当解读病人的行为，因为他们总是以自身的行为准则来评判病人。

种族中心主义的文化价值观在英国国家医疗服务体系中大行其道，是一个亟待关注的核心议题。帕菲特提出，英国国家医疗服务体系不仅深受白人主导的文化规范影响，更具体地反映了中产阶级白人的文化偏好。在这样的环境下，英国白人的特权价值观和预设观念往往被视为"常识"和"理所当然"，而少数族裔和文化上的少数群体则容易被边缘化为"他者"或"异类"。这种现状对医疗保健工作人员中普遍存在的歧视行为、制度性种族主义和潜意识中的偏见产生了显著影响。

索雷（Sawley，2001）着重指出了护理和医疗保健领域的种族主义现象。具体实例包括：对黑人同事使用贬低性称呼；允许白人患者家属使用病人专用厕所，却禁止亚裔患者家属使用；白人员工对亚裔患者发表带有种族主义色彩的言论；对亚裔患者的探访人数设限，而对白人患者则无此限制。这些行为显然反映了在更广泛的社会背景下，以种族主义偏见形式存在的歧视现象。图 7.1 或许有助于我们更直观地理解这一问题。

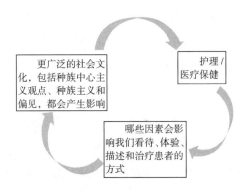

图 7.1　更广泛社会背景下的种族主义偏见

（二）文化能力

文化能力是指与来自不同文化背景的人进行有效互动的能力。它由以下四个部分组成：

- 对自身文化世界观的理解；
- 对待文化差异的态度；
- 了解不同的文化习俗和世界观；
- 跨文化交流技巧。

提升文化能力意味着增进理解、沟通及与不同文化背景的人进行有效互动的能力。简而言之，就是要具备文化敏感性。

安德森等人（Anderson et al.，2007）探讨了让社区在参与加强护士教育、实践和研究中的文化能力原则，旨在缩小社区内的健康差距。他们的研究结果强调了减少和平衡医护人员与社区之间权力差异的重要性。同时，他们也清楚地认识到，医护人员与社区成员之间的沟通和关系必须与文化相适应，努力建立信任关系至关重要。总的来说，这反映了"我 - 你"关系的重要性，而非"我 - 它"关系，如第1章和第6章所讨论的。我们认为，干预措施必须是与人们共同进行的，而非对他们进行的。

洛夫林（Lovering，2006）针对疼痛体验提出了补充看法。他认为，在解读和讨论患者的疼痛感受时，患者和医护人员都会受到各自文化背景的影响，而医护人员由于专业知识和态度，往往占据主导地位。为了改善这一状况，洛夫林建议深入了解不同文化群体及医务人员对疼痛的不同看法和态度。因为通过学习这些差异，来自不同文化背景的医护人员和患者能更顺畅地协作，而不是单纯的一方对另一方的单向操作。

乔菲（Cioffi，2006）在澳大利亚开展了一项定性研究，聚焦于护士与少数民族患者的互动经历。该研究通过单独访谈具有亚洲或中东伊斯兰背景的护士和患者，了解他们对护理服务的感受。研究发现的问题涉及伊斯兰群体因担忧歧视而产生的紧张情绪、探视亲属的需求、护士的性别问题、文化差异感知及沟通和信息交流上的障碍等。

早在十年前，格里什等人（Gerrish et al.，1996）就开始探讨跨文化医疗保健的推广方法。他们强调，培养护士的文化敏感性至关重要。护士应扮演好具有恰当礼仪的"游客"角色，践行反思性诚实（包括认识到权力分配可能对医疗从业者有利的方式），深入探索种族文化的内涵，努力推进良好的跨文化沟通，并积极消除制度性及其他各种形式的种族主义。

（三）缺乏文化自觉的文化

在种族优越感、文化差异和制度性种族主义的影响下，与普通偏见相似且具有讽刺意味的是，主流文化的成员可能仍未意识到他们自身所处的特定文化背景。就他们的社会地位而言，他们认为正常且普遍的观念、信仰和行为只是相对于其所属阶层、时代和社会群体的"常规"。相比之下，那些在少数族裔群体中成长的人，或那些游离于自己社会之外的人，由于身为文化的"旁观者"，更有可能深刻感受到文化的影响力。

三、跨文化护理

如第 1 章所述，"关怀"需从跨文化的视角来审视（Leininger，1997）。在相关术语中，对"自我意识"的追求应扩展至有勇气接受对自己观念的挑战（Gerrish et al.，1996），因为若缺乏这种跨文化层面的自我意识觉醒，医护人员很可能对其他文化价值观缺乏敏感性。这与关系伦理（参见第 1 章）紧密相关，即将个人价值观强加于人可能会触犯他人，并使自己显得不够专业（MacNaught，1994；Baxter，2000）。

本书的第一作者亚历克·格兰特于 20 世纪 70 年代初曾接受过学生心理健康

护士的培训。他目睹了数个对文化不敏感的实例，如英国护士为不同种族的同事改用英国名字。再如，一位来自菲律宾的男同事，因他的名字发音困难，竟被改名为"弗莱德"。更令人费解的是，一位名叫"埃尔莎"（Elsa）的丹麦护士被改名为"埃尔西"（Elsie）。

幸运的是，自20世纪70年代以来，人们逐渐认识到文化敏感性的重要性。然而，纳拉亚纳萨米和怀特（2005）指出，医疗保健服务应更具有文化适应性，因为当时少数民族群体的文化医疗保健需求仍未得到充分满足。多元文化教育、结构和政策以及跨文化医疗实践（Gerrish et al., 1996）似乎仍未完全实现。护士们需不断努力提高跨文化护理标准的工作需求永无止境。

这种关怀应进一步扩展到对具有共同经历和需求的社会群体的敏感性（Robb and Douglas, 2004）。除其他因素外，这些社会群体的特征包括种族、性别、残障、年龄等，所有这些都构成了人们的日常生活经历，包括接受医疗保健。不幸的是，社会身份有时会被用来歧视人们，将他们视为"异类"或"不同的"，与所谓的"规范"相对立。

活动 7.2　批判性思维

一位孟加拉国的妇女因手术在医院住了两周。后来她反映，在住院期间，她感到很无助，因为她不会说英语。"有两位护士对我不理不睬。我不清楚这是我的肤色造成的歧视，还是语言不通导致的隔阂。我甚至到现在都不确定自己做的是什么手术，以及为什么要做这个手术。"

针对以上情况，请分组探讨以下问题：

• 这位女士遇到沟通障碍的根源是什么？

• 这个问题的责任在谁？

• 这件事对她产生了什么后果？

温馨提示：这个活动旨在帮助你预见并准备应对在护理学习和未来职业生涯中可能遇到的跨文化沟通难题。

活动 7.2 中提出的问题凸显了事件的错综复杂，它并非一个简单的答案所能涵盖。你所构思的解答将与你对"差异"的文化根源及其产生方式，以及应对策略的深刻理解息息相关。例如，有一种可能的解释是，问题的症结在于这位女士的英语口语水平欠佳，且缺乏自信，这可能是由于她的语言产生的障碍，也可能是由于她的文化背景。

然而，另一种观点同样站得住脚：沟通障碍的产生，源于医院在实践中未能有效解决间接与直接的歧视问题。间接歧视表现在未能充分考虑患者的多样化需求，如未能提供双语工作人员或为该地区主要的语言配备翻译人员。两名护士对这位女士的忽视，则构成了明显的直接歧视。

核心问题在于，护士同所有人一样，对"差异"的理解各不相同。这与本书中关于社会认知、标签、"认知吝啬"（参见第 3 章）及偏见的讨论紧密相连。卫生工作者往往会将"差异"与特定群体的身份画上等号，认为这些群体具有某些特定的品质、沟通方式和沟通需求。

四、关注多样性

多样性体现在我们每个人的独特性上。正如前文所提及的，社会是由众多不同的群体构成的。在这一部分，我们将从社会学的视角出发，围绕社会经济地位、种族与文化、性别、性取向、年龄及残疾等方面来展开讨论。

（一）社会经济地位

社会经济地位与个人的收入、财富及在社会中的地位紧密相连。英国国家统计局（Office of National Statistics，ONS）采用了一套分类系统来搜集人口数据，该系统围绕英国国家、地区及地方的经济、人口和社会状况进行构建。据罗斯和佩瓦林（Ros and Pevalin，2005）所述，首个详尽的分类设计于 1928 年，旨在辨识经济分布和地位的差异。而到了 1951 年，为了根据人们的职业和经济地位进行分类，引入了社会经济群体分类。这些分类系统自问世以来，历经数十载的不断完善，映射出社会结构的日益复杂化。其他与健康不平等议题相关的工作成果还包括《英国阶级调查》（*The Great British Class Survey*）（Savage et al.，2013）及盖伊·施坦丁（Guy Standing，2014）关于"岌岌可危的阶级（the precariat）"的论述。[1]

在政治学和社会学领域，阶级差异一直是众多讨论的焦点，常被用来描述社会中的阶层划分、财富分配，以及与全球其他地区相比的各种不平等现象（Wilkinson and Pickett，2010；Scambler，2012）。在全球范围内，最富有人群与最贫穷人群之间的收入差距呈扩大趋势。同时，经济变革如制造业传统岗位的减少和服务业就业的增加，也对社会产生了深远的影响。

护士作为医疗工作者，应当与来自社会各个层面的人平等合作。因此，在与不同社会经济背景的人交流时，切忌基于阶级或其他文化刻板印象作出臆断。人们在社会阶层间的流动是多种环境因素作用的结果。相似群体间可能存在某种默契，导致某些问题被忽视。例如，中产阶级的健康访视员可能会忽略该阶层家庭中的儿童虐待问题。此外，护士还需警惕其他刻板印象的误导：如错误地认为受教育程度较高的人无须过多解释健康问题和治疗方案，而受教育程度较低的人则需要更多说明；或者错误地认为有心理健康问题的人不需要定期了解他们所用药物的短期和长期副作用。

（二）种族与文化

英国人口由多元文化、宗教和语言交融而成。目前，在伦敦的学校里，学生

---

[1]"岌岌可危的阶级"是一个由西方经济学家盖伊·施坦丁提出的新社会阶层概念，也译为"不稳定的无产者""朝不保夕的人""危产阶级"等。它结合了"不稳定"（precarious）和"无产阶级"（proletariat）两个词语，旨在强调在战后西方发展模式下，劳工阶级所面临的雇佣不稳定和生存困境。——译者注

们使用的语言多达三百种。尽管英国四个地区的多元化程度各有差异，但英国已然不再是一个以白人为主体的单一民族国家。若仍坚持将英国视作白人的单一国家，便是对社会中少数族裔文化的轻视，也会忽视人们在生活和价值观上的重要差异。这种偏见可能会催生种族主义态度和歧视行为，进而妨碍医疗保健领域的良好实践。因此，在沟通和人际交往中，我们必须具备种族敏感性和反种族主义的意识。举例来说，那种认为肤色能决定生物学差异的假设，就可能被用作宣扬种族优劣的破坏性言论的依据。我们需要花时间深入了解不同文化和种族的信仰与习俗，倾听那些遭受骚扰或虐待的朋友和同事的心声。

（三）性别

从社会规范的角度来看（Zeeman et al.，2014b），在多数社会中，人们普遍认为男性和女性之间存在可辨识的差异，并存在相应的男性/女性分界。这种分界对社会交往中的行为和反应产生了不同的规范与期望。因此，在大多数社会中，受显著的性别刻板印象影响，婴儿在两岁时便能通过头发和衣物辨别性别差异。然而，关于性别差异是先天的还是后天的，一直是人们争论的焦点。在当今社会，"性别流动性"的概念对传统的自然性别二元论提出了挑战。那种认为"男性"和"女性"之间存在明确、直接的二元划分的观点，已经受到当代健康和保健理论与实证研究的冲击。与朱迪斯·巴特勒等理论家的观点相呼应，更现代的观点认为，性别是我们所"扮演"的，而非我们所"固有"的（Zeeman et al.，2014b）。相比之下，"顺性本位"（cisnormativity）则是指大多数"正常"人会认同自己的生理性别。然而，当代使用的复数术语"男性气质"和"女性气质"已经证明了这种假设的局限性。

尽管如此，男女之间在权力和生活机会分配上仍存在显著的不平等。因此，护士在医疗环境中需要特别关注女性的待遇，确保她们所表达的需求和困难不被忽视，并得到应有的尊重。在这方面，关键是要从女性的视角来讨论妇女问题，并对那些没有证据或依据的性别刻板印象和偏见质疑。一个当代的例子是跟踪骚扰领域，在这个领域中，女性遭受跟踪经历的报告往往被轻视、忽视，或被卫生和社会护理工作者及法律和警察服务机构误认为是歇斯底里的过度反应（Taylor et al.，2018）。

当然，男性同样也会因为文化刻板印象而深受影响，特别是当社会对他们的思维方式、情感表达和行为表现给予特定期待时，这种影响更加突出。如当男性遭遇丧亲之痛和自杀相关场景时，就尤为明显（Grant et al.，2013）。有鉴于此，在性别文化刻板印象的背景下，男性和女性在互动时可能会遇到沟通和人际关系方面的障碍，从而阻碍有效的评估和健康干预。这种情况可能会加剧或强化健康和社会护理对象原本就存在的问题（例如自卑等），并中止就相关问题和难题展开的有益对话。

（四）性取向

从将"性"视为纯粹或主要是一种生物学现象的角度出发，异性恋被视为自然且正常的，而同性恋则不可避免地被贴上不自然和异常的标签。这种对异性恋偏爱的观点对社会中的许多人构成了歧视。若性的定义仅基于异性恋的假设，并隐含地局限于生物学论点，那么在健康和精神卫生保健环境中，发生误解、偏见和歧视的可能性就会增加（Grant et al.，2016；Zeeman et al.，2014b）。

必须认识到，同性恋关系在某些文化中是被接纳的，在其他文化中却遭受排斥。在这些排斥同性恋的文化中，同性伴侣可能会面临严厉的惩罚甚至死亡。这为卫生专业人士带来了额外的挑战。一方面，他们应随时准备为所有人提供帮助，无论其性取向如何。另一方面，他们也必须考虑到其护理对象可能因信仰或文化原因而不接受同性恋。在这种情况下，护士自身的文化信仰可能会受到考验。与其他不同的群体一样，尊重、公平和尊严是以专业和非评判态度工作的核心特征，也是在医疗环境中处理这些情况时应坚守的原则。

与跨性别群体成员的沟通，重要的是要认识到，"性取向"与"性别认同"是两个不同的概念。性取向是指一个人在性吸引方面所指向的性别或性别群体，而性别认同则是指一个人如何描述自己与围绕其身体、个人经历、人际关系及文化生活等复杂问题的关联方式。

"跨性别者"是一个总称，用来描述那些在某些方面与出生时被赋予的生理性别特征不完全吻合的人，以及那些寻求通过医疗和手术手段来改变自己身体的男性和女性。不过，这个词也用来指那些生活在主流性别规范之外，但并不寻求手术干预的人。在跨性别群体中，有些人的性取向是异性恋，有些则是女同性恋、男同性恋、双性恋、性别酷儿、未定型或双性者等群体，而还有一些人可能拒绝接受任何性和性别的分类，或拒绝使用任何试图描述或定义这种分类的语言。因此，跨性别群体包括但不限于以下群体（请注意，这不是一个详尽无遗或界限明确的名单）：跨性别者、变性者、性别酷儿、生理双性者、非二元性别者、心理双性者、性别流动者、异装者、变性男性、变性女性及无性别者。

活动 7.3　批判性思维

首先，我们将单独探讨上述所有术语与"顺性别者"（cisgender）（即认同自己出生时的生理性别）、"异性恋规范"（heteronormativity）（即认为异性恋是正常或优先的社会观念）和"同性恋规范"（homonormativity）（即认为同性恋是正常或优先的社会观念）之间的关联。

接下来，分组讨论护士与那些自认为是跨性别群体成员的人（包括客户、患者、用户、康复者、亲属以及其他护士和医护人员）之间的职业关系所产生的影响。讨论将围绕以下问题展开：

• 跨性别者在口头和书面交流中可能希望被使用的人称代词选择（例如，"他""她""他们"）。

• 护士在医疗法律实践和个人层面的约束与自我表达自由之间感受到的紧张关系。

现在，请分组阅读并讨论以下两篇论文：

Aramburu Alegria，C.（2011）．Transgender identity and health care：implications for psychosocial and physical evaluation．*Journal of the American Academy of Nurse Practitioners*，23：175-182.

Grant，A.，Naish，J.，and Zeeman，L.（2016）. Depathologising sexualities in mental health services. *Mental Health Practice*，19（7）：26-31.

温馨提示：积极参与上述所有活动将有助于提升你在与这些群体的人际交往中的敏感性。

综上所述，在我们所处的时代，生理性别（sexuality）与社会性别（gender）并不总是相互对应的。二者都不足以作为明确界定人们经验和行为的固定范畴。因此，面对生理性别和社会性别的流动性，传统的二元划分——如"男性"与"女性"、异性恋与同性恋——越来越显得不足以应对，有时甚至被认为是不合时宜的。例如，普罗塞尔（Prosser，2013）最近将"跨性别"描述为"在生理性别与社会性别之间持续发生的不稳定变动"，这凸显了酷儿学术研究的一个重要目标和功能：打破和困扰二元身份界定（Zeeman et al.，2014a）。

阿拉姆布拉·阿尔吉利娅（Arambura Alegria，2011）在她的实践中强调，以"性别恰当的方式"对待跨性别者至关重要。她进一步指出，从男性转变为女性的人应被称为女性，反之亦然。

尽管这看起来是护士们可以采用的一种适当的礼貌策略，但阿尔吉利娅的建议可能会遭到一些变性患者、客户、服务使用者或心理健康幸存者的反感，认为其过于冒昧或不适当。这主要是因为身份的流动性和相关自我指涉术语，在上述可能的类别列表和对酷儿的研究中都被反复强调。因此，在这些文化背景下，要建立良好的人际关系，关键在于保持机智、敏感，并在与人交流时灵活使用人称代词和与性别相关的描述性语言。这是迈向相互理解和尊重的重要一步。

（五）年龄

年龄歧视通常针对老年人，但有时也会涉及儿童。当歧视对象为老年人时，其背后可能存在多种因素：

• 边缘化——社会往往忽视老年人的需求和问题，不将其视为优先或核心议题。

• 非人性化——人们可能认为老年人已经"年老体衰"，对社会无甚贡献。

• 婴儿化——老年人常被当作孩童对待，如未经老年人同意就使用名字或昵称，或者使用"婴儿语"。

社会老龄化现象及我们在日常生活中的交往方式，都深受对年龄增长和差异理解的影响。这种理解主要通过沟通来实现。我们的年龄及与我们互动者的年龄都会影响我们的反应、行为和期望。因此，我们会根据不同的对象调整自己的回应方式。例如：对孩子，我们可能会夸赞"你真聪明"；对青少年，我们可能会说"你真的长大了"；而对老年人，我们则可能会称赞"你的想法很有趣"。为减少年龄歧视，避免给人高高在上的印象，我们应学会作出恰当的个性化回应。

随着年龄的增长，人的反应速度、语言识别能力和信息处理能力都可能下降，但不同人的下降速度有所不同。老年人通常拥有与各种背景和情况的人打交道的丰富经验，积累了丰富的语言资源。然而，令人遗憾的是，社会对老年人的负面刻板印象往往导致医护人员在与老年人交流时使用不恰当的"婴儿语""老人语"或居高临下的语气。尽管这些做法可能是出于帮助老年人的好意，如放慢语速、简化信息或使用如"亲爱的"或"宝贝"这样的称呼，但它们实际上会损害老年人的身份认同，削弱他们的自尊心，增强他们的无助感和依赖感。

理论摘要：超越老化（gerotranscendence）

托恩斯塔姆（Tornstam，1997）提出了"超越老化"的观点，认为衰老是自然规律的一部分，可以促使我们变得更加成熟和睿智。这是一种积极看待老龄化的观念。如果是这样的话，那么护士应该理解为年龄增长并非一种负面体验，而且应该承认老年人对生活有着深刻的理解和积极的贡献。托恩斯塔姆指出，这一理论与"脱离理论"相悖，因为老年人能够参与并接纳新的观点和理解，而非退出或脱离社会。

参考文献：Tornstam，L.（1997）. Gerotranscendence in a broad cross sectional perspective. *Journal of Aging and Identity*，2（1），17-36.

护士可以先评估服务对象的精神状态（而非仅依据其实际年龄），再决定以何种适当的方式来进行回应。

对于护士而言，摒弃那种认为老年人必然脱离社会的偏见，转而采纳更积极的视角，即老年人对自己及其生活持有更正面的看法，这将是有益的。例如，可以参考托恩斯塔姆于 1997 年提出的超越老化理论的相关著作。

（六）与痴呆症患者交流

痴呆症是一个复杂且深远的话题，足以用一部专著来对其进行论述。汤姆·柯特伍德（Tom Kitwood，1997）提出"以人为本的护理""恶性社会心理"（Malignant Social Psychology，MSP）和"积极的个人工作"概念（Mitchell and Agnelli，2015），为理解和应对痴呆症提供了宝贵的理论框架。

在护理实践中，首先，我们要接纳并尊重工作对象的人格，这包括认同、尊重和信任他们。尽管这看似理所当然，但现实情况却显示，在与痴呆症患者的互动中，他们的人格并未总是得到充分的认可和尊重。

其次，我们需要深入思考和理解"恶性社会心理"这一概念。它是指一系列可能破坏个体人格的行为，这些行为往往源于教育的缺失，而非出于恶意。柯特伍德所描述的恶性行为，如"背叛"（通过欺骗他人以转移注意力或操纵他们）、"嘲弄"[取笑他人，这可能构成奥尔波特（1954）提出的歧视的第一阶段——恶言相向]，以及"客体化"（将他人视为无情感的物体，例如在处理个人卫生、洗涤和穿戴等日常活动时忽略他们的感受），都是我们需要警惕和避免的。

为了应对这些恶性社会心理行为，我们需要学习并运用"积极的个人工作"策略。柯特伍德提出的一些关键概念，如"识别"——通过名字识别个体，承认他们拥有独特的想法、感觉和偏好，因此用他们喜欢的名字来称呼他们；通过"游戏"的方式为他们提供合适的运动环境，来提升他们的自我表达能力；通过"验证"的方式，来指导他们接纳现实以外的事物，即便这些是幻觉甚至是误解。

（七）残疾

通常，残疾被视为妨碍正常社会功能的生理问题。然而，另一种看法认为，社会对残疾的文化态度可能比身体缺陷本身更具致残性。例如，进入建筑物的障碍并非轮椅本身，而是缺少为残疾人设计的通道和坡道，这体现了残疾的社会性。残疾的社会模式揭示了残疾人面临的歧视、边缘化、非人化和施舍倾向，这导致人们更多地关注他们的局限，而忽视了他们的潜力和能力。

以下是在与残疾人交流时，提升 CIPS 技巧的一些建议：

• 避免使用消极词语和那些将个体定义为残疾人的词语，如"残疾人"或"残疾儿童"。

• 用"有身体缺陷的人"这样的表述替代，以强调人的主体地位而非残疾本身。避免将残疾人描述为"不正常"；当你将无残疾的人定义为"正常"时，实际上是在暗示有残疾的人不正常。

• 将轮椅、拐杖、助行器等辅助设备视为使用者的个人物品。不要随意移动它们；它们是为方便残疾人而设的。避免倚靠在别人的轮椅上——这类似于倚靠在别人身上。

• 如果你与团队中的其他人握手，那么也与残疾人握手。不要因为对方的手有缺陷或畸形而回避握手。

• 避免通过第三人称谈论残疾人。例如，避免说"你看，他拄着新拐杖，走起路来不是很漂亮吗？"而应该直接对此人进行评论。

• 不要认为所有残疾人都有智力障碍。虽然在脑瘫或腭裂等情况下会出现言语模糊的情况，但绝不能将其视为智力低下的标志。要特别小心，不要以居高临下的态度与人交谈。

• 当你不确定该怎么做时，直接询问对方。例如，如果你不确定是否应该提供代步帮助，就说："你想让我帮你去餐厅吗？"更重要的是，尊重对方的回应。如果他或她拒绝了你的帮助，那么就尊重他的决定，不要坚持提供帮助。

• 保持与对方相同的视线水平。例如，如果对方坐在轮椅上，你可以坐下与对方保持视线平齐。

五、更广泛的伦理和道德考量

由于人际沟通会产生一系列后果，无论是有意还是无意的，我们都需要考虑更广泛的伦理层面。每一种沟通情境中，都存在着一个道德上对与错的维度。在这个维度上，人们期望沟通能够诚实、得体、公正且适当。在互动过程中，这些道德原则是不言而喻的且是理所当然的。我们期望护士能够尊重个体，并按照体现这些原则的 NMC 职业行为准则行事。在文化背景之下，我们必须根据每种文化各自的价值体系来审视和解读这些问题。

在探索如何制定兼顾文化差异的健康决策时，我们首先要深入了解文化是如何塑造拥有共同价值观的文化群体或社区居民对健康和疾病的认知的。这种对健康和疾病的独特理解，其实是由一系列价值观和观念所引导的。这些价值观和观念并非凭空产生，而是深深植根于传统习俗、个人生活经验及特定文化背景下被广泛接受的知识体系中的。当我们谈论健康在日常生活中的作用，以及它如何影响文化社区成员的生产力、效率、生活意义和社会地位时，这些价值观和观念往往源自一个核心观点：即将健康视为一种宝贵的资源。

在西方社会，人们普遍采用生物医学模式作为探究疾病根源和治疗手段的主要理论框架。这一模式将疾病视为身体机能的一种异常状态，强调通过先进的医疗技术和药物治疗来恢复健康。生物医学模式建立在严谨的定量实验研究之上，是科学技术进步的重要标志。相较于那些非基于经验、被视为非理性的原始治疗形式和实践，我们认为该模式更能真实反映现实情况。

　　然而，尽管生物医学模式在一般医疗保健中具有明确且重要的价值，但其应用和后果并不总是具备文化敏感性，有时甚至会超越科学的范畴而受到质疑。例如，在紧急心理健康领域，用于理解人类极端痛苦的诊断类别存在科学上的缺陷。这些诊断类别缺乏足够的效度和信度，且以西方文化为中心。因此，它们常常被用来根据社会和种族中心主义，而非合理且令人信服的生物医学诊断和判断，对心理健康服务使用者进行分类（Grant，2015；Smith and Grant，2016）。

案例研究：一种复杂反应的相互作用

　　阿丽莎（Alisha），42岁，是英国某大城市办公楼里的一名清洁工。22年前，她作为年轻的新娘从印度的西孟加拉邦远嫁至英国。如今，她靠着微薄的收入补贴丈夫的工资，维持生计，并抚养着5个孩子——其中两个虽已成年，却仍待业在家。在谈及自己的健康状况时，阿丽莎展现出了各种复杂的反应。当她感觉病情严重时，她会选择前往当地医院就诊。然而，因为她不太会说英语，跟医生和护士沟通起来很难，而且还得等很久才能看上病。如果她的孩子持续发烧，她会选择去当地的对抗疗法医生（allopathic doctor，使用的药方与疾病产生的药方效果不同）处就诊。尽管费用高昂，但她认为这样可以更快地得到治疗，无须长时间等待。在其他情况下，她可能会选择更实惠的顺势疗法医生（homeopathic doctor）。此外，她还会去拜访阿育吠陀医生（kobiraj）。阿丽莎深知对抗疗法虽然能够缓解症状，但并不能根治疾病。她坚信，要真正治愈疾病，必须找到其

潜在的原因,而这些原因往往与神圣的力量有关。为了解决这个问题,
她会在迦梨(Kali)女神的神庙里献祭,以求得心灵的慰藉和神灵的
庇佑。

本案例研究展示了一种文化如何对健康与疾病产生深远影响的实例。同时,
它也揭示了个人在面临健康问题时,可以寻求的各种不同资源和帮助。健康观念
的神圣基础,以及阿丽莎所采用的非生物医学模式来理解疾病的原因和治疗方式,
都突显了健康和疾病的意义深受文化领域的影响,并需要不断地协商与探讨。阿
丽莎的经历涉及从一种治疗方式转向另一种治疗方式的过程,其中的选择取决于
人们对疾病性质的看法、患者在家庭结构和社会中的地位,以及接受治疗所需的
费用和时间成本。这些因素相互交织,形成了一个涉及多个层次和资源的复杂网
络。对医护人员来说,他们需要具备高度的伦理敏感性,用良好的沟通技巧去深
入了解患者的需求和选择。

本章小结

在本章中,我们讨论了英国人口结构的变化程度,以及在医疗保健领域增强
对多元文化需求的理解和认识的重要性。我们探讨了理解文化概念的不同方式,
并考虑了社会各个群体在社会类别、种族和文化、性别、性取向、年龄及残疾等
方面的多样化需求。最后,我们还研究了沟通和人际关系中更广泛的伦理和道德
层面,这些层面对我们文化多样化的世界产生了深远的影响。

延伸阅读

Dutte，MJ（2008）*Communicating Health：A culture-centred approach*. Cambridge：Polity Press.

这本书从文化的角度来探讨健康的沟通方式。

Clarke，V，Ellis，SJ，Peel，E and Riggs，DW（2010）*Lesbian，Gay，Bisexual，Trans and Queer Psychology：An introduction. Cambridge*：Cambridge University Press.

Prosser，J（2013）Judith Butler：queer feminism，transgender，and the transubstantiation of sex. In：Hall，DE，Jagose，A，with Bebell，A and Potter，S（eds）*The Routledge Queer Studies Reader*. London and New York：Routledge.

Zeeman，L，Aranda，K and Grant，A（2014）*Queering Health：Critical challenges to normative health and healthcare*. Ross-on-Wye：PCCS Books.

这三本书将帮助你更深入地探讨与跨性别群体打交道时的人际关系和沟通问题，并从差异、个人和文化自觉而非病理学的角度理解健康和医疗保健需求。

第 8 章
超越技巧范畴

译者：吴雪莲

基于英国护理和助产士委员会（NMC）注册护士的能力标准，本章将涉及以下宗旨和能力：

宗旨 1：成为负责任的专业人士

在注册时，注册护士将能够：

1.8 在应用证据和借鉴经验时，掌握批判性思维的知识、技巧和能力，以便在任何情况下作出有据可依的决定。

宗旨 5：领导和管理护理和团队合作

在注册时，注册护士将能够：

5.1 理解有效领导、管理、团队、组织动态及文化的原则，并将其应用于团队合作和决策。

5.2 在团队中工作时，了解并运用人为因素、环境因素和基于优势的方法等原则。

5.10 参与团队管理和总结活动，以提升实践和服务的能力。

宗旨 6：提高护理的安全和质量

在注册时，注册护士将能够：

6.11 接受和掌握事物具有不确定性的原则，对培养自己和他人的适应能力比较了解。

宗旨 7：协调护理

在注册时，注册护士将能够：

7.7 了解如何监测和评估人们接受复杂护理的质量。

本章目标

通过本章学习，你将能够：

• 在理论和应用层面理解专业技艺和技术理性之间的差异；

• 描述批判反身性的含义；

• 概述批判反身性在护理专业技艺和技术理性之间的紧张关系中的地位；

• 了解这些紧张关系对组织中同情心发展的重要性；

• 描述批判反身性在医疗组织发展中的位置和重要性。

一、引言

当您阅读这本书并迈向后续章节时，我们希望本章能作为一座桥梁，带您进入一个"超越技巧"的全新领域。此领域并未直接与 NMC 的能力或基本技能集群明确挂钩，因为它触及的问题可能更为广泛、深刻，甚至更具人文关怀，或许超出了当代护理政策的范畴。我们的初衷是帮助您以更批判性、更敏锐的视角去思考未来的发展，并在复杂的人际交往实践中不断成长、持续投入。

初读这一章时，标题可能会让您感到有些困惑："护理中的 CIPS"似乎主要关注技能层面。从某种意义上说，确实如此。然而，真正将 CIPS 融入护理实践，对您而言更是一种自我意识的提升。我们希望随着时间推移，这种实践能逐渐成为一种熟练的、近乎自动化的技能，并带领您进入一个新的境界。一旦掌握，您便能在合适的时刻凭借直觉进行恰当的人际互动。此外，正如您所知，CIPS 的熟练运用并非孤立存在。因此，理解它与多种知识来源的相互关联及所受的启发，是至关重要的。

这一章将帮助您在学习的道路上更进一步，并与后续章节相互呼应，涵盖多个相互交织的背景领域。在这些课程中，您将学会如何将 CIPS 应用于更广泛的护理领域，包括专业发展、文化背景、社会组织、政治环境和道德规范。具体来说，

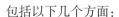

包括以下几个方面：

• 在专业发展背景下，如何理解并运用 CIPS 这一专业技艺（Polanyi，2009；Schön，1987）。

• 在组织意识和政治意识不断增强的环境中，护理人员如何通过批判反身性来深化对 CIPS 这一专业技能的理解（Grant and Radcliffe，2015）？

• 所有这些要素如何与当代护理实践文化相联系，特别是专业技艺范式（即世界观）与技术理性范式之间的紧张关系，以及由此产生的对护理实践的政治影响（Grant and Radcliffe，2015；Schön，1987）。

• CIPS 在护理实践中的发展复杂性如何进一步影响医疗实践的社会组织，包括护士在实践组织中与同行、其他医疗人员、患者、客户、服务使用者和护理人员的关系。

• 在护理实践中，过分关注技术理性可能会削弱、轻视甚至贬低其价值。

• 最后，为何强调批判反身性的重要性，因为许多医疗组织的成员可能对此视而不见（Grant and Radcliffe，2015；Morgan，2006；Alvesson and Spicer，2012）。

二、走向沟通与人际交往技巧的专业技艺之路

护士们的关键转变是从有意识的实践迈向熟练的反思性实践。在职业发展的过程中，这意味着护士们逐渐从肖恩（1987）所描述的"技术理性"实践模式转变为"专业技艺"模式。那些秉持终身学习理念、不断深化对 CIPS 理解与实践的护士们，将从波兰尼（Polanyi，2009）所提及的隐性知识库（tacit knowledge）中汲取专业技艺的精髓。这里所指的隐性知识库，即资深护士所掌握的难以用言语清晰表述或编码的知识资源。护士们在不同情境中灵活运用这些知识，以自然

流畅而非刻意为之的方式进行操作。

理论摘要：专业技艺

肖恩（1987）提出，那些在技术理性层面进行实践或倡导实践的人，往往倾向于用明确且定型的工具性问题，以及需要特定技术解决方案的视角来看待世界。然而，正如大多数经验丰富的护理专业人士所深知的那样，这种实践世界的模型可能会因过于简化和单一维度而受到批评。在护理临床中，大多数场景都是复杂且混乱的，需要护士熟练运用 CIPS 来应对。因此，试图将这些场景简化为"一个问题对应一个正确解决方案"的模式，这种做法注定会失败。因为这样做的护士会被视为机械运作的技术人员，而非能够处理复杂性和微妙之处的专业人士。

波兰尼（2009）则描绘了一种我们身上所具备的非凡且精湛的技艺，即我们常常能够在瞬间做出正确的事情，而无须深究背后的推理过程，也无须费力权衡其他可能的选择。因此，在护理领域熟练掌握 CIPS 的一个重要成果，就是能够在没有过多中间思考的情况下，直接采取恰当的行动。

一直以来，专业技艺都被认为是推动专业人际工作发展的核心力量，它帮助从业者从新手逐步成长为专家，这无疑是一个值得追求的目标。例如，本纳（Benner，1982，2000）在所有护理领域都提倡这一点，而格兰特（2010a）则在专业心理健康和心理健康护士的心理治疗实践中倡导这种做法。

三、专业技艺和批判反身性

在本书的这一部分，您应该已经对反身性实践在专业护理中的核心作用有了深刻的理解。格兰特和拉德克利夫（Grant and Radcliffe, 2015）指出，专业技艺——基于肖恩（1987）的理论——是通过"在行动中反思"的过程逐渐形成的。这一过程的核心在于，我们的思考如何帮助我们重新调整和完善正在进行的工作。此外，专业技艺还应包含批判反身性实践，这不仅要求我们进行个人反思，还要求我们持续关注并积极参与到 CIPS 实践所处的社会和政治背景中。社会学家查尔斯·怀特·米尔斯（Charles Wright Mills, 1959）在其经典著作《社会学想象》（*The Sociological Imagination*）中曾明确倡导这种方法。然而，令人遗憾的是，这一重要的视角在当代护理研究、教育和实践中却常常被忽视。

> ## 活动 8.1　研究与反思
>
> 阅读：
>
> Grant, A and Radcliffe, M（2015）Resisting technical rationality in mental health nurse higher education: a duoethnography. *The Qualitative Report*（*TQR*）20（6），Article 6: 815-825.
>
> Goodman, B（2014）Risk, rationality and learning for compassionate care: the link between management practices and the 'lifeworld' of nursing. *Nurse Education Today*, September, 34（9）: 1265-1268.
>
> 以小组为单位，讨论这两篇文章对你所从事的护理行业的 CIPS 实践的影响。

显然，护士与其他医护人员、客户、病人、服务使用者、幸存者或照顾者之间的关系，并非在真空中形成的。正如前面章节所述，环境和其他结构性因素在多个层面上对人际关系产生了深远影响。

这是一个不容忽视的问题，也暴露了非情境化、技术理性护理观的局限性，以及其所倡导的"速成"人际关系解决方案的弊端。护理工作本质上具有多重复杂性：它在政治层面涉及权力关系，在历史层面受到特定时间点的政策和公众观念的影响，在社会和环境层面则深深植根于具体的关系、事件和工作场景中。这种多层面的复杂性要求我们必须接受批判反身性，以便在不断变化的现实护理实践和当代医疗保健文化中，持续发展 CIPS 的专业技艺。在此过程中，我们必须牢记一个核心事实：专业技艺的道德和伦理基础在于人性化，而非机械化。

活动 8.2　批判性思维

关于同情心照护的意义和功能，学界和实践领域存在诸多争议。以下是从不同视角出发的一些观点。

有观点认为，CIPS 技能可以通过简单的死记硬背或算法模式来教授，从而弥补医疗保健中同情心的缺失。然而，这一观点受到了批判性社会科学观点的质疑。其核心争议在于：将 CIPS 视为一套无视背景差异、普遍适用的技能，是否真的能够解决护士与其护理对象之间在人际关系上的根本问题？

在过去的十年里，为了应对类似英国中斯塔福德郡（Mid-staffordshire）丑闻等事件，一些国家的医疗服务系统开始尝试引入"同情心教学"。其理念是，这种教学能够减少护士和其他医护人员未来对护理对象进行人际伤害的可能性。然而，当组织系统的根本问题仍未得到解决时，我们真的能期待同情心技能教学能持续地、大规模地、有意义地改善护理实践吗？

从批判的视角来看，过度强调护士个人在培养同情心技能上的责任，可能无法真正解决导致大规模虐待模式出现的深层次问题，例如政治、经济、结构、文化和系统性因素（Goodman，2014）。将人际虐待和其他虐待行为简单地归咎于个人问题，无论是在问题定义（实施虐待行为的护士是"少数"）还是在解决方案上（只要护士接受正确的教育，她们就更可能选择正确的执业方式），都显得过于简化且有缺陷。

我们认为，这些系统性问题深深植根于医疗保健的习惯、实践和假设中，并塑造了护士的职业身份。这种影响可能会削弱所有旨在改善医疗保健组织实践的长期、大规模变革的努力和意图。在新自由主义的制度环境下，尽管政策和教育层面呼吁重视共情和人际关系，但在实际运作中，医院往往优先考虑员工对组织效率的服从，而共情和人际关系则相对被边缘化。

案例研究

2014 年 9 月，《私家眼》（*Private Eye*）杂志（第 1374 期，第 32 页）报道了一起私营疗养院的护理人员在工作中受到排挤的事件。这位护理人员向管理层反映了工作人员不足的问题，指出这导致疗养院居民无法得到妥善照顾，并承受了不必要的痛苦。然而，她却因此遭到不公正对待，甚至被嘲讽为"多嘴惹祸"，并感到自己面临失业的威胁。尽管如此，她并未退缩，而是积极准备参加 2014 年 9 月下旬在议会外举行的示威游行。此次游行汇集了护理人员、卫生工作者及那些遭受忽视和恶劣护理的人的亲属。他们共同呼吁紧急改革法律，以保护举报人的权益。

基于第 1 章中关于环境对经验和行为影响的讨论，不同的医疗工作环境无疑会对其中可能出现的共情人际关系的类型、程度和水平产生显著影响。若本章的观点得以被认同，那么在那些文化和结构层面与适宜护理水平相背离的环境中，技术理性原则便不可被片面地视作能为 CIPS 问题提供全面解决方案的万全之策。以下案例研究将展示私立医疗机构如何成为这一观点的典型例证。

四、技术娴熟并不等同于善良

根据对善良的普遍理解（Phillips and Taylor，2009），复杂人际实践（CIPS）的技术理性能力并不能简单地等同于同情心。若将此观点与部分护理学者所述——国际护理高等教育课程普遍偏重能力培养的情况（Grant and Radcliffe，2015；Shields et al.，2012）相结合，或能得出新的启示。如果接受此看法，颇具讽刺意味的是，CIPS 的能力或许掩盖了许多实践领域中善良的缺失，而批判性反思学习则可能揭示出这种缺失。

显然，要实现更高水平的 CIPS 实践，医疗环境必须支持批判性反思学习。然而，在某些情况下，具有批判性反思能力的专业人士可能会被视为对组织顺利运行的威胁，因为他们倾向于挑战基本的组织程序假设（Grant and Radcliffe，2015）。不过，若要审视和改进当前围绕 CIPS 的医疗实践，以更富同情心和善意的方式对待我们的照顾对象及共同工作的同事，我们显然需要在医疗及相关服务中敢于直言、具有批判性反思精神的从业者。

克劳福德（Crawford，2014）强烈支持这一观点，并深刻指出：技术进步为现代护理工作提供了重要支持，这与以能力为导向的教育实践需求息息相关。

这些技术主要被视为治疗更多患者的手段，旨在加速患者的康复进程，同时以主导的评估标准、目标和生产线式思维来主导我们的思考方式。

在这种情境下，国际高等教育实践自然而然地顺应这些进步，致力于培养既具备专业能力又拥有实践技能的护理人员（Shields et al.，2012）。尽管医疗机构高度重视这种方式，但也可能对 CIPS 中的专业技能发展造成不利影响。因为在许多以能力为核心、遵循技术理性原则的当代实践环境中，几分钟甚至更短时间的接触（"瞬间文化"）（Toffler，1980；Brown et al.，2006）可能被视为所有重要或实际相关的因素。

活动 8.3　团队合作

与同伴探讨以下议题：

护士在与患者、客户、服务使用者及其亲属、照顾者或同事交流时，有时口头上表达得体贴入微，然而面部表情却流露出与之相悖的情感。这种情况导致的后果是，这些护士即便在表现最佳时，也可能给人留下肤浅、傲慢甚至冷漠的印象；而在最糟糕的情况下，则可能被认为是虚伪至极的。值得注意的是，这种现象并非个别护士所独有，因为印象管理是人类普遍存在的动机（Goffman，1959）。这可能意味着，在高压且以能力为主导、忽视关系建设的工作环境中，护士展现同情心的动机可能会讽刺性地削弱其表现。因此，试图通过诸如"同情意识"课程等活动来推广 CIPS 知识和实践，以期实现护理工作的人性化，可能会适得其反。从技能培训的角度来看，即便护理行为表面上显得"富有同情心"，也可能仍然是脆弱和虚假的。这些行为隐藏在专业精神、CIPS 模型和算法的外衣下，更多地体现出冷漠的高效，而非真正的人性化和发自内心的关怀（Baker，2013）。

温馨提示：上述讨论议题并无唯一的标准答案。它旨在引导你在与他人的交流中深入理解和思考这些关键点。

五、批判理论：护理中的沟通与人际交往技巧实践

CIPS 在护理工作中的机械性实践与技术理性假设密切相关。这种假设认为，有必要通过传授 CIPS 知识来回应公众对医疗机构缺乏同情心的批评。这反映了 20 世纪 70 年代和 80 年代出现的一种趋势，即人们对公共服务的信任度下降。道德哲学家昂诺娜·奥妮尔（Onora O'Neill，2002）指出，公众信任的缺失促使医疗机构和其他公共服务机构通过微观管理追求所谓的"透明度"，然而，这种做

法实际上助长了欺骗文化的滋生。在这方面，塞登（Seddon，2008）认为，当代以目标为导向的公共服务工作文化往往更注重公众印象管理和风险规避，而非以符合道德的方式履行其护理和治疗职责。换言之，许多公共部门的组织文化可能更关注其服务和服务对象的形象，而非他们实际的工作内容和成效。

六、作为组织榜样的批判反思型护士

至今，本章内容对当代护士提出了明确要求，即要努力成为具备批判性反思能力的 CIPS 典范，勇于挑战技术和能力认可方面的不良实践，以及改善围绕人际关系不佳的组织规范。简而言之，护士应以人性和善良为行为准则，言行需保持一致。

然而，面临 CIPS 挑战的组织往往会在多个方面暴露出员工之间关系不良、满意度低的问题。当患者及其家属遭遇此类情况时，他们可能会投诉并揭露虐待行为。具有讽刺意味且令人遗憾的是，尽管强调护士需要提高批判性反思水平，但许多面临 CIPS 挑战的组织成员并未意识到这一点。相反，他们可能会采用本书前文所述的组织防御机制来保护自己免受未意识到的问题困扰（Morgan，2006）。

在这方面，艾尔维森和斯派塞（Alvesson and Spicer，2012）指出，我们所处的官僚组织的一个显著特征是功能性愚蠢（functional stupidity）。这一术语是指人们在认知和情感上不愿意或无法运用反思能力，也无法坦诚地讨论组织中的假设和相关实践。因此，许多护士及其管理者可能更倾向于将以下所列的行为和经历视为"完全合理的日常工作"。

面临 CIPS 挑战的组织的特征

面临 CIPS 挑战的组织可能表现出以下部分或全部特征（此列表并不详尽，

欢迎补充）：

- 尽管组织声称员工参与决策，但实际上员工并未真正参与。

- 管理者期望医疗人员参加与 CIPS 相关的研讨会和培训，却认为自己的参与并不重要或无须出席。

- 员工发现自己处于"我 - 它"关系而非"我 - 你"关系中（Buber, 1958）（参见第 1 章），即他们只是被告知该如何感受或行事，而不是被邀请参与相关问题的对话。

- 在会议中，同事和管理者违反轮流发言的原则，通过频繁打断、多人同时讲话等方式表现出不倾听正在发言者的行为。

- 员工收到包含大量未解释的英文缩写和缺乏必要上下文信息的电子邮件，导致无法获取（甚至可能掩盖）他们作出适当回应所需的关键信息。由于重要信息未能有效传达给员工，员工感到困惑，最终可能对患者造成不利影响。

- 资深员工和同事不回复电子邮件或在很长时间后才回复，从而忽视了发件人在原始邮件中提出的问题和关切。

- 资深员工经常无法与初级员工取得联系，他们保持"闭门"的风格，或仅通过预约时间或官僚命令来限制人际接触。

- 资深员工经常在口头上轻视初级员工的关切，甚至完全忽视他们的存在。

- 员工被期望在快速的"瞬间文化"交往中解释自己，其中对上下文的深入思考和耐心讨论被牺牲为追求"重点"的对话和交流。

- 同事之间缺乏正常的文明礼仪，如在走廊相遇时不交换微笑或口头问候，而是以简短、冷漠或无视的方式进行交流。

活动 8.4　团队合作

请非正式地与你的同行和同事进行交流，了解他们对于上述要点有何看法，是否认同。如果他们认同其中某一项或多项要点，请进一步询问他们的具体感受和体会。如果他们持不同意见，也请询问他们对于自己所在组织的看法有何不同。无论哪种情况下，都需思考他们的回答可能与医疗机构如何看待和对待患者、客户或服务使用者之间的联系。

七、朝着沟通与人际交往技巧友好型组织迈进

一个具备 CIPS 意识、敏感性和能力的医疗组织应该是怎样的呢？在这样的组织中，员工将更广泛地参与到各个层面的决策过程中。管理者会以身作则，积极投身于培训活动，并与员工共同培养良好的自我实践习惯。员工间的互动将以对话为主，而非单方面的独白，并且会遵循交谈中的轮流发言礼仪。电子邮件将减少使用缩写，提供清晰易懂的上下文信息，以确保消息能够准确传达，同时所有员工都会迅速回复邮件，确保信息的及时流通。与资深员工的沟通将更加友善和直接，减少官僚主义的干预，形成更加开放、轻松且从容的交流氛围。最后，所有员工都将以文明礼貌的态度相待，言行一致，无论是在言语还是非言语行为上，都能体现出对彼此的尊重和关怀。

本章小结

在本章中，我们首先讨论了将复杂人际实践（CIPS）融入每位护士的专业技艺发展中的必要性，并强调这一过程需要以组织和政治意识的批判反身性为支撑。其次，我们探讨了在当代护理实践中，专业技艺如何受到技术理性的冲击。这种冲击对护士与医疗团队其他成员之间，以及护士与患者之间的关系产生了深远的影响。有人认为，在护理实践中仅仅采用技术理性的方法来应用 CIPS，可能会削弱、淡化甚至贬低其真正的价值。最后，我们强调了批判反身性的重要性，因为许多医疗保健机构的成员可能未能以身作则，展现出良好的人际交往行为。

延伸阅读

O'Neill，O（2002）*A Question of Trust：The BBC Reith Lectures* 2002. New York：Cambridge University Press.

Phillips，A and Taylor，B（2009）*On Kindness*. London：Penguin.

Schön，DA（1987）*Educating the Reflective Practitioner：Toward a new design for teaching and learning in the professions*. San Francisco，CA：Jossey-Bass.

Seddon，J（2008）*Systems Thinking in the Public Sector：The failure of the reform regime and a manifesto for a better way*. Axminster：Triarchy Press.

本章使用了这些书中所有的概念和论点。阅读这些书籍将有助于你理解其中相互关联的观点和论据。

第9章
沟通与人际交往技巧的宏观结构

译者：吴雪莲

基于英国护理和助产士委员会（NMC）注册护士的能力标准，本章将涉及以下宗旨和能力：

宗旨1：成为负责任的专业人士

在注册时，注册护士将能够：

1.7 理解研究方法、伦理方法和管理方法，以便能够批判性地分析、安全地使用、分享和应用研究成果，从而指导和推动最佳护理实践的发展。

宗旨2：提高护理的安全性和质量

在注册时，注册护士将能够：

2.7 理解并解释社会影响、健康素养、个人情况、行为和生活方式选择对心理、身体和行为健康结果的影响。

2.9 运用适当的沟通技巧和基于优势的方法，支持并帮助人们能够在护理方面作出知情选择，以应对健康方面的挑战，从而在能力下降、健康状况不佳和残疾所造成的限制范围内，过上令人满意和充实的生活。

宗旨7：协调护理

在注册时，注册护士将能够：

7.2 了解卫生法规和当前的卫生与社会护理政策，以及影响政策制定和变革的相关机制，适当区分英国分权立法机构。

本章目标

通过本章学习，你将能够：

• 描述"话语"的含义；

• 定义批判理论；

• 概述单向度思维理论；

• 理解有关健康不平等的不同解释；

• 了解生物医学和以证据为基础的话语的重要性；

• 描述酷儿健康的重要性。

一、引言

第 8 章将引导您进入了一个我们称之为"超越技术范畴"的领域。这是因为我们旨在探讨基于批判性社会政治知识的问题，这些知识在许多现代护理政策、教育、研究和实践中往往未得到应有的重视。我们的目标是帮助您以更具批判性、敏感性的视角，思考复杂人际实践（CIPS）的发展及其背后蕴含的深层次复杂性。

您现在可能已经意识到，CIPS 的熟练实践并不是在真空中进行的。关键在于理解这些技巧与多种知识来源的紧密联系和相互影响，这些知识来源通常以"话语"的形式呈现。

本章内容不仅为您的独立思考提供指引，还与后续章节形成有机衔接。在这些章节中，您将有机会将护理领域的 CIPS 置于更广泛的专业发展、文化、社会组织、政治和道德关怀的背景下进行探讨。

我们将介绍一些批判性社会科学的理论知识和观点，这些内容虽然可能存在相互矛盾之处，但都指向了一个核心问题：我们对世界的共同理解和认识是如何通过"话语"得以形成和表达的。不可否认的是，大多数护理专业的学生对批判性社会科学的论述并不熟悉，因此这些新知识有潜力引发他们对人类健康和疾病经历的新一轮批判性思考。话语作为沟通的宏观结构，其存在层面超越了一对一的交流，即使它们是在微观的人际层面上被表达出来的。仅仅因为您在某种情境下不使用特定的话语，并不意味着这些话语在其他社会环境中就不存在。

二、话语

我们从"话语"这一概念入手，来探究沟通的宏观结构。

概念摘要：话语

一般而言，"话语"是指两人之间以语言为媒介进行的交流，例如思想的沟通。但作为一个批判性概念，"话语"与米歇尔·福柯的观点紧密相连。福柯（1969）认为，话语是在特定"规训"（discipline，也可译为"学科"或"纪律"）结构中呈现和感知的制度化语言和知识模式，如医疗诊所或监狱中的话语（Foucault，1963，1975）。话语不仅将知识与权力相互关联，简而言之，它还塑造或建构了我们的知识体系、我们的言说方式，并反映了人与人之间的权力差异。生物医学和精神病学的话语可以影响我们对健康的认知与接受，作为一种强势话语，它甚至可能排斥其他"认知方式"，如个人经验或替代疗法。

话语不仅仅是文字那么简单。福柯（1969）曾提出，话语实际上创造了它所述说的东西的存在：

……话语……并非……仅仅是事物与词语的简单结合……分析话语的任务，就是要揭示它们不仅仅是"符号的集合"……而是系统地构建它们所谈论对象的实践活动……话语确实由符号组成；但它们的功能远不止于使用符号来代表事物。正是这种"更多"使得话语无法被简化为纯粹的语言和言语。而我们所需要揭示和描述的，正是这种"更多"。

福柯似乎想表达的是，"对象/事物/现象"在我们的生活中并不自然存在，而是通过话语的引入才进入我们的认知世界。这里的"对象"并不总是或仅仅指物理实体，它也可以是抽象的概念，比如"高血压"。这个词既是一个符号，也指向我们现实生活中的一个方面，即血管中液体的压力。但它的意义远不止于此。它是生物医学话语和实践的一部分，为我们构建了一种现实认知。如果没有医学话语为我们提供"高血压"这个词来描述心血管系统中的血压状况，"高血压"这个概念在我们的认知中就不会存在。客观地说，我们可能仍然会经历高血压的生理状况，但我们无法知晓它、测量它，也无法描述它的含义。自从威廉·哈维（William Harvey）在其著作《心血运动论》（*De motu cordis*）中描述了血液循环以来的两个多世纪里，我们一直深受这一生物医学论述的影响。因此，"高血压"及其存在已被我们视为理所当然。

"高血压"之所以"存在"，仅仅是因为在特定的时间和特定的地点，特别是在重症监护室和急诊医院等环境中存在这样的论述。我们甚至可以推测，对于亚马孙地区的原住民来说，由于他们与"文明"社会隔绝，没有接触到生物医学的话语实践，因此"高血压"这个概念在他们的认知中并不存在。他们可能仍然会经历高血压的生理状况，但并不会有"高血压"这个概念。这两者是有本质区别的。从主观上讲，他们甚至可能根本意识不到自己有高血压，因为他们既不知道高血压的名字，也无法谈论它。

因此，在日常工作中，护士最常听到的就是"生物医学术语"或"机构精神病学术语"（参见 Grant，2015；Smith and Grant，2016），这些术语都包含了许多普通人难以理解的短语。当护理专业学生尝试塑造自己的专业身份时，他们会积极地使用这种新的专业术语，例如用"心脏（cardiac）"替代"心（heart）"、"胃（gastric）"替代"肚子（tummy）"、"神经（neurological）"替代"神经（nerve）"等。在精神病学的制度性话语中，"双相情感障碍"取代了普通人常用的"躁郁症"，"精神分裂症"则替代了"疯子"的说法。我们认为，医学和精神病学的术语不仅有助于塑造专业身份，还能建立专业权威。然而，这些术语的使用也可能阻碍交流，因为它们将普通人排除在外，使他们因为缺乏相应的词语而无法理解医学知识。

学生们可能在一定程度上了解这一过程，因为他们在一段时间内既扮演护士 /医护人员的角色，又扮演患者的角色。当在与患者沟通时使用生物医学术语，而患者和学生都不理解其含义时，学生们或许可以通过礼貌地指出术语的用法来改善沟通效果。这在他们习惯性地、不加批判地使用这些术语之前尤为重要。

（一）6Cs 的语言

为了进一步深入理解和感受知识与权力之间的紧密联系，并领会语言带来的存在意义，我们认为英国首席护理官提出的"6Cs"理念，实际上是对传统护理话语的一种现代诠释。这一理念着重强调了护理工作的道德性（Traynor，2014）、美德性（Sellman，1997）及可能的自我牺牲性（Pask，2005）。

"6Cs"作为"引领变革，增添价值"的价值基础，为护理工作、助产士及其他护理人员提供了行动框架。具体而言，"6Cs"包括关怀（Care）、同情（Compassion）、能力（Competence）、沟通（Communication）、勇气（Courage）及承诺（Commitment）。

"6Cs"作为一种话语体系，深刻体现了知识与权力的互动效应。它与"基于价值观的招聘"理念相结合，共同构建了护理行业准入者的管理框架。这一体系通过特定的语言表达、核心术语、关键短语和行为准则，以规范化的方式发挥作用，为护士的职业实践设定了清晰的边界。一旦突破这一边界，护士不仅可能面临职业资格的丧失，更可能危及自身的道德操守和专业认同。

6Cs 的主要职责在于界定专业护理实践的范畴。近年来，面对公众的种种质疑，6Cs 还担负起了维护和保障护理专业身份的辅助职责。这里的关键并不在于评判其好坏，而是要阐释话语不仅试图塑造行为，而且试图引导护士和其他人员如何看待和管理自己。福柯提出的"治理术"概念，即自我管理，我们将在第 10 章进一步探讨。因此，从表面上看，运用 6Cs 的话语实践旨在确保"基于同情心实践的高质量患者护理"，这是一种信奉理论。然而，它也具备一种规范性的现实意义，旨在促使护士对自身和同事的行为进行自我监督，这是一种使用理论。至于 6Cs 在多大程度上与高质量护理存在实际的直接关联，而非仅停留在理论和意图层面，目前尚无明确的定论。

福柯指出，生物医学、精神病学等话语不仅对事物进行描述，还对事物的本质、认知边界、知情主体、知识产生方式，以及谁有权讨论相关现象等方面设定了严格的限制。近期关于精神分裂症本质和起源的讨论（McCarthy-Jones，2017）揭示了精神病学在将自身理解强加于其他批判性解释之上的影响力。实际上，心理健康护理在很大程度上已在实践中（即便在理论上尚未完全接受）不加批判地采纳了这种主流解释。在学校、医院和军队等机构中，这类论述是规训或监禁权力的具体体现。

本章后续部分将更深入地探讨生物医学话语和循证实践话语的内涵。

（二）批判理论

基于这一话语概念，我们进一步探讨了"批判性话语"的重要性。这种话语旨在引导我们超越常识、日常和理所当然的"是什么"的假设，进而深入思考并探索"可能是什么"。我们认为，许多护士缺乏一种批判性话语能力，无法对那些塑造他们自身及其服务对象现实的主导性话语质疑。我们首先将分析政治话语的运作机制，然后将这种批判性思维方式延伸到健康领域。

案例研究：从历史中学习

1933 年希特勒上台后，法兰克福社会学研究所迁至美国。这群被称为"法兰克福学派"的学者致力于探究为何在工人阶级处境艰难的情况下，资本主义仍然能够取得成功。他们观察到，尽管美国工人长期处于被剥削的境地，尤其是在 20 世纪 30 年代大萧条期间，工人们却表现出一种顺从甚至默许的态度。这一现象需要得到合理的解释。

这些学者致力于揭示并阐明文化（包括话语体系和大众传播）在塑造人类社会中的重要作用。1929 年华尔街股市崩盘后，大量工人几乎一夜之间失去了工作。然而，为何工人们没有团结起来要求从根本上改变经济运行方式？当时主导的"话语实践"是什么？政治家、媒体、学者和企业领导者又是通过讲述哪些"故事"或叙事来维持他们的相对沉默？他们给自己和家人讲了什么故事？2017 年，唐纳德·特朗普（Donald Trump）当选后，许多人都在问同样的问题（Goodman and Grant，2017）。批判理论试图为这类问题提供答案。

在英国脱欧公投期间，为了争取选票，人们纷纷讲述要从"布鲁塞尔那些不为人知的官僚"手中"夺回控制权"的故事。公交车车身上的一条醒目的标语承诺，英国退出欧盟后将为英国国家医疗服务体系提供资金支持。这一切发生在 2007—2008 年金融危机之后，当时各国政府斥资数十亿美元来救助濒临倒闭的银行。随后，普通民众却被要求接受工资冻结和公共开支削减，以帮助政府减轻债务负担。当时流行的说法是：（a）工党引发了金融风暴；（b）英国的预算就像家庭预算一样，必须偿还债务。在这种背景下，关于支付医疗和社会保障费用的争论愈发激烈。2016—2017 年，媒体大量报道了医疗和社会护理体系陷入危机的故事。仅一年后，英国皇家护理学院（Royal College of Nursing，RCN）声称，自 2010 年以来，护士的实际工资已经削减了 14%。

批判理论家们不禁要问：为什么人们会相信这些说法呢？

提奥多尔·阿多诺和马克斯·霍克海默（Theodore Adorno and Max Horkheimer）作为法兰克福学派的核心成员，他们的批判理论工作在社会和"权力"分析方面具有重要意义。他们深入探讨了权力的归属、运用及其产生的影响。福柯关于话语实践的概念与此密切相关，因为对话语的分析可以揭示语言和行动中存在的权力关系。例如，"为英国国家医疗服务体系筹款 3.5 亿英镑"，这一口号正是更广泛的反欧盟话语实践的一个典型体现。

批判理论不仅关注权力，还深入探讨了"思考方式"，例如理性这一概念。

在阿多诺和霍克海默合著的《启蒙辩证法》（*Dialectic of Enlightenment*，1944）中，他们指出，现代工业化与日益官僚化的社会是建立在"合理化"基础之上的。自 18 世纪以来，他们认为，精神活动（及实际行动）的一个决定性特征是"工具理性"，即为了实现特定目标而对手段与目的进行精确计算。尽管这种理性在工厂生产过程中可能还不错，但将其应用于人际关系可能导致不良后果。效率、效果和经济是与合理性紧密相关的核心观念。如果这些观念成为人类所有活动领域的主导思想，那么我们与他人的相处方式必将受到深远影响。因此，我们需要深入思考，究竟是谁能从这些主导思想在整个社会范围内的普及中获益。

阿多诺和霍克海默进一步指出，随着社会的"现代化"进程，这种形式的理性在支持所有科学和技术发展方面变得越来越有价值。例如，在姑息照护领域，尽管其精神与哲学基础植根于人本主义护理理论（Wu and Volker，2012），但当人们过于依赖理性思维，专注于疼痛缓解、营养评估等技术性目标时，可能会忽视人际互动的潜在后果。这可能导致患者与医护人员之间的互动被"忙碌"和专业距离所隔离（Kennett and Payne，2009）。此外，理性还使我们能够用"症状"和"症状控制"来讨论人，从而将人简化为一系列症状的组合。

研究摘要：在姑息照护中的理性和科学

波特等人（Potter et al., 2003）在描述姑息照护环境时，列举了 5 种常见的症状：疼痛（64%）、厌食（34%）、便秘（32%）、虚弱（32%）及呼吸急促（31%）。

这篇摘要采用了医学话语中典型的理性表述方式：

被转诊至临终关怀和社区服务的患者所承受的症状负担最为沉重（每位患者平均症状数分别为 7.21 和 7.13）。该研究表明，不同的患者亚组在症状表现上可能存在差异化需求，这对于临终关怀服务的规划和合理化至关重要。（Potter et al., 2003）

当然，我们不难发现，运用理性科学的手段来控制症状，对于生命末期的患者而言具有极其重要的意义，即便这样的控制可能会带来其他方面的后果。

然而，将理性应用于人类经验有时也会产生一些不良后果。这并不是说某些话语本身就是"错误"的，而是因为它们具有强大的力量，能够支持特定群体的立场。福柯等人认为，医生在社会中获得地位和权力，很大程度上是通过将科学理性作为其专业知识基础而实现的。

格林哈尔什和赫维茨（1999）对这一问题进行了如下阐述：

现代医学在其工具理性的框架下，往往缺乏对人们内心痛苦、绝望、希望、悲伤及道德困境等存在性特质的有效衡量与回应。这些特质不仅是疾病伴随的常见现象，更是疾病体验中不可或缺的重要组成部分。

在科学合理的生物医学方法中，关注的焦点是身体症状。而情感（emotion）或"情动"（affect）则被视为一种干扰因素。有效的医患沟通仅限于患者需要理解医生对他们的期望，以便他们能够遵守医嘱，如坚持治疗方案、按时服药等。在这种语境中，"遵循"（compliance）一词常被用来描述患者的角色，而"一致"

（concordance）则是一个相对较新的术语。

一名护理专业学生在 2017 年发表的评论中指出，理性、高效、工具性的护理方法可能会带来某些不良后果：

我还曾经历过护理人员不再将患者视为个体，而只专注于完成任务和遵守自己的时间表。

活动 9.1　研究与反思

阅读：

Hillman, A, Tadd, W, Calnan, S, Calnan, M, Bayer, A and Read, S（2013）Risk, governance and the experience of care. *Sociology of Health and Illness*，35（6）：939-955.

Goodman, B（2014）Risk, rationality and learning for compassionate care; the link between management practices and the 'lifeworld' of nursing. *Nurse Education Today*，34（9）：1265-1268.

以小组为单位，讨论这些文章对 CIPS 实践的影响，特别是对你所在的护理部门的影响。思考风险和理性在护理目标中的角色。

马克斯·霍克海默曾指出，任何理论只要以"将人类从奴役性环境中解放出来"为目标，便具有批判性（Horkheimer，1982）。他认为，除了阶级、族裔和父权关系外，生物医学、精神病学及科学理性同样可能成为奴役人的力量。

为了深入探讨在护理沟通与人际关系中社会政治环境和话语实践所起到的启用与限制作用，我们可以从法兰克福学派代表人物赫伯特·马尔库塞（Herbert Marcuse）的"单向度的人"理论展开讨论（Marcuse，1964）。

（三）单向度思维

政治理论和社会理论并未被纳入护理学的核心范畴。在护理课程中，社会学常常需要自我辩护其地位。"批判社会理论"及"气候变化、可持续性与健康"等议题，也并非护理教育中常规讲授或讨论的内容。这或许揭示了当前护士教育普遍存在的"单向度"特性（Goodman，2011）。对于护理专业学生而言，某些类型的知识因其更高的实用价值、相关性和规范性，而被认为更重要。

生物医学、药理学和生命科学在护理教育中的核心地位毋庸置疑。例如，英国护理和助产士委员会（NMC）的教育标准明确规定了护士应具备的"适当知识"，着重强调了领导力、技术技能、药理学及临床技能的重要性。在成人护理领域，这些标准主要围绕生物医学知识展开，凸显了其工具性。通过坚持这些标准，NMC 对护理专业学生的教育实施了严格的规范。

"单向度"（或一维性）是指一种思维定式，它遵循现有的行动、行为和世界观，缺乏批判性地探索替代方案和可能性的能力。单向度思维接受并维护现有的规范、价值和结构，无法想象或提出任何替代方案。因此，它无法发现解放的可能性，也无法参与推动变革的实践。一维性既是一种存在状态，也是一种描述方式，用以形容事物"是什么"与"可能是什么"之间的限制。

当前，老年人的护理体系主要建立在将他们视为财政和社会"负担""无生产力"以及"昂贵"的定位之上，他们甚至被描述为"人口定时炸弹"。在英国的政策语境中，我们似乎难以构想或实施一种能使老龄化更具人文价值和社会意义的替代性护理结构。值得关注的替代方案包括荷兰的社区护理模式及"超越老化"的理念，这些方案都摒弃了将老年人视为"负担"的观点。

多维度的话语为我们提供了超越现状的可能性。这样，我们或许能够敏锐地洞察到世界上尚未被发掘的可能性，或者正如查尔斯·爱因斯坦（Charles Eisenstein，2013）所言，"我们内心所知晓的更加美好的世界是有可能实现的"（The More Beautiful World our Hearts Know is Possible）。作为具备批判性思维的护理专业学生，我们被鼓励以不同的视角去思考"可能性"；这种思考方式无疑也适用于卫生和社会护理服务领域。

护士们常常被期望成为变革的推动者与领导者，去构想不同的未来，但他们通常只能在既定的框架内开展这些工作。西蒙·史蒂文斯（Simon Stevens，

2017）在"5年前瞻"中回应了德里克·万利斯（Derek Wanless）多年前的一份报告中所提出的"激进的公共卫生"的倡议。这一倡议对你而言究竟意味着什么，取决于你的思维边界和你所接受的叙事。例如，"改变生活"（Change4Life）（2017）等运动是否根植于现有的规范、价值观和结构中，强调"个人对健康负责"的新自由主义话语及有限的国家干预？如果不了解什么是"个人化的新自由主义话语"，就无法对这个问题给出明确的答案。关于新自由主义这一概念，我们将在第11章中进行详细讨论。

案例研究：新自由主义及个人主义的实践

一名75岁的男子近期被确诊患有2型糖尿病，同时他有抑郁症病史和自杀倾向。该患者体形偏胖，独居。他的子女因住在150英里（1英里≈1.61千米）外，他已与家人失去联系。他依靠国家养老金生活，并无职业退休金。为了帮助他控制血糖水平，医护人员建议他减肥、增加锻炼和调整饮食习惯。在"让每次接触都有意义"和"改变生活"的政策推动下，他被敦促改变个人生活方式。

然而，在讨论他的医疗护理方案时，更广泛的社会、经济和政治等健康影响因素并未被纳入考量。地方当局、国家政府或卫生政策的作用也未得到充分探讨。巴顿和格兰特（Barton and Grant，2006）的"健康地图"在关于临床委托小组提供服务的讨论中也未被引用。焦点在如何通过医疗专业人士的支持，让他对自己的健康负责。尽管"赋权"的概念在他的情况中被含蓄地提及，但实际上的主要关注点仍然是血糖控制、药物治疗及饮食和运动的调整。

马尔库塞提出，尽管存在与单向度思维相抗衡的力量，但这些力量必须与通过特定话语展现的主流控制力量进行激烈较量。马尔库塞并未否认矛盾、冲突、反叛或替代行动的存在，而是强调资本主义在将技术理性（参见第8章）渗透到社会和经济生活中时，正日益趋同，这使人们愈发难以摆脱那种非评判的、单一的思维方式。

在马尔库塞看来，"一维性"的未来预示着个性的丧失、自由的剥夺及反抗或主宰自身命运的无力感。在单向度的社会中，人们已无法辨识以下差异：

1. 个体存在与人类本质：我们鲜少思考我们所认知的存在与我们所谓的"本质"之间是否存在某种联系。

2. 现实与潜能：这涵盖了我们所生活的物质世界，包括日常琐碎与世俗事务。例如，小学生在上学途中购买糖果和薯片，这仅仅是生活中的一个片段。

3. 表象与真实：在食品和时尚领域，所谓的"自由选择"表象之下隐藏着怎样的真实？在使用社交媒体时，我们是否意识到了其中潜藏的信息？在私下里，我们以何种标准（真实）来评判彼此的价值？而在文字和推文中，我们又明确传达了怎样的信息（表象）？

马尔库塞希望我们能够深入审视社会文化，诸如大众媒体与社交媒体的产出，挑战我们对"存在、事实与表象"的固有认知，进而去思索其背后的"本质、潜能与现实"。

换言之，我们应当超越文字表面的意义，去探寻那些未曾被触及、未被思考的生活方式的替代可能。"表象"究竟为何物？"现实"又是怎样一番景象？例如，瓶装水在"表象"上似乎是一种便捷健康的消费品，但其"现实"却涉及海洋塑料污染的严重环境问题。

在我们的文化中，"消费主义"话语占据了重要地位，它塑造了我们对美好生活的理解、对成功青年男女的定义，以及我们所应追求的目标。对消费主义的接纳或非评判态度，使我们在面对根本性生活方式变革的呼吁时变得防御。这种对消费主义的无条件接受，支持着我们购买瓶装水的"权利"，甚至可能支撑起我们对健康可持续性生活方式或公共卫生法规变化的抵制态度。"可持续健康"这一概念本身便是与消费主义相竞争的话语（Goodman and East，2014），它直接挑战了消费主义以及那种"因为我们值得拥有"而肆意购买的权利观念。

如果我们无法设想健康可能以不同的方式构建，如果我们无法思考和讨论不同形式的消费行为、社会关系、工作模式、市场和技术对健康和幸福模式的影响，那么我们的思维将陷入一维的境地。

消费主义的关键特征（马尔库塞）及对健康的影响

1. 个人融入社会后，往往满足于现状，难以想象更快乐、更自由生活的可能性。消费主义不仅阻碍了人们对更广泛的健康决定因素的思考，还推销了一种以个人为中心的健康生活方式，同时让人们对自己的身体产生不满。

2. 社会的繁荣和富裕往往建立在浪费与破坏的基础之上，而剥削和压迫进一步加剧了这一问题。这种状况对人们的健康和福祉造成了不良影响。

3. 自由和民主受到操纵，导致难以提出针对健康问题的社会、政治和商业决定因素的替代政治行动。事实被扭曲或不被认同，谎言甚至被当作"事实"。

4. 技术资本主义的繁荣和富裕使人们变得冷漠和疏离。其劳动体系中存在奴役现象（如零工时间、零工经济），文化中充斥着意识形态的灌输（如"没有钱就无法生活"的观念），消费主义中弥漫着拜物教（如"买东西买到手软"的行为），军工复合体中则隐藏着危险和疯狂（如核战争的威胁）。

5. 商品化和消费。当一切都被标上价格，成为市场上可供买卖的商品时，当我们的社会功能主要围绕购买的物品展开时，我们变得无力且被动，被表面的光鲜所迷惑，难以触及疾病的深层根源。

马尔库塞（1964）主张发起一场"伟大的抗拒"活动，即通过实际行动与深度反思，对现有主导和控制模式质疑；批判并否定那些被视为天经地义的事物；追究"权力"所应担负的责任；抵制广告、营销与消费的诱惑；通过积极的公民行动、政治言论、文化艺术，发展一种非压制性的智慧与文化形态的社会联系。

在后续章节中，我们将重新审视话语的概念，以期揭示多维度思考与沟通的潜在力量。

活动 9.2　批判性思维

马尔库塞探讨了"现实状况"与"潜在可能"之间的区别，即事实与潜能的差异。为了帮助我们由现实迈向潜能，我们应先思考当前所处的"现实状况"，再进一步设想"潜在可能"是什么？这需要我们怀抱乌托邦式的理想，秉持理想主义，并胸怀壮志。以下是一些有启示性的例子：

现实状况：存在着明显的"健康社会梯度"（Marmot，2010），社会经济地位较低的人群其健康状况和死亡率均劣于社会经济地位较高的人群。

潜在可能：我们可以努力拉平这一社会梯度，使处于社会经济底层的人群能够享有与顶层人群相近的预期寿命。

现实状况：当前的正常退休年龄不断提高，人们每周的"标准"工作时间为 40 小时。

潜在可能：我们可以设定一个更为合理的(可选择的)退休年龄，例如 50 岁，并将每周工作时间缩减至不超过 3 天。

现实状况：对于大多数需要心理健康支持和帮助的儿童而言，预约治疗平均需要等待长达 32 周（Lilley，2017）。

潜在可能：我们可以大幅缩短这一等待时间，使需要心理健康支持和帮助的儿童平均只需等待 1 天即可接受治疗。

现实状况：1993—2015 年，英格兰成年人的肥胖率从 14.9% 攀升至 26.9%（PHE，2017）。

潜在可能：在英国，我们可以将成人肥胖症的患病率控制在约 5% 的水平，并确保其不再呈现上升趋势。

三、话语与健康不平等

在这一部分，我们将深入探讨话语如何影响我们对健康不平等与贫困之间关系的理解。桑德拉·卡莱尔（Sandra Carlisle，2001）提出了"相互竞争的论述"这一概念，对健康不平等存在的"争议性解释"进行了精辟总结。您自己对贫困和健康不平等的解释性话语，或许能成为通过语言、政策和行动为人们创造现实的有力叙述的一部分。

活动 9.3 团队合作

请与您的团队成员一起探讨以下问题，并思考支持您的立场的证据有哪些：

贫困和健康状况不佳，究竟是源于个人的不足还是社会的失责？

健康在很大程度上受到我们选择的生活方式影响——比如吸烟、饮酒、缺乏运动、摄入高热量和高糖分的食物等。那些在晚年有长期疾病的人，往往在此前并未选择健康的生活方式。

温馨提示：上述讨论练习并非只有唯一正确答案。其设计初衷在于帮助您在与他人交流时能够深入思考其中的关键点。

为了阐释健康不平等的现象，卡莱尔（2001）提出了以下话语体系：

• 再分配话语体系（Redistribution Discourse，RED）。

• 社会整合话语体系（Social Integration Discourse，SID）。

• 道德底层话语体系（Moral Underclass Discourse，MUD）。

每种话语体系都按照以下五个步骤进行构建：

1. 明确问题的根源。

2. 对问题进行解释说明。

3. 确定问题的因果机制。

4. 提出相应的解决方案。

5. 明确行动级别。

所以，以"道德底层话语"体系为例，在谈论健康不平等和疾病时，我们的观点如下：

1. 问题的根源在于社会经济地位较低的群体本身往往被视为"庸俗且逃避责任的人"。

2. 对此现象的解释主要基于他们的行为和经历，如吸烟、饮酒和失业等。

3. 他们之所以陷入这样的境地，是因为他们缺乏足够的资源，而这些资源即便拥有，也可能被浪费在不良习惯上，如吸烟和饮酒。

4. 针对这一问题，解决方案是通过教育引导和建议改变生活方式，如推广"Change4Life"等活动。

5. 这些行动主要针对个体进行，而非针对整个社会或社区。

关于健康不良与健康不平等的另一种阐释框架为"物质匮乏论"。这一观点构成了 2010 年《马莫特评论》（The Marmot Review）中"公平的社会，健康的人生"（Fair Society Healthy Lives）的核心内容，归属于"再分配话语"体系，主张通过物质资源的再分配来解决问题。同时，"心理社会比较论"则为理查德·威尔金森（Richard Wilkinson）与凯特·皮克特（Kate Pickett）于 2009 年合著的《精神层面》（The Spirit Level）等作品提供了理论支撑，并构成了"社会整合话语"体系的组成部分。在此论述中，降低社会不平等程度、更好地融合边缘群体显得尤为重要。

"物质匮乏论"侧重于探讨支持健康生活的资源不足问题，而"心理社会比较论"则揭示了社会阶层地位及不平等程度对健康产生的心理社会压力。这两者并不是相互排斥的，甚至可能对某些个体产生叠加效应，使他们的健康状况进一步恶化。因此，在一个充满不平等的社会环境中，贫困成了一种有害因素，加剧了健康领域的不平等现象。

"道德底层话语"体系涵盖了一种"文化论"观点，即将某些行为、态度、价值观和规范的文化视为不健康的根本原因。这种观点可能会导致对公共卫生问题采取"生活方式偏移"（Hunter et al., 2009；Popay et al., 2010）的解决策略。

在此类话语体系中，解决方案通常聚焦于要求、鼓励或教育人们作出更为健康的选择，并改善其生活方式，如戒烟、减少饮酒、加强锻炼及改善饮食习惯。按照这种观点，贫困人口之所以生病的比例较高，是因为他们作出了不良的生活选择。这些所谓的"底层人民"由于作出了错误的道德选择，因此健康问题被视为他们自身的责任；他们被贴上"不值得同情的穷人"的标签。他们所经历的物质匮乏，被归咎于他们自身及其父母作出的错误的生活选择。而疾病带来的物质匮乏又使他们无法工作或无法作出更好的生活选择，进而使他们被视为"自食其果的穷人"。

概念小结："生活方式偏移"

生活方式转移表现为一种趋势，即政策措施认识到有必要对更广泛的健康决定因素采取行动，即所谓的"上游方法"，但在实际执行中，这些原本旨在上游的干预措施却逐渐滑向下游，更多地关注个人的生活方式因素（Hunter et al., 2009）。尽管生活方式转移承认健康不良的社会、环境和政治等多方面原因（如"肥胖环境"）的存在，但在实际操作中却偏重改变个人的生活方式，而非采取更深层次的社会政治行动。

我们认为，在广播和印刷媒体所传播的大众文化中，"道德底层话语"成为解释疾病和健康不平等现象的主要论述。因此，那些对其他论述缺乏了解的护士可能会陷入"一维"的言辞和健康解释框架中，难以考虑或接受其他的解释或解决方案。这种话语易与生物医学或精神病学话语融合，因为它主要聚焦于个体及其行为，而非更广泛的社会或政治层面。

四、生物医学话语

生物医学及其相关话语在当代护理实践中对健康的理解占据了主导地位，并构成了英国国家医疗服务体系及其他西方医疗服务体系的基础。生物医学模式自诩科学、客观且可重复，然而在实际的医疗服务中，情况可能有一定的出入。如今，许多医生都开始采用其他方法，如叙事医学、补充和替代医学及生物 - 心理 - 社会方法。

生物医学话语的主要原则包括：

• 健康被定义为"无疾病状态"及"功能正常"。

• 医疗服务主要针对已患病或残疾的人群进行治疗。

• 高度重视在专业医疗机构（如医院或诊所）提供医疗服务。

• 医生及其他具备资质的专家负责诊断疾病，并批准及监督患者从生产劳动中退出。

• 医疗服务的主要职责是矫正或治疗，以使患者能够重返生产劳动。

• 通过强调疾病的生物学特性（即生物还原论）来解释疾病和患病现象。

• 生物医学从病原学（疾病的起源）角度出发，关注危险因素并界定异常（与正常）状态。

• 循证实践：极度重视运用科学研究方法和科学知识。相较于由普通人提供或通过学术研究产生的定性证据，随机对照试验（randomized controlled trial，RCT）产生的定量证据通常被认为具有更高的知识地位。（来源：Jones，1994）

作为一种理想典范，生物医学视"专业知识"为专家必备、理性且科学严谨的。相比之下，普通信仰则因其被视为无知、非理性、非科学和迷信的而被贬低了。基于这种观念，普通人持有信仰，而医生则掌握知识。在生物医学模式下，症状成为首要考虑因素，以符合诊断模式。医生的主要职责便是诊断这些症状。

阿多尔诺和霍克海默所倡导的"理性"在生物医学中得到了充分体现，其核心在于客观性、测量以及假设演绎法。随着科学和医学技术的不断进步，我们能更加清晰地"观察"到身体内部的疾病发展过程，从而更准确地定位病理部位（Helman，2001）。尽管这为人们带来了巨大的益处，但赫尔曼（Helman，2001）也指出，这种方法导致了医学视野的局限——还原论、心身二分法及身体的客体化——当今疾病视角的特征。换言之，我们可能被简化为数字和生理过程的组合，可能被"生物医学所描述的事物所定义"，如"精神分裂症患者、糖尿病患者、阑尾炎患者"，而失去了心理社会背景。

> ### 活动 9.4　团队合作
>
> 在小组内，共同探讨并列出生物医学方法及其医疗话语的优缺点。
> 参考答案请见本章结尾部分。

五、循证实践话语

循证医学运动所倡导的循证实践，对于护士群体，尤其是那些深谙生物医学或精神病学方法的护士而言，可能会借助工具理性的力量来达到特定目的，并据此对已知知识（认识论）与"真实"情况（本体论）作出某种假设。这一过程或许带有一定的政治色彩，因为当临床实践及研究中采纳了某些特定的循证医学范式时，其他形式的研究和证据可能会被边缘化，特别是在那些掌握研究经费分配权的人手中，这种排斥现象可能更为明显。阿多诺和霍克海默曾深刻指出，理性已成为现代社会在思想和行动层面运作的一大特征。

在临床实践中，许多人习惯于先确定"目标"，即护理计划所要达到的效果，再去考虑实现这些目标的手段。例如，确保充分止痛、促进伤口愈合、保证最佳营养摄入或安全用药等，都可能被视为护理的"目标"。而实现这些目标的手段，往往已经由前人通过实践和研究得出，即所谓的"证据"。因此，在实际操作中，人们往往会遵循这种手段与目标间的对应关系来进行。这至少构成了临床思维的一种理论框架。实际上，人们的行动可能更多的是基于习惯、实践惯例、常规流程或个人经验的反思。

然而，在日常实践和沟通的背后，隐藏着生物医学理性的深邃海洋，即便在行动时刻也未必能被意识到。这构成了护理"生活世界"的不可或缺的一部分。护士与护士、护士与患者之间的沟通，都发生在这个共同的、默认的且往往未曾言明的意义世界中。他们通常不会明确提及支撑其日常实践的生物医学实证科学文献的合理性，也不会明确提及管理要求的合理性。然而，这些合理性却如影随形，作为一种"生成机制"（Bhaskar，1975）在幕后悄然运作，指引着他们的思想、谈话和行动。

除此之外，护士在与人交往和履行职责时，还会借鉴各种相互竞争的认识论和"知识理论"。其中，补充和替代医学就是众多理论中的典型代表。通过多年临床经验积累起来的实用知识也会被他们灵活运用。护士还可以借助叙事、故事、个人经验和伦理知识来制订行动方案。因此，在实际操作中，护士的做法与循证医学存在着多样性和差异性。

霍尔姆斯等人（Holmes et al.，2006）在一篇旨在阐述他们所谓的"证据政治"的文章中概述了这种分歧。他们指出：

循证医学是更广泛真理政治体系的一部分；它依赖于具有潜在风险的分层结构，例如科克伦（Cochrane）分类法；并且在意识形态上拒绝对其更深层次合法性的批判性审视。

霍尔姆斯等人认为，循证医学回避了对其基本假设的反思，即如何进行研究及它能够基于何种知识理论（如经验主义）。要理解其中的原因，我们需注意到循证医学深深植根于生物医学方法，并采用了生物医学经验科学的术语。科克伦的证据等级体系将随机对照试验奉为研究的黄金标准，同时将其他方法和证据贬低为不相关或仅仅是"轶事"般的叙述，从而排除在合格证据之外。

在这场辩论中，我们可以观察到福柯的"权力／知识"观念的影响。循证医学之所以拥有力量，是因为它界定了什么是已知的知识。在排除某些形式证据的过程中，循证医学行使了权力，决定了哪些知识是有价值的、哪些临床实践是合理的、哪些声音应该被倾听及哪些研究应该得到资助和发表。

科克伦分类法对临床专业知识的价值给予了较低的评价，同样地，基于参与者叙述的定性研究在作为"证据"的价值上也被"系统地"排在较低的位置（Holmes et al.，2006）。

因此，霍尔姆斯和他的同事们向循证医学提出了这样的问题："证据的定义和取舍是由什么或谁来决定的？这些决定认识论和本体论的基础又是什么？"他们敦促循证医学对其自身的假设进行理解和批判，这些假设关乎什么是已知的（认识论），以及什么是存在的或可能存在的（本体论）。由此推断，循证医学很少或从未进行过批判性反思。

他们的结论颇具争议性：

我们提出批判的目的，是希望能激发关于隐性范式的认识论和政治性的辩论，这些范式强行施加了一种危险而狭隘僵化的"真理"体系，并试图将其普遍化……相反，我们认为研究人员应该鼓励多样化和多元化的范式，避免使用"普通病人"这样的修辞。

未来的护理专业学生将会被引导进入循证实践的环境，并在其中与那些对可以知道什么、如何获得知识及适当的研究形式和方法持有特定立场的人一起工作。尽管范式和认识论的论点可能不会在本科阶段被完全掌握，这里也不是详细讨论它们的地方。然而，我们必须认识到，这一切都是在一个权力框架下进行的，因为有人在决定应该研究什么、如何研究及什么应该被发表和资助。

活动 9.5　研究与团队合作

阅读：

Grant，A，Zeeman，L and Aranda，K（2015）Queering the relationship between evidence-based mental health and psychiatric diagnosis：some implications for international mental health nurse curricular development. *Nurse Education Today*，e18-e20.

Goodman，B and Grant，A（2017）The case of the Trump

六、酷儿健康

　　"酷儿"医疗保健方法构建了一套松散但又相互关联的话语体系，其唯一目的在于打破并重塑那些通常被视为规范的主导话语（Grant et al., 2015b; Zeeman et al., 2014a）。在这里，"规范的"是指那些被普遍接受为"正常"或"本应如此"的观念。酷儿理论批判了这种看待世界的规范方式，它倾向于将成对的概念中的一个视为主要且优越的，而将另一个视为次要或从属的。因此，在许多甚至是发达的文化中，以下成对的概念中加粗的一方通常被暗示或明确地认为是规范上更优越的：**男**-女；**异性恋**-同性恋；**明智**-疯狂；**瘦**-胖。

　　你注意到这些成对的概念了吗？首先，它们是"非此即彼"的，不接受任何差异。人们在文化上要么是可取的（正常的），要么不是，差异并未被视为一个可选项。其次，所谓的"正常"总是离不开特定的文化价值判断及经济和政治力量的影响。

案例研究：采用和差异

　　当达伦（Darren）和他的伴侣乔治（George）来到儿童病房看望他们收养的孩子时，护士莎伦（Sharon）感到十分惊讶。虽然莎伦对 NMC 标准的行为规范了如指掌，并且也参加了平等与多样性的课程，但她长期以来基于"传统与神圣"的道德直觉让她感到极度不适。在员工活动室里，莎伦坦诚地表达了自己的感受：

> 我认为，在同性恋家庭中成长的孩子，他们的反应通常都是负面的，而只有成年人的反应才是积极的。我认为这已经很能说明问题了。重要的是要考虑孩子的感受，而不仅仅是父母的意愿。大家似乎只是把这个问题当作又一个同性恋权利的问题来看待。但很抱歉，我不能接受那种不自然的事情发生。这对孩子来说是不公平的。无论父母有多么爱护他们的孩子，孩子终究要面对家庭以外的人和世界。

主导社会的规范性话语往往偏向被认为文化上正统与理想的特权群体及其假设和行为，而排斥甚至惩罚那些被认为是文化上的异端和不受欢迎的个体。这种现象对医疗保健、医疗沟通及人际关系产生了深远的影响。其中一个重要的启示是，护士必须认识到，医疗保健需求是如何与压迫性、歧视性、社会、文化、经济和政治实践紧密联系的。

案例研究：一名跨性别女性被谋杀

在第 7 章中，我们深入探讨了如何与跨性别群体的成员进行有效沟通。

2017 年 2 月 15 日，巴西，42 岁的丹达拉·多斯·桑托斯（Dandara dos Santos）惨遭杀害。她从家中被强行拖出，遭受暴打后被扔进手推车，最终被带至偏僻的小巷，在围观者的欢呼声与笑声中遭到枪杀。

她是当月被害的跨性别群体的第五位成员。这种针对跨性别和性别多元人士的暴力事件在全球范围内呈上升趋势。据报道，2008 年至 2015 年，65 个国家共发生了 2016 起针对跨性别和性别多元人士的谋杀案。

本章小结

首先，我们概述了福柯所探讨的话语概念及其深层含义。至关重要的是，我们必须认识到话语并非仅仅是词语和短语的简单交流。话语具有构建现实的力量，它们能够将所谈论的事物实体化。话语并非中立的存在，它们往往与权力紧密相连，并塑造和反映着社会关系。其次，我们提及了批判理论及其在解读文化和社会现象中的应用，这包括深入剖析语言使用和消费文化中的惯用表达，以超越表面现实或"理所当然"的假设。权力关系再次为这种分析提供了重要视角。马尔库塞的"单向度"思维被用来阐释当前的思维和表达方式如何被用来证明与维护既有秩序，而多元的声音则试图创造不同的现实。这些理论为生物医学、循证医学的阐述性话语以及关于健康不平等的话语提供了支撑，包括那些指责受害者的"道德底层话语"。最后，我们概述了如何通过识别二元词对和"规范的"概念来探讨健康专业人士与其合作者之间的沟通，这被称为"酷儿健康"。

本章活动的简要参考答案

活动 9.4：团队协作

生物医学对于"患者"或"医疗服务接受者"而言，既存在利好也存在不利因素。例如：

利好方面：

• 生物医学能够提供明确的诊断分类和疾病处理方法，有助于治疗或预防可能威胁生命的疾病。

• 生物医学构建了一套清晰易懂的体系，患者或医疗服务接受者可以据此满足自身的健康需求。

• 生物医学为众多严重疾病提供了有效的治疗手段，例如心脏搭桥手术，这在过去可能意味着死亡或长期残疾。

• 生物医学培养了高度专业化的医学专家。

然而，不利因素同样存在：

• 某些医疗干预措施可能会引发严重的副作用。

• 生物医学从业者在诊治过程中可能未能充分重视患者或医疗服务接受者对疾病原因的看法。

• 技术的运用有时可能导致疾病的诊断结果与患者或医疗服务接受者的实际感受不符。

• 高度专业化可能导致关注范围过于狭窄，使得从业者在医疗互动过程中忽视了一些重要信息。

（来源：开放大学课程"补充和替代医学问题"）

延伸阅读

Browne，C（2017）*Critical Social Theory*. London：Sage.
为本章提供了很好的背景资料。

Zeeman，L，Aranda，K and Grant，A（2014）*Queering Health*：*Critical challenges to normative health and healthcare*. Ross-on-Wye：PCCS Books.
这本书对这一主题进行了有益的讨论。

第 10 章
沟通与人际交往技巧的微观结构

译者：杨再林

基于英国护理和助产士委员会（NMC）注册护士的能力标准，本章将涉及以下宗旨和能力：

宗旨 1：成为负责任的专业人士

在注册时，注册护士将能够：

1.5 了解专业实践的要求，展示如何识别自己或同事身上的脆弱迹象，以及如何采取必要的行动将健康风险降至最低。

1.18 展示在跨学科团队中作出有效和积极贡献的知识和信心。

1.19 充当大使，维护专业声誉，促进公众对护理、健康和护理服务的信心。

宗旨 6：提高护理的安全和质量

在注册时，注册护士将能够：

6.11 认识到接受和管理不确定性的必要性，并理解对培养自己和他人韧性的策略。

本章目标

通过本章学习，你将能够：

• 理解主体性、自我、能动和结构的概念；

• 描述什么是反身性模式；

• 理解"主体定位"的重要性；

• 概述什么是后结构主义和治理术。

一、引言

在上一章，我们探讨了沟通的宏观结构，它在"超越技术"与本章的"微观"视角之间架起了桥梁。我们介绍了沟通的个人内在层面（自我）和人际层面（与他人交往）的背景。为了论证我们共同理解世界的方式以及我们所拥有的知识是如何通过"话语"来表达的，我们引入了一些批判社会科学的知识和思想。此外，需要强调的是，CIPS 的熟练运用并非脱离具体情境的，它既有解放思维的作用，也可能限制我们的思考方式。

当我们谈论沟通的"微观结构"时，我们是指理解一对一交流、小团体互动及我们自己的思考过程，包括那种"自言自语"式的内心对话。

因此，本章旨在帮助您在多种情境中提升我们所谓的沟通技巧和人际交往技巧中的微观结构层面。通过学习这些内容，您将能够更全面地看待护理中的 CIPS 职业发展心理、文化、社会组织、政治和道德问题等。

本章受若干社会理论的启迪，深入领会这些理论对于超越简化的沟通模式至关重要。它与其他视角相辅相成，诸如在沟通分析中所阐释的心理动力学理论（Stewart and Joines，2012）。

本章将引导您深入思考以下几个方面：

"主体性"，即自我如何被社会与文化所塑造，并反过来创造社会与文化，以及社会与文化如何影响我们与自己及他人交流的内容和方式。

能动与结构，探讨我们的行动自由如何在既定的社会结构中运作。

反身性模式，即自我与自身的对话过程，通过内心独白来决定行动的取向。

主体定位，涉及语言和话语如何将自我置于与他人之间的关系中，尤其在权力不对等的情况下。

后结构主义和治理术，探讨语言、知识与权力如何与思想和行动的"自我监督"相互关联。

二、理解沟通的核心概念

我们要求您对个人、关系、文化、理论和政治等方面进行深入且富有挑战性的反思。同时，也希望您能够理解并掌握一些社会学理论，进而发展出"社会学想象力"（Wright Mills，1959）。

这需要您深入探索和审视那些塑造我们新兴主体性的社会文化力量与话语实践。我们需要进行社会和文化批判，讨论我们对彼此想法和行为所持有的理所当然的、表面的解释，并对其进行深入的反思和探讨。

对于社会、机构和组织的实践，我们需要进行有力的审查和批判，尤其是当它们被视为理所当然的"例行公事"时。我们不能盲目接受现有的社会结构和规则，而应该保持批判性思维，不断对其进行审视和反思。

（一）主体性和自我

"主体性"含义丰富，主要涵盖了我们的人格、自我、意识、感知及能动性，以及它们与真理和现实概念之间的相互联系。

主观主义认为，外部客观世界与主观自我之间的界限可能并不清晰。关于外部客观世界，即社会结构是否独立于试图认知它的"存在/实体"（本体论），这是一个颇具争议的问题。此外，这种"存在/实体"往往以特定的形式在语言中得以体现。

然而，批判现实主义（Bhaskar，1975）对此持不同看法，它认为我们能够言说和理解这种"存在/实体"具有独立于我们的经验、思想、知识和语言的现实性。

我们认为，这两种观点都有助于更深入地理解人与人之间的沟通。我们力求避免陷入"结构决定论"的窠臼，即护士作为"主体、自我、代理人"在社会结构面前显得无力和被动。相反，我们期望看到护士以主体、自我、代理人的身份，展现出充分的自我创造力和独立的自我指导能力。这正是第11章所批判的"自由人的自我"的核心理念。我们不愿将人类自我简化为仅仅是语言的产物。

（二）社会自我

我们言说的内容、时机及彼此交流的方式，都源自一个持续演进的过程。在这个过程中，我们不断地解读外界，时而倚赖"心理捷径"和情感的瞬间解读，时而借助深思熟虑、分析性的理性思维进行细致推敲。丹尼尔·卡尼曼（Daniel Kahneman，2011）将这两种思考模式分别称为"系统1思维"与"系统2思维"。然而，值得注意的是，这个解读世界的"我"可能并非一个孤立、客观的存在。尽管我们时常感受到一个独立的"我"在运作，但更多时候，这个"我"其实是镶嵌在一个更宏大的"我们"之中的。

举一个日常生活中的例子，今天早上当"我"决定要穿什么衣服时，"我"似乎是在独立地作出选择。然而，事实上，"我"的选择与社会上许多其他人的选择如出一辙。"我"，作为个体，实际上是更广大的"我们"中的一员。这个选择看似出于"我"个人的意志，但只需观察周围人的穿着，就会发现这其实是一种集体决策的体现。选择穿牛仔裤等服饰，虽然感觉上是个人的自主决定，但实际上，它是更大的社会自我中的一部分。这个社会自我是由众多作出相同选择的人共同构成的。

这一规律不仅适用于日常生活中琐碎的选择，也同样适用于更为重大的决策，比如你的投票倾向，或者你在跨专业合作或临床实践中所作的决策。我们往往认为自己作为自由个体，能够作出独立且客观的决定。然而，在很多情况下，我们的选择其实是社会结构中更广泛决策的一部分，这些决策早已由其他社会成员作出。社会结构为行为主体的行动设定了"可能性和限制条件"，使得我们的选择在一定程度上受到了影响和制约。

在 20 世纪 60 年代的心理健康领域（Goffman，1961）及 20 世纪 80 年代的护士培训中，有一个具体的例子：为那些有学习困难或心理健康问题的人提供机构化的护理服务。新入行的护士会学习描述这类护理服务的专用术语、护理对象及其相关操作方法。当他们逐渐掌握这些术语，并遵循相应的文化和操作方法时，他们便成了这一制度下的继承者。在这个过程中，护士们以"护士"这一身份塑造了新的自我，并在我们现在可能认为条件并不理想的环境中照料人们。

在这种情境下，机构化护理的结构在学生们开始学习护理行为之前便已根深蒂固。然而，护士们的实践行为有可能对这一结构产生影响，从而引发"结构的阐述"，即改变。当然，并非所有护士的言行都能导致结构的改变。在后一种情况下，我们需要深入探讨为何结构没有发生改变。新护士们在塑造自我时，可能选择成为"顺从的护士"，维持现有结构，也可能选择成为"具有挑战性的护士"，力求改变结构。那么，究竟是什么原因促使他们作出这样的选择呢？又是哪种自我行为在起作用呢？

在这个过程中，"内心对话"的作用显得尤为重要。我们必须认识到，护理工作的社会环境是由各种结构、我们所在的机构及工作文化共同构成的。更为重要的是，我们需要理解自我对话对我们行为的影响，即反身性。关于这一点，我们将在本章后续的内容中进行详尽的探讨。

活动 10.1　研究和团队合作

阅读：

Aston，M，Price，S，Kirk，S and Penney，T（2011）

More than meets the eye. Feminist poststructuralism as a lens towards understanding obesity. *Journal of Advanced Nursing*，68：1187-1194.

阿斯顿等人（Aston et al.）认为，肥胖的含义及其所带来的体验深深植根于我们的社会关系之中。他们试图了解个体之间的权力关系是如何通过社会、制度和政治结构构建起来的。

以小组为单位，讨论这篇文章对 CIPS 实践的影响，特别是对你所在的护理部门的影响。

近期，英国中斯塔福德郡国民医疗服务信托公司（Mid Staffordshire NHS Trust）的事件便是一个鲜明的例子，展示了文化和结构如何深刻影响个体行为。2017 年格伦费尔大楼的悲剧性火灾，不仅凸显了相关人员的能力不足，更将文化、政治和社会结构层面的深层次问题暴露无遗，这些失误可能加剧甚至纵容了身居高位者的失职行为。面对这样的情况，我们或许会问："他们当时到底是怎么想的？"

（三）肥胖与主观性

肥胖问题不仅揭示了"外部世界"与"内部主观自我"的紧密联系，还彰显了个人身体作为社会政治意义的重要载体。这一认识源于对"文化与自我相互影响"的深刻理解。在不同的文化背景下，肥胖、臃肿、超重等状态被赋予了多样的含义，而这些文化也通过各自独特的方式，描述这一极具人性化的体验。个体往往会以一种强制性的方式将这些体验内化，有时甚至会以自我伤害的形式表现出来，如焦虑、抑郁、饮食失调，甚至自杀倾向。当个体认为自己"胖"时，这种主观认知往往受到周围文化对"胖"的道德评价影响。

有时，这些道德评价还会通过负面的文化表达被强加于个体。黛博拉·勒普顿（Deborah Lupton，2013）指出，在众多文化中，肥胖常被刻画成一种流行病、公共卫生威胁，被视为危险且易诱发 2 型糖尿病等疾病的因素。肥胖还被视为个人道德上的弱点和不负责任的表现，暗示着个体未能妥善管理自己的健康。此外，肥胖也与懒惰、缺乏魅力等负面形象挂钩，在影视作品中鲜少被赋予英雄角色。在肥胖政治中，责任往往被单方面归咎于个人，这被称为"生活方式转移"反应（Hunter et al.，2009）。然而，这种做法忽视了肥胖环境中更广泛的健康决定因素，即所谓的"深层次原因"。

这些文化含义会通过个体传播，个体对自我的认知可能建立在这些含义之上，进而引发羞耻感和自我厌恶，形成一种矛盾的循环，驱使人们通过进食来寻求心灵慰藉。有些人会本能地抵制这种观念，转而谈论"肥胖恐惧症"。他们采用新的语言来挑战主导话语，试图通过自我意识创造出一种不同以往、对"肥胖"不那么敏感的文化氛围。

因此，在我们日常生活的对话、社会交流和语言实践中，我们都是身处其中的参与者。"自我"是具有社会性和关系性的，并非作为一个孤立的实体存在，即并非"本体上完全独立"的存在。当两个人就体重的增加或减少展开交流时，他们实际上是在一个特定的话语体系内进行沟通，其中有些话语可能并不那么直接。一旦有人提到疾病和相关的医学术语，那么另一个人就会自然而然地思考刚才所说的内容，并选择接受或拒绝这个参照框架。

接下来的部分将借助反身性的概念来探讨我们的"内心声音"如何引导我们在人际关系中作出决策和采取行动。请记住，你的自我与文化和社会之间存在着千丝万缕的联系，你就是你所处的社会环境的体现，而这个社会正是由你及众多与你相似的个体共同构成的。期望通过你的自我反思，能够揭示出文化中那些假设及被视为理所当然的行为模式。

活动 10.2　批判性反思

请思考那些在你看来"理所当然"的事情、那些"显而易见"的观点，以及那些你认为"真实无误、正确无误或绝对无误"的事情。接着，深入探究你为何会持有这样的看法。你的假设是什么？你所依据的前提是否真实可靠？是否存在其他的思考角度？

举例来说："如果我们摄入过量食物会导致体重增加"或者"吸毒会对个体的身体健康造成负面影响"。进而，"护士有责任帮助患者在饮食和物质使用方面作出更明智的选择"。你是否在潜意识中将所有体重增加的原因都归结为"热量摄入与消耗"的失衡？你是否认为上瘾主要是与物质本身相关的生理现象？你是否认同这样一个前提，即最终我们每个人都应该对自己的健康行为负责？

请时刻提醒自己，你关于"肥胖和上瘾"的看法会影响你与他人的沟通方式。回顾第9章所提到的"道德底层话语"，这将有助于你更深刻地洞察自己的观点及沟通模式。

概念小结：批判反身性

我们应当审视自身的角色定位、性别特征、社会阶层、职业身份、种族归属及性别认同与表达一致性（CIS）等因素，探究它们如何在个体成长过程中，对其行为规范、价值观念、信仰体系及生活态度的形成与发展产生影响。进一步而言，这些因素又是如何共同作用于个体在社会与文化环境中的行为模式的？所谓的反身性，是指对自我立场进行深入的、批判性的内省与审视，理解其构建过程，并寻求可能的改变与自我重塑。它让我们认识到，个体的思维方式虽受社会环境影响，但并非完全由其决定；它揭示了个体思维的运作机制，以及这种机制如何引导个体的行动。在这个过程中，反身性将文化与自我紧密相连，视文化为流经自我的河流，而自我既是河流的构成部分，也受到河流的塑造。

反身性引导我们深入剖析自身某种行为模式背后的原因。有时，个体可能因长期受某种社会化模式的影响，而对某些行为模式产生了根深蒂固的认同，甚至未经过批判性的思考，便将其视为"显而易见""理所当然"的存在。

情境：反身性

这组学生被分配了针对研讨会进行深入学习的任务，并被分成4~5 人的小组。一位具有自我反思精神的护理专业学生意识到，在小组协作中，她常常放弃领导地位，转而让给其他成员。通过批判反身性，她剖析了这一态度及行为背后的深层原因。她反思到，可能是因为在性别社会化的过程中，顺从被过度强调并受到奖赏，而"自信"则被视作与女性特质不符的特质。因此，她内化了这种观点，并在多年来一直按照这种固化的行为模式行事。

在心理健康领域，那些被视为"显而易见"和"理所当然"的观念，其根源往往深植于生物医学精神病学、认知行为疗法、药物治疗等方法的潜在假设、价值观及认识论之中。对于这些观念毫无批判性地接受的心理健康护士，在面对"标准"心理健康实践的多种结果时，可能缺乏足够的批判性思维。

通过新自由主义化、阶级与性别的划分、心理学的标准化，以及对机构精神卫生习惯和实践的社会化塑造等一系列过程，心理健康护士和其他精神卫生工作者逐渐丧失了原本的善良本性。（Grant，2015）

批判自反性促使我们审视这些基础假设，并深入探讨个体经验和文化背景是如何构建这些假设的。当我们意识到自己深受某些实践文化和认识论的影响时，这既可能带来负面的情绪释放，也可能激发我们积极的动力。

> **活动 10.3　　批判性思维**
>
> 通过新自由主义化、阶级与性别的划分、心理学的标准化，以及对机构精神卫生习惯和实践的社会化塑造等一系列过程，心理健康护士和其他精神卫生工作者逐渐丧失了原本的善良本性。
>
> "新自由主义化""性别划分"和"心理学规范化"是什么意思？
>
> 注：第 11 章将讨论新自由主义。

三、反身性模式

玛格丽特·阿彻提出：反身性在客观结构与文化背景之间构建起了一座桥梁。当个体在追求基于自身关切的反思所定义的"目标"时，会将其属性既视为制约因素也视为驱动力。（Archer，2013）

在临床实践的具体情境中，护理专业学生对行动策略的思维方式会直观地体现在他们的实际操作、所确立的目标，以及他们对自己能力、选择、动力来源和所受限制的认知上。这些行为和思考均是在特定的客观环境框架和文化背景下展开的，诸如诊所、病房、家庭等，便是这些客观环境的具体表现形式。

理论小结：能动、结构、反身性

能动：我们能够在不受诸如阶级、性别等结构性因素束缚的情况下，自主行动并作出自由选择。

结构：包括阶级、性别、种族、宗教、家庭背景、职业等在内的多种因素，它们可能会对个体的"自由"决策产生决定性或限制性的影响。

阿彻（2000）指出，福柯的研究过于强调语言和"话语"对能动性及社会世界塑造的影响。对此，阿彻重新强调了具有思维能力的人类主体的重要性，认为这些主体能够在客观的社会结构中积极发挥其能动性。她认为，我们的反思性思考能够"指导"我们在所处的客观社会世界（结构）中的行动（能动性）。

阿彻（2003）描述了内心对话的 4 种"理想类型"或"模式"，这些模式揭示了我们的"独自内心对话"（反身性）如何指导我们的行动：

- 元反身性：行动遵循个人的理解和价值观。
- 自主反身性：行动以明确的目标为导向。
- 沟通反身性：行动受到社会因素的引导。
- 断裂反身性：行动基于个人的冲动、恐惧、情感或习惯。

格雷厄姆·斯坎布勒（2013a）在构建能动性理论时强调：人类……是生物、心理和社会机制共同作用的产物，同时保持着他们的能动性……尽管身处社会结构之中，但并不被其完全决定。

我们的身份及其形成因素既来自社会，也源于我们的生物特性和心理活动。社会塑造了我们的身份，但并未决定我们的身份。家庭生活塑造了我们——赋予我们语言、文化、希望和愿望，但并未固定这些方面。能动性仍有空间——个体行动的自由。临床环境也塑造了我们——赋予我们专业语言、特定的话语体系（福柯的概念），以及职业行为的规范模式和明确的价值观（如 6Cs），在这些环境中，依然能够发挥自身的能动性。

我们可能倾向于认为，肥胖或超重人群是"自主"选择了过量进食。然而，他们的饮食选择实际上是在"致肥环境"这一特定社会框架内作出的。同样，我们或许会认为护士是"自主"选择了不当转移体弱老年人，但实际上，他们的行为受到特定管理体系和跨专业环境的制约。因此，我们必须认识到，个体的能动性——行动的自由——始终是在结构性环境（如临床环境）中得以体现的。在这样的背景下，社会行为的结果虽然受到环境因素的深刻影响，但并非完全由环境所决定。这是通过以下方式产生的：

1. 临床实践环境为护士构建了一个客观的外部情境框架，作为"具有自主性的个体"而存在。虽然个体无法选择其所处的具体环境，但这一环境既为个体行为设定了边界，同时也提供了发展机遇。这个客观情境与以下因素紧密相连。

2. 护士对个人护理理念、价值观念、社会现实（如医—护—管三方关系）及文化实践（如管理控制机制）的内在关注和主观认知。

3. 作为在结构化环境中具有自主性的实践者，护士的行动选择建立在对具体情境和个人关切的"反思性思考"（即内心对话）基础之上。在临床实践中，护士通过理解客观环境，作出相应的专业决策。

这表明，护士所采用的反身性模式将指导他们与他人的沟通和行动决策。然而，如果护士缺乏这种反思性思考，或者忽视内心对话过程，则可能陷入"平庸之恶"（Minnich，2017）。

四、批判反身性和"不思考"

在阿彻的分类中，批判反身性与元反身性（MR）紧密相连。这一概念强调对自我身份及思维模式的深入探究，并质疑这些思维方式的根本基础。例如，个体可能会对行为道德性进行审视、对人格本质展开探讨、对他人情感产生共情理解、对人与环境统一性形成认知，以及对性别化或阶级化思维模式的批判性进行分析，甚至包括关注启发性思维和推理过程中的情感倾向。这意味着需要深入理解可能存在的"自我状态"及我们如何可能被强大的外部力量导向被动的"主体位置"。具有元反身性特质的实践者在行动前，往往进行深度"沉思"，系统性地考量各种替代方案，并从多角度审视问题。他们通常会反思专业和组织层面的思维范式，以及这些范式如何影响其思想和行为。这种反思性实践要求我们勇于突破固有观念、挑战常规惯例、解构行业术语和技术行话，以及重新审视程式化的交流方式。这种批判性思维不仅有助于克服"平庸之恶"，更能让我们深刻认识到"思考的至关重要性"（Minnich，2017）。

元反身性并非仅仅关注结果或共识，而是深受价值观驱动。具有元反身性特质的实践者会深入反思行动方向的正确性，探究行为背后的动机，并检视自己的思维是否摆脱了偏见、认知偏差或非理性观念。他们会审视支撑专业实践的范式和认识论，并寻求对权力结构和伦理立场的深入理解。

在临床实践环境中，多重因素——工作压力、管理要求、时间限制、程序规范以及权力结构——对元反身性实践产生了不良影响。苏格拉底式的质疑精神往往被视为一种难以企及的奢侈。元反身性实践者可能因此被贴上"令人讨厌"、"理想主义者""效率低下"或"浪费时间"的标签。同时，元反身性也可能给个人带来一定代价，更深刻的理解或许会让人认识到个人能动性的局限性。然而，没有元反身性，我们可能最终会陷入"墨守成规"的境地。

在以技能获取和能力培养为导向的教育环境中，工具理性和生物医学模式下的元反身性思维往往与学习程序、操作流程和事实的需求产生冲突。这与许多基于经验主义（通常被视为理所当然的）的实证实践的认识论也存在抵触（参见第9章）。当工作重心仅仅聚焦于任务完成时，具有元反身性思维的学生实践者可能会面临"不适应性"危机。

伊丽莎白·明尼克（Elizabeth Minnich）在汉娜·阿伦特（Hannah Arendt）之后，试图理解那些平凡却可能犯下可怕行为的人。她认为：

如果一个扭曲的制度必须依赖道德沦丧的个体才能运转，那么它就不可能对大众造成深远的伤害；同理，如果我们必须仰赖圣人才能够实现美好的社会愿景，那么造福大众的伟大事业也将难以达成……（2017）

然而，我们也可以看到造成巨大伤害的事例（如英国中斯塔福德郡国民医疗服务信托公司，Winterbourne View）：那些不思考的人可能会做出任何事情

（2017）。

当护理系统陷入次优服务状态时，弱势群体遭受忽视或虐待，不当且低效的治疗持续存在，个体被污名化、边缘化和贬低……当特定事件（有时被称为"警示事件"）——如供水不足、镇痛效果欠佳、压疮恶化、用药疏漏、营养不良、言语暴力和"恶性社会心理"（Kitwood，1997）——成为常态时，仅凭根深蒂固的传统观念、陈词滥调的道德说教、情感上的盲从、对微小利益（或同伴认同）的敏感、孤立无援的感受或对他人可靠性的怀疑，就足以阻碍我们采取不同的公共立场（Minnich，2017）。

元反身性与批判反身性要求我们进行"深入的思考"，使我们能够超越系统束缚、借口托词和陈词滥调，真正关注到眼前的人。明尼克认为，尽管我们工作的制度环境至关重要，但思考和行动的最终道德责任仍在于个体。我们不能将所有能动性都归咎于经济、政治和社会制度，但我们确实需要考虑到自己所处的背景环境。制度为可能性提供了条件，它们为思考和行动设定了框架，并影响着主观认知的形成，但它们并不是行动的直接原因。我们受到结构的影响，但并非被其完全决定。我们的任务是培养一个具有批判性思考能力的主体，而非一个被动、顺从且缺乏创造力的主体。

活动 10.4　研究

阅读：

Goodman，B（2016）.Lying to ourselves. Rationality, critical reflexivity and the moral order as structured agency. *Nursing Philosophy*，17（3）：211-221.

即便秉持崇高道德标准的护士，有时也可能违背这些准则，甚至可能在自我欺骗的状态下做出不当行为。产生这种现象的原因是多方面的。然而，"技术理性和工具理性"驱动下产生的繁复管理要求，可能会干扰护士的诚实决策过程。本文指出，在"管理主义"主导的社会结构下，某些执行过程往往以"疏忽大意"的形式呈现，最终导致护理失误中的职业"不诚实"现象。因此，护士需要深入了解这些过程，才能对其工作环境进行有效的批判性分析，并突破对护理失误和专业诚信问题在结构或机构层面上的简单化解释。

自主反身性实践者在决策时往往不太在意他人的评价，他们的行动驱动力主要来自内心的判断，认为这样做对自己最为合适。这类人行事果断，充满自信，能够坚定地执行自己的决定。他们更关注结果本身，而非价值探讨或共识达成。他们勇于挑战现有的权力结构和常规做法，对个人可能面临的后果无所畏惧。然而，与其说他们在践行所谓的元反身性，不如说他们缺乏深入的思考，未能进行必要的自我批判与反思。他们认为，过分关注外界对自己的看法并无益处。他们的行为可能受个人利益和道德观念的驱使。最终，他们可能会陷入"自欺欺人"的境地（Goodman，2016），无法做到真正的"深入思考"（Minnich，2017）。

自主反身性实践者往往形成了既定的行事风格，仅遵循个人认定的正确准则。当转诊弱势病人符合护士个人利益时——例如有助于完成工作任务、维护团队和谐或实现管理目标——他们会毫不犹豫地采取行动。如果自主反身性实践者的利益与患者利益一致，他们的行动将更加果断，完全不受外界看法的影响。这可能体现在坚持道德准则，优先考虑弱势病人的需求，而不是过度迎合团队、管理层或流程的要求。当他们的行动建立在道德和伦理基础之上时，这些人往往成为推动积极变革的重要力量。在沟通方面，他们可能表现出指令性的风格，以目标为导向，而人际关系在完成任务的过程中则显得相对次要。

沟通反身性实践者在行事前会充分考虑到他人的需求、愿望和观点，习惯于通过征求意见来获得他人的认可。他们在作初步决策时，倾向于依靠可信赖的人来共同商议并验证决策的正确性。他们总是考虑每一个行动可能给他人带来的影响，并高度重视他人的反馈。他们致力于寻求共识，甚至将达成共识置于结果或价值观之上。他们善于参考并吸纳他人的想法和行动，有时甚至会选择服从，展现出强烈的团队协作意识。即使团队目标不够明确，他们仍会坚守岗位，确保团队的和谐与顺利运作。他们更倾向于通过集体共识来推动变革，而不是采取激进的个人行动。但在某些极端情况下，他们可能会过度追求一致性，盲目遵循传统话语，从而回避深入思考的挑战。

众多在临床实习的护理专业学生都极其注重团队合作和顾及他人的需求。对于那些坚定的沟通反身性实践者，导师们往往会给予高度的评价。一个擅长沟通且善于反思的护理专业学生可能更容易融入专业环境，并在广泛认同的基础上塑造自己的专业身份。虽然临床环境可能会让学生感到压力重重，但如果他们能够充分发挥自己的沟通反身性，就可能会选择保持沉默，回避质疑，事后为自己的行为寻找合理化解释，这可能导致他们缺乏深入和批判性的思考。他们在沟通和人际交往中的表现往往被赞誉为"团队合作者"和"富有同情心的护士"，因为在这样的氛围中，任何挑战都不会引发不必要的紧张关系。

最后还有一种模式：断裂反身性实践者。这类人的思维极度混乱且缺乏条理，以至于难以甚至无法进行有效的思考和行动。思考和行动或处理当前事务不仅无法带来答案，反而会加剧内心的痛苦感。在一个充满不确定性的世界里，价值观、共识或结果导向的思维模式都成了个人生存的次要考量。

根据阿彻的理论，我们内心都有一个持续不断的对话。这种对话快速而丰富，通常以缩略的单词或短语的形式出现，蕴含着深厚且复杂的含义。这些单词和短语在我们的生活中累积了多层含义，形成了所谓的"语义嵌套"。以"生活世界"（lifeworld）这个概念为例，对社会学家而言，它具有丰富的内涵，但对其他人群可能并不具有特殊意义。同样，"同理心"这个词最近在护理专业领域中也获得了新的诠释。对那些遵循沟通反身性实践的人来说，如果他们希望他人能够理解并认同他们的思考，就需要与他人分享他们的"生活世界"，让对方了解他们的经历和背景。如果对方不能理解，就会给他们带来困扰；而如果对方能够"理解"，就会使对话更加顺畅。

人生并非孤立存在，我们总是在与他人的交往中共同塑造着彼此。这种共同的背景成为一种宝贵的资源，让我们的生平故事得以"相互交织"（比如学生与导师之间的关系）。在这个过程中，我们共享的特定意义也变得更加紧密和丰富。这使我们更容易分享内心对话，因为我们都在使用相同的语言和文化符号。因此，我们常常运用各种简略表达、专业术语、惯用说法、惯例以及不完整的句子来表达自己。阿彻将这种共享的生平背景和语言现象称为"相似和熟悉的人之间的语境连续性"。她解释说："这些人使用相同的表达方式，分享相同的意义，借助共同的参照物和相关经验来理解彼此。"这种语境连续性可能为明尼克所提到的"无思考"现象提供了基础。

对初入新临床环境、面临新角色和新职责的年轻护士而言，语境连续性无疑是一种宝贵的资源。在参与沟通反身性实践的过程中，这些学生的内心对话会围绕一系列关键问题展开："这里存在什么问题？我应该如何行动？我应该如何与患者或上级进行有效沟通？"当他们与那些"相似和熟悉的人"分享这些内心对话时，他们的想法和困惑可能会得到确认和补充，从而帮助他们更好地适应新环境。如果学生的表达经常得到他人的理解和接受，这就为沟通反身性实践创造了一个有利的环境，使其得以充分发展。

然而，当学生所处的环境与自身经历缺乏"连续性"，即缺少能够共享相同生活世界、理解其内心对话的"相似且熟悉的人"时，可能会产生严重的后果。对那些发现自己的内心对话只对自己有意义、难以被他人理解的学生来说，尝试表达自己的想法可能会遭遇误解或排斥。为了努力让自己被他人理解，他们可能不得不暴露自己的弱点和不确定性；而持续的沟通失败可能会对他们造成伤害，导致他们采取防御性态度。在这种情况下，学生可能会选择退缩、回避沟通，甚至陷入一种"无思考"的状态，以此来保护自己免受进一步的伤害。

初学沟通反身性和自主反身性的护士在面对困难情况时，往往会采取不同的应对策略。自主反身性实践者可能会坚决抵制误解和拒绝，坚持以自己的方式回应内心对话，尽管在现实环境中，如面对导师的权威时，他们的这种坚持可能会受到一定程度的限制。沟通反身性实践者则往往表现出更大的灵活性，主动尝试融入新环境，努力理解那些"相似且熟悉"的元素，从而更容易获得导师的认可和支持。

随着个体的持续发展、成长及对新环境的适应，这些活动、沟通方式和人际关系都在不断地塑造着个体的自我身份、社会身份和职业身份。坎宁安和基特森

（Cunningham and Kitson，2000a，2000b）的研究明确指出，自我意识是护理领导力发展的五个关键领域之一。这一观点与库泽和波斯纳（Kouze and Posner，2011）的见解不谋而合：自我发现和自我意识对于培养领导能力至关重要。个人对自己领导行为的反思和分析是不可或缺的核心组成部分。

活动 10.5　反思

请设想一个特定的社会场景及你在其中的行为反应。以你作为临床团队新晋成员的身份为例，你需要思考自己在寻求共识方面的倾向性，以及是否愿意在必要时质疑共识。你会发现自己经常说："其实，我不太确定这样做是否妥当……"或者"我真的不能赞同那个观点……"又或者"我认为这才是正确的方向，我们应该采纳……"吗？当别人与你的意见相左时，你是否能够泰然处之？在选择行动方案前，你是否经常顾及他人的感受，是否习惯于在决策前征询他们的意见，或者让他们参与决策过程？

进一步思考你在这个场景中的角色定位、身份地位及社会化程度。你是否能确定自己有一个主导性的反身性模式？

其他人是否会认同你的观点和做法？

注：以上所述的反身性类型均属理想状态，并可能因角色和地位的不同而有所变化。若临床管理者的角色定位与使用命令和控制指令相符，那么这种身份可能更有利于自主反思能力的发展。对于护理专业学生而言，其身份可能为沟通反身性提供良好的成长土壤，尤其在其角色职责中包含提供"同理心照护"及满足他人在情感和生理方面的需求时。此外，我们还需考虑情感因素在人际交往中的影响，即我们与他人相处时的内心感受。同时，作为拥有个人经历的社会成员和关系网络中的一员，我们的反身性模式也可能受到这些因素的影响。

在下一节中，我们将探讨人际关系如何通过某种博弈和采取特定的立场来避免、减少或处理冲突。情感或感觉可能是驱动我们采取某种社会立场和特定沟通方式的重要因素。

五、专业互动：主体定位理论

回顾第 9 章的内容，福柯提出了话语的概念，他认为话语具有"使所谈论的事物成为现实"的力量。本章后续讨论将基于这一观点进行展开。实际上，语言能塑造我们的自我意识，即我们对自己身份的认同。我们使用不同的"语言"（话语），塑造了不同的自我形象。同时，我们也利用语言与他人交流，以此界定我们与他们之间的关系。

根据戴维斯和哈雷（Davies and Harre，1990）的研究，"定位"这一概念是指：

在对话互动中，个体被定位为一个可被观察且具有主观一致性的参与者，共同参与构建共享的叙事情节。这种定位既具有互动性，即一个人的言辞对另一个人产生直接影响；也具有反身性，即个体对自身进行认知和定位。

值得注意的是，"自我"是在对话互动中逐步被定位的。深入思考这一观点，我们会发现，在人际交流中使用的每个词语、短语和句子都会在瞬间影响他人对自我的定义。当然，对话的另一方有权选择接受或拒绝这种定位，并通过语言表达来主张和展现其独特的身份认同。

理论小结：主体定位理论

戴维斯和哈雷对主体定位给出的定义是：

主体定位涵盖了概念所处的语境以及人在该语境权力结构中的位置。当一个人将某一特定立场视为自己的立场时，他/她便不可避免地会从该立场所赋予的优势地位，以及在特定话语实践中为自己塑造的特定形象、隐喻、故事情节和概念的角度来审视世界。这一过程至少涉及概念选择，因为每个个体都可能参与到多种相互矛盾的话语实践中去。（Davies and Harre，1990）

我们还需要借助更宏观的话语体系来定义自身身份并确定恰当的行动策略。最近提出的 6Cs 框架便是对护士理想形象的一种概述。

乔治·莱科夫（George Lakoff，2004）阐述了"框架"在政治话语中的应用。比如"夺回控制权""毒品/恐怖之战"或"强大而稳定"等框架。同样，税收可以被界定为"重要投资"或"负担"。在过去，护士常被视为"白衣天使"。关于公共卫生，我们可以选择不同的框架来解读，比如生物医学框架（如疫苗接种）、卫生框架（提供清洁水和污水处理服务），或近来兴起的行星健康（Planetary Health）框架。

在个人层面，我们形成对自我的认知，学习、使用和接纳某些特定的范畴，而排斥其他范畴。这些范畴通常是二元对立的，如男性与女性、父亲与女儿。随后，我们参与各种"话语实践"，为这些范畴赋予特定的意义。通过承诺遵守与某一身份相符合的"世界观"，我们便在这种身份所构建的故事中找到自我定位（比如将自己定位为妻子而非丈夫，或者好妻子而非坏妻子）。戴维斯和哈雷认为，正是通过这样的承诺和定位，我们在心理和情感上认同并"归属于"某一特定立场。

请设想一下学生与导师之间的角色定位，并留意您在维持某一角色时所采用的语言。当团队成员在社交场合中互动时，请注意他们是如何根据不同的角色立场来调整语言的。再思考一下，在临床环境中，医生和护士之间的关系及其语言交流，然后想象同样的两个人在酒吧相遇时的情景……尤其是当他们的角色定位不再是医学同事或护理同事，而是转变为浪漫关系的追求者与回应者时，语言又会如何变化？

"定位"这一概念揭示了多重"自我"或"身份"的流动性和动态性，以及这些身份是如何在人们的对话或其他话语语境中被"激活"和/或主动构建的。

活动 10.6　团队合作

请与您的同行一起探讨以下观点：

护士毕业生往往过于注重理论知识，却忽视了实际的护理工作，或者因为他们自认为聪明而不愿意从事基础的照护工作……我不在乎你知道多少，我只想知道你是否关心。

（摘自 McSherry et al., 2012）

这段文字试图强调什么样的立场？发言人希望你站在什么角度理解这个问题？说话者的角色或地位是否会影响您对这个观点的看法？

温馨提示：上述讨论并没有标准答案。它旨在引导您在与他人交流时更加深入地思考这些问题。

桑丁-瓦尔（Sundin-Huard，2001）在探讨"主体定位理论"时，引述了英国的一个实际案例。该案例描述了一名护士与一名医生在共同照料婴儿过程中的互动，揭示了双方之间的权力关系、相互期望及沟通模式。这个案例生动展示了在特定情境下，护士如何因医护同事的语言而被置于被动地位。尽管他们对婴儿的需求持有不同见解，但医生凭借其"科学医学专家"的身份，通过语言策略占据了更具权威性的地位。相比之下，护士的语言显得无力，导致她被定位为从属性的"女仆"角色。这一案例表明，医务人员在交流中使用的语言可能将护士及其他人员置于从属地位，使其在心理上产生低人一等的感觉。尽管这个案例年代较为久远，但它仍然为我们理解护士在自主决策方面可能面临的障碍，以及医护之间可能存在的紧张关系提供了有价值的参考。

六、女权主义的后结构主义

案例研究：以男性为主体的心脏病症观察框架

设想一名女士因极度疲劳和呼吸急促等非特异性症状前往急诊

室就诊，向护理人员、全科医生、执业护士或分诊护士陈述病情。再设想，一名男士同样前往急诊室，主诉胸部和颈部疼痛。在采集病史的过程中，医护人员需要通过询问问题和识别所谓的"危险信号"来判断病情，即那些可能预示着严重疾病的症状。若男性患者主诉胸部中央疼痛，并伴有向左臂、下颌和颈部的放射痛，这些症状通常被视为心脏疾病的严重警示信号。

然而，女性在冠心病（coronary heart disease，CHD）方面的临床表现与男性存在差异。女性心脏疼痛的表现可能更为隐晦，其体征和症状包括极度疲劳、肩胛骨不适和呼吸急促等。因此，护士在对女性冠心病患者进行评估、识别、治疗和康复时面临着独特的挑战与机遇，因为女性患者往往表现出多样化的症状，而这些症状容易被忽视或误诊为非心脏相关疾病。

O'Keefe-McCarthy，S（2008）Women's experiences of cardiac pain：a review of the literature. *Canadian Journal of Cardiovascular Nursing*，18（3）：18-25.

从"女性主义的后结构主义"的视角出发，奥基夫-麦卡锡（O'Keefe-McCarthy，2008）认为：这一理论框架深入探讨了意义构建、权力关系及语言对当代医疗决策所产生的深远影响。

你可能会发现，这与"主体定位"及语言如何塑造我们的"自我"和社会世界的方法有着异曲同工之妙。然而，女性所表现出的非典型症状却揭示了一个问题：在临床决策中，我们可能忽视了某些疾病的性别特征，心脏病便是其中一例。女性心脏病症状难以识别的原因在于，心脏病症状学的描述语言（如中心性压迫性胸痛）主要是基于男性症状特征构建的。这种以男性经验为基础的语言描述被直接套用于女性患者，但由于女性患者往往缺乏典型的男性胸痛症状，而更多地表现为"极度疲劳"等非特异性症状，这可能产生误诊。语言和话语的使用影响了我们对女性和心脏疼痛的认知与决策，这一现象同样适用于面临心理健康问题的少数族裔和黑人群体。这一现象或许可以解释为何统计数据显示，黑人和少数族裔群体中有精神健康问题的患者人数偏多。

后结构主义探讨了语言使用对决策过程的影响，以及知识与权力之间的相互作用关系。该理论着重分析了我们在日常互动中如何赋予事物意义，以及专业人士与个体之间的权力差异如何影响意义的形成。而女性主义的后结构主义则进一步引入了性别视角，指出父权制的话语体系、社会机构及权力关系往往会导致女性及其观点被边缘化，甚至受到压迫。这引发了一系列问题：

• 医学领域的语言或话语是如何体现权力、知识和主体性之间的复杂关系的？

• 为何某些关于健康或疾病的陈述会被广泛接受，而其他陈述则会被贬低或忽视？

• 在医院、诊所等深受社会、科学、政治和文化影响的机构中，是否存在以男性为中心的偏见？

后结构主义揭示了人际关系中的权力差异。当然，这并不是唯一关注权力差异的理论视角。心理动力学方法（如情感分析法）在讨论成人、父母、儿童等不同自我状态时，也触及了这一主题。你或许熟悉埃里克·伯尔尼（Eric Berne）的著作《人们玩的游戏》（*Games People Play*），其中提到的"我没问题，你也没问题"（I'm Ok，You're Ok）的框架便是一个典型案例。现在，我们希望将焦点转向医生与护士沟通中权力互动的实际体验。

护士在日常工作中需要与各类医疗专家进行深入交流，尤其是与医生和精神科医生的沟通最为频繁。这种专业交流在一定程度上受到性别因素的影响，因为在护理行业中，女性从业者仍然占据主导地位。有观点认为，无论医生性别如何，医学教育都倾向于传授基于生物医学的、偏重理性的科学思维方式和诊疗方法，这种思维模式常被视为具有男性特质。另外一种更深入的观点认为，由于医学长期以来被视为更具权威性的职业，因此在健康和疾病管理领域，医学界掌握着"话语权"，这在医生、护士和患者三方之间的互动中表现得尤为明显。

有关医患沟通和人际关系的研究文献揭示了一个错综复杂且动态变化的专业

工作模式（Stein，1967；Oakley，2000；Goodman，2012）。其中一个引人瞩目的观点是，护士与医疗同行之间的冲突已成为其工作压力的重要来源。这不仅展现了专业人士如何通过言语来协调彼此的工作实践，更暗示了这种冲突可能对患者接受的护理质量产生深远的影响。因此，这一问题可能是影响患者或护士自主权的关键因素（Goodman，2003，2004）。

1992 年至 2011 年的多项研究表明，护士与医生之间的互动在某种程度上仍带有游戏的成分，这种互动往往将护士置于从属地位，特别是在决策过程中（Goodman，2010）。尽管斯泰因（Stein）在 1990 年重新评估其理论时认为这种游戏元素已经消失，但霍利约克（Holyoake，2011）持不同观点，他认为这种游戏元素依然存在，与护理机构的否认态度形成了鲜明对比。尽管许多人期望通过专业化来推动护理行业的深刻变革，但事实上，这种变革并未达到人们的预期，因此这种游戏元素仍然根深蒂固（Tame，2012）。

如果我们通过他人的语言和话语来被定位在社会秩序中，如果我们的反思方式是沟通性的——即我们更倾向于寻求共识而非独立行动——如果我们接受他人的参照框架为正确或更具权威性的框架，那么我们可能会在不自觉中采取某些立场，或者在无意识中调整自己的行为以符合社会惯例。在这种情况下，我们的人际关系可能会变得顺从、被动和依赖。我们的沟通方式可能会变得缺乏挑战性或不自信。接下来的部分将深入探讨"自我监控"（self-policing）这一概念，以揭示这一现象背后的更深层次原因。

七、福柯与治理术

我们所进行的交流和所建立的人际关系，其深层次含义往往不能从言语表面直接理解。在表面上，我们可能认为自己已经清晰地理解了对方的意图，以及这些言语对我们的人际关系的影响。然而，我们不断探讨的核心主题是语言如何与知识和权力紧密相连，这揭示了一个事实：我们的人际关系在很大程度上是通过语言和行动来行使权力的。这种权力不仅体现在我们与他人的交往中，也体现在我们对自己的管理中。福柯将这种现象称为"治理术"。

需要注意的是，"治理术"与"治理"是两个不同的概念，不应混淆。治理通常是指一种自上而下的权力等级结构。而福柯所讨论的治理术，则是一种更为广泛的社会控制方式。这种控制通过诊所、监狱、学校、大学、医院和精神病院等规训机构来实现。在这种背景下，知识的产生和某些特定的话语可能会被个体内化，从而形成一种更为有效的社会控制手段。因为这些被内化的知识能够使个体进行自我治理。

治理术是一种分散化的权力行使过程，它使个体能够在无须依赖正式权威的情况下实现自我管理和相互影响。当某一群体成功地将其世界观、范式、意识形态、信仰和价值观被其他人广泛接受为不言而喻的真理和准则时，外部监督的存在就变得不再必要。因为接受这些观念的群体已经能够自发地践行它们。

随着时间的推移，这种范式逐渐深入人心，被视为理所当然的存在。它演变成为一种规范性的治理方式，以至于我们可能深陷其中而浑然不觉，因为其背后的世界观显得如此"显而易见"和"正常"。在上一章中，我们讨论了循证实践范式如何因其对自身假定的规范性缺乏批判性反思而受到批评。类似地，我们认为像 6Cs 这样的"范式"也可能会因其非评判性和被视为理所当然的正常性而受到质疑。实际上，许多潜在的护理人员已经内化了 6Cs，并在自我监管的过程中努力符合这些标准，以期能够顺利进入护理行业。

在医疗保健服务领域，我们遵循着一些对于从业者而言不言自明的"范式"，它们包括：

- 生物医学模式。
- 制度化的精神病学方法。
- 生物 - 心理 - 社会模式。
- 以人为本的照护理念。
- 补充和替代疗法（这一领域具有多样性，涵盖多种认知途径）。

我们认为，规范性治理（normative governmentality）在很大程度上植根于许多人所理解的生物医学和制度化的精神病学中，这些被视为"事物应有的模样"。

尽管有人可能持不同意见，主张生物医学已经过时，不再适用于现代实践，但事实上，许多医生正在尝试融合其他方法，如"叙事医学"。然而，无论现实情况如何变化，规范性治理都可能导致我们对实际工作中的某些方面视而不见，因为我们将其视为理所当然，习惯使用陈词滥调、行业术语和常规做法。

自我监管并非新兴概念。患妄想症的人通常需要借助药物来实现自我监管。然而，过度依赖药物可能会导致我们将健康问题仅仅视作个体问题，并试图仅通过药物干预来改变个体行为。这种做法忽视了影响健康的更广泛因素，使我们的沟通和人际关系仅仅聚焦于药物管理的细微层面。

如果我们将关注点转向日常护理实践，我们可能会对各临床领域中护士与个体互动的基本性质提出疑问，并思考在何种程度上要求个体进行自我监管才是恰当的。

罗伯茨（Roberts，2005）深入探讨了权力和知识在塑造人类"主体身份"过程中的核心作用，并进一步揭示了它们如何影响"精神病学身份"的形成。他指出，精神病学的分类和诊断具有极大的权力，甚至足以彻底颠覆一个人的原有身份。为佐证此观点，他引用了梁（Laing，1990）的论述："没有人像患感冒那样患上精神分裂症（schizophrenia）。患者并非得了精神分裂症，而是他就是精神分裂的人（schizophrenic）。"

罗伯茨继续阐释道：

当一个人的"本质"保持不变时，他并不会被认定为精神分裂症患者；相反，精神分裂症被视为一种能够"分裂"或"瓦解"个体"本质"及存在的力量。因此，将某人诊断为精神分裂症，并非在其多重身份中增加一个新的标签；而是从根本上断言，精神分裂症定义了这个人的本质。

这一诊断结果因而占据了"主导地位"，不仅限定了个体的主观经验，还影响了其人际关系和沟通方式。护士及与患者共同工作的人员可能会不自觉地接受这一身份设定，并在日常语言和互动中不断强化这种认知。这样的行为实际上是在实施一种"治理术"，即通过自我监管以符合他人期望的方式来维护这种身份设定。

本章小结

我们深入探讨了主体性、自我、结构、能动性、反思性讨论、无思考、主体定位、后结构主义和治理术的理论，旨在揭示微观交流与人际关系的复杂性，以及这些互动远非表面所呈现的中立和平等我们认识到，自我是社会的、关系的，甚至可能是多重的。在发挥个人能动性的过程中，我们共同塑造了我们的文化和社会。

阿彻的理论试图阐释为何我们会根据特定社会环境下的内心对话来选择行动方案，而这些社会环境在当时对我们来说似乎是固定不变的。然而，在行动过程中，我们可能开始改变这些社会环境。但如果我们未能审视自己的背景和假设，就可能会无意中维持那些造成伤害的系统。更糟糕的是，当这些系统被视为"正常"时，我们可能会自我欺骗，束缚自己，并对那些被视为理所当然的事物缺乏挑战。在这种情况下，沟通沦为了一种简单的交易，我们的人际关系可能变得冷漠和短视，只关注个体的错误，而忽视了社会结构层面的问题。

延伸阅读

以下出版物为影响本章的社会理论提供了一些进一步的解释。

Archer，M（2003）*Structure，Agency and the Internal Conversation*. Cambridge：Cambridge University Press.

Archer，M et al.（2016）What is critical realism? *Perspectives*，38（2）：4-9.

Minnich，E（2017）*The Evil of Banality：On the life and death importance of thinking*. New York：Rowman and Littlefield.

Rabinow，P（1991）*The Foucault Reader：An introduction to Foucault's thought*. London：Penguin.

第 11 章
沟通与人际交往技巧中的
政治环境

译者：刘春燕

基于英国护理和助产士委员会（NMC）注册护士的能力标准，本章将涉及以下宗旨和能力：

宗旨 2：促进健康和预防健康不良

在注册时，注册护士将能够：

2.7 理解并解释社会影响、健康素养、个人情况、行为和生活方式选择对心理、身体和行为健康结果的影响。

宗旨 5：领导和管理护理及团队工作

在注册时，注册护士将能够：

5.12 了解可用于影响组织变革和公共政策的机制，展示政治意识和技能的发展。

宗旨 7：协调护理

在注册时，注册护士将能够：

7.4 确定当前的卫生政策和未来的政策变化对护理和其他专业的影响，并了解政策变化对提供和协调护理的影响。

7.13 了解在整个职业生涯中发挥政治意识的重要性，最大限度地发挥注册护理人员对护理质量、患者安全和成本效益的影响和作用。

本章目标

通过本章学习，你将能够：

• 概述"政治"可能意味着什么，并简要描述常见的政治"主义"和政治立场；

• 概述"道德直觉""框架"和我们个人政治立场之间的联系；

• 了解健康服务、健康咨询、死亡率和发病率不平衡的政策的重要性；

• 考虑你接收并向个人、社区和群体传递的关于健康不平等和更广泛的健康决定因素的信息；

• 批判性地反思政治背景和体制背景如何影响专业话语和实践。

一、引言

坎宁安和基特森（2000a，2000b）将"政治意识"列为护士领导力发展的五大关键领域之一。因此，所有护士都应积极培养这种意识，深入反思政治意识如何影响自己的沟通方式和人际关系。

在对政治意识形态和立场进行简要概述后，我们接下来将简要探讨"健康政治"的相关内容。

需要着重强调的是，政治在本质上往往是一种"叙事"，即一种描述现实和理想世界状态的故事。这些故事通过错综复杂的人际关系和广泛的大众传媒不断传播。我们对于任何问题的看法，其实都源于那些我们深信不疑、根深蒂固却未经证实的故事。人们在卫生政策的辩护和方向制定过程中，都会有意无意地利用这些故事。例如，关于错过社区医生预约的患者是否应该被收费的问题，其背后的决策依据往往基于对公平和道德责任更深层次的直觉和认识。

我们着重强调的是，关于健康、社会保障资金、健康决定因素、健康不平等的根源，以及人们为维护健康应如何调整行为等问题的讨论，往往深受那些看似理所当然的政治立场、道德直觉及"框架"的影响。因此，若我们希望在地方、国家或国际层面积极且明智地参与卫生政策的制定，就必须开始审视和反思自己的固有观念和假设。

首先，我们将简要探讨一个基本问题："政治究竟是什么？"我们将引导你思考自己的政治观点，并帮助我们概括一些共通的"主义"及其相关叙事。我们还将深入探讨"自由人的自我"这一概念，以及为何这种理解对于我们认识健康行为和健康不平等问题至关重要。此外，我们将以肥胖症为例，来说明作为政策基础的各种竞争性话语的实际应用。

CIPS 的相关性体现在以下几点：

• 护士能够利用其职业角色中的政治属性，推动并强化有益政策，同时质疑或挑战不良政策。

• 护理人员在工作中可能会无意识地流露出个人偏见或根深蒂固的政治观点。

• 护士作为一种受监管的职业，在社会中占据举足轻重的地位，并提供了权威的声音。这意味着公众对"护士"的看法已经根深蒂固。这种权威观点与政治紧密相连，进而在护士的职业素养中得以体现。

• 临床实践受到诸多政策的指导，诸如《守则》、让每一次接触都算数、6Cs及《2012 年卫生和社会保健法》（*Health and Social Care Act* 2012）等。因此，了解这些政策背后的假设、政治立场及其含义显得尤为重要。

如果你对某些政治"主义"感到困惑，我们建议你先采取行动，探究其可能的内涵。虽然你并非政治哲学领域的专家，但若能开始理清人们和政策制定者所持立场的范围，将对你大有裨益。

活动 11.1　批判性思考

深入了解"主义"的内涵。若想了解自由主义、保守主义及社会主义的精彩简介与概述，请观看 BBC 第四台"简报室"（The Briefing Room）的播客节目——《自由主义可怕的一年》（*Liberalism's Horrible Year*）。

书籍则推荐《傻瓜政治系列：英国》（*British Politics for Dummies*），

由 Knight，J 与 Pattison，M 合著，伦敦威立（Wiley）出版社 2015 年出版。

请注意，这一部分为个人练习内容，因此本章末尾不提供答案。

二、"政治"可能意味着什么？

在希腊语中，"polis"一词是指城市或社区，而"politis"则意为公民，"Politiká"代表城市事务。

查菲等人（Chafee et al.，2012）提出，政治可以简明扼要地定义为：影响稀缺资源配置的过程。

当我们谈论"资源配置"时，我们必须对其中涉及的权力的运用及其合法性展开批判性审视。权力的行使直接左右着资源的最终流向，包括资源获取主体、分配方式、分配时机乃至使用规范等问题。在本章后续论述中，我们将通过临床实践中神经科医师与多发性硬化症（MS）患者的诊疗案例，生动展现医疗决策权的归属困境，以及对权力行使的正当性的质疑。

卫生与社会保健政策的制定是权力运作的具体体现。以英国国家医疗服务体系为例，该系统通过政策制定将政治理念转化为具体实践。因此，涉及弱势群体（如老年人、儿童、学习障碍者及严重心理健康问题患者）的持续性照护议题，都蕴含着深刻的政治属性。

• 我们认为"健康具有政治性"。

• 同样，我们也认为医疗保健的专业实践与政治紧密相连。

于是，"健康政治"便涉及以下几个方面：

1. 资源的合理配置。

2. 对权力及其行使方式的深入理解。

3. 卫生与社会保健政策的制定与执行。

4. 超越议会范畴，关注公民身份与行动主义在专业实践中的体现。

接下来的内容，将协助你审视自己和他人所持有的政治假设与价值观，因为它们将深刻影响你如何分配资源和制定卫生政策。

三、政治罗盘

思考政治立场时，一个极为实用的方法是借助"政治罗盘"。这一工具通过两个连续体来界定我们的观点：经济立场与社会立场。在经济立场上，我们采用"左 / 右"的区分；而在社会立场上，则运用"专制 / 自由"的对比。或者，按照乔治·莱科夫（2014）的说法，这也可以被理解为"严父 / 慈母"的叙事方式。

理论摘要："紧缩政策"下的资源配置

自 2010 年起，"紧缩"一词在英国特指政府为缩减年度赤字而进行的支出控制。这里的年度财政赤字特指政府单一年度内财政收入与预算支出之间的差额缺口。其根本目的在于系统性解决国家债务问题——历年财政赤字累积形成的总负债。在此财政调整过程中，公共服务开支成为主要调整对象，但英国国民健康服务体系在实际执行中获得了相对优先保障，避免了预算的大幅削减。

财政紧缩所带来的挑战

英国国家审计署（The National Audit Office）2018 年的报告指出：

1. 卫生部无法证实其获得了持续稳定的资金支持。从 2010/2011

财年至 2016/2017 财年，地方政府在护理服务方面的实际支出减少了 5.3%。

2. 五分之四的地方政府向护理提供者支付的费用低于基准护理成本。

《金融时报》（*Financial Times*）于 2017 年 7 月 4 日刊文称，地方政府协会已呼吁终结"紧缩政策"，因其在 2015 年至 2020 年，核心资金预计将削减高达 77%，而替代方案尚不明朗。

当我们在讨论中使用"左翼"或"权威主义"这类术语时，需要特别注意其核心指向。每个人对国家经济调控力度和个人自由程度的认知差异，将映射到政治坐标中的不同定位。倘若你已经参与过相关测试，那么你应当清楚自己的立场。值得注意的是，公共卫生行动往往取决于决策者在经济和个人自由这两个连续体上所持的态度。我们在后续讨论健康的社会决定因素时，会再次提及这一点。

活动 11.2　批判性思维

你的政治立场是什么？我们真心建议你这样做。

政治罗盘：经济和社会政治

社会威权主义者（严父）

左翼 ———————————|——————————— 右翼

社会自由主义者（养育型父母）

四、形成你的政治观点：道德直觉和框架

乔纳森·海德特（2012）指出，我们每个人都具备一些根深蒂固且往往无意识的"道德直觉"。这些直觉可能涉及 "关爱他人、预防伤害"，或者 "生命无比神圣，不容侵犯" 等观念。他进一步阐释道，在面对诸如堕胎等争议性问题时，我们会下意识地迅速依据这些道德直觉，而 "事后" 将自己的观点合理化，以此构建起支持或反对的论点。在此过程中，道德直觉占据主导地位，而合理化则处于次要位置。

海德特提出的六个道德基础（参见关于 "道德基础" 的网站）包括：

1. 关爱 / 伤害。

2. 公平 / 欺骗。

3. 忠诚 / 背叛。

4. 权威 / 反叛。

5. 神圣 / 堕落。

6. 自由 / 压迫。

海德特认为，民主派在很大程度上根植于 "关爱 / 伤害" 和 "公平 / 欺骗"的道德基础，这两个基础对他们而言往往具有至关重要的意义。然而，保守派也十分重视 "权威 / 反叛" "忠诚 / 背叛" "神圣 / 堕落" 以及 "自由 / 压迫" 等道德基础。

当我们思考反对安乐死或协助自杀的论点时，不难发现这些观点大多源自一种根深蒂固、或许未经仔细考量的 "生命神圣不可侵犯" 的道德观念。随后，人们会寻求事后的合理化，如 "这是重大问题的前兆" 或 "它背离了对医生的信任"。在此情形下， "神圣性" 的考量占据主导地位，而合理化的理由则处于次要地位。同样地， "神圣" 这一观念也在堕胎问题上得到体现。对反堕胎者而言，堕胎行为违背了他们对生命神圣的道德准则。而对于支持堕胎的人来说，关爱 / 防止伤害或公平的道德原则则凌驾于神圣性之上。正因如此，反堕胎主义者会通过展示

胎儿的照片，用生动的细节来讲述"支持生命"的故事，而支持堕胎的倡导者则着重强调妇女对自己身体拥有的权利。

海德特认为，我们的道德基础将我们紧密团结在一起，导致我们往往对他人的立场视而不见。一旦我们确立了自己的道德立场，便会寻找各种合理化的理由来为其辩护。这些观点通常被我们以客观、理性的论据形式呈现出来，而非源自"直觉上的"道德判断（"因为它就是这样的……我也说不清楚……反正就是这样！"）。

要是把"不假思索"的因素，也就是那些老生常谈、惯例、术语和未经审视的道德直觉（Minnich，2017），以及那些深植于内心、无意识、基于假设且未经检验的道德直觉综合起来，就形成了一种强大的力量。这就解释了为何政治语言中的情感诉求具有如此大的影响力。这是因为某些叙事，如"夺回控制权"或"为了大多数人，而非少数人"，能够触动人们更深层次的道德直觉。

叙事同样拥有巨大的力量，因为它们与人们更深层次的道德直觉紧密相连。这也是人们产生分歧的一个根源，因为他们不认同对方的道德直觉，并认为这些直觉是无效的，因为"道德会蒙蔽和束缚人的思想"。因此，大家会运用不同的故事或者叙事框架来支撑自己的观点。这就解释了为什么政治传播常常呈现出二元对立的特点，各方之间很难找到共同之处，同时也说明了政治传播为何极易情绪化。

严父、养育型父母：莱科夫的框架

我们当中有些人主张执行死刑、限制福利并削减社会保障开支，同时采取强硬的军事措施，在必要时动用武力来维护国家在海外的利益。我们或许认为，为了保持健康，人们应当学会承担责任，并且只为所需的服务买单。因为一旦我们保护人们免受自身不良生活方式带来的后果，就可能引发"道德风险"，也就是说，人们会因有保险或者国家医疗服务体系兜底，而忽视自身行为的不良影响。此外，我们认为政府不应过度干预、扮演保姆角色，而应精简机构，同时也应"减免"

或大幅削减税收 。

这种政治立场在很大程度上是基于我们的道德直觉和价值观，而并非如海德特所言，是理性事实和论证的产物。

在《不要想大象和政治思想》（*Don't Think of an Elephant and The Political Mind*）一书中，乔治·莱科夫（2004，2014）试图阐释我们的价值观、其根源以及政治观点之间的内在联系。

为了深入理解这一点，我们需回溯至人类最初的经历——我们在"家庭"中的成长过程。莱科夫认为，家庭至少为我们塑造了两种经验，这些经验随后演化为我们潜意识中的生活隐喻：

1. 严父。

2. 养育型父母。

这两种家庭生活模式为我们构建了"框架"，这些框架实际上是影响我们看待世界方式的心理结构（Lakoff，2004）。简而言之，我们每个人脑海中都存在着这两个框架——严父与养育型父母，只是其中一个可能相对于另一个更为突出。随后，当我们接触政治生活和社会生活时，就会借助这些框架去理解、诠释我们所经历的事情，并赋予那些我们珍视的事物以特定的意义。

保守派往往采用"严父"框架，而民主派则更倾向于"养育型父母"的框架。因此，我们在审视健康行为和资金等问题时，会参照这些框架来进行判断。在此过程中，我们会使用特定的语言，如"奋斗者 vs 逃避者"，并援引与这些框架相符的价值观，以解释和赋予诸如"社会保障"等问题意义。

框架是潜意识的，深植于我们的大脑结构中，在政治讨论中虽未被明确提及，却无处不在。当使用源自这些框架的语言时，相应的框架便会被激活并得以强化。莱科夫指出，保守派深知此道，因此他们并不依赖理性或事实来佐证自己的观点。相反，他们援引符合其框架的语言，大谈特谈自己的价值观，诸如"税收即盗窃"之类的言论便是由此而生的。

当英国卫生部前部长安德鲁·兰斯利（Andrew Lansley）谈及"责任"协议时，他采用了"严父"式的叙事手法，呼吁我们每个人都要从内心深处对自己的健康负责。他强调，我们应当学会采取健康的行为方式，并摒弃那些"感觉良好"但实际上不健康的生活习惯。如若我们未能做到这一点，就理应承受"惩罚"，即体验我们自身行为所带来的后果。在这里，"父亲"（这里指代国家）的职责并非在事后为我们收拾残局，而是要鼓励企业助力我们追求健康，但绝不能强制企业承担这份责任，毕竟最终决定是否选择正确健康道路的，还是我们自己。

让我们来探讨一下"严父"假设在健康领域的应用。我们认为，这一假设在流行文化和媒体中占据主导叙事地位：

1. 由于"恶"的存在，世界充满了危险，且这种危险是永恒的。这里的"恶"是指酒精、烟草或非法药物等危险物质，或者是指因性欲、情欲和滥交所导致的性传播疾病，还可以是高糖、高热量的食物。这些都被视为"恶"，并对我们的健康构成了威胁。

2. 世界之所以艰难，是因为竞争激烈。想要拥有健康的生活是困难的，需要自律并超越"舒适"生活的标准。如果我们不努力付出，就不会有相应的回报，如无法坚持去健身房锻炼，也无法获得昂贵的健康食品。

3. 生活中总会有赢家和输家。从健康的角度来看，这可能意味着我们生来就带有或优或劣的基因，这些基因从我们出生的那一刻起就决定了我们的健康轨迹。不良的生活方式选择会如影随形，不平等现象也将长期存在，并且预防措施常常难以发挥作用。

4. 世间存在着绝对的对错观念。吸烟是错的，过量饮酒是错的，青少年无保护措施的性行为是错的，吸毒更是大错特错……这些我们都心知肚明，拒绝这些错误行为才是正道。

5. 孩子本性顽劣，因为他们往往更倾向于追求即时的快感，而非选择正确的行为。成年人明知甜食伤身，却依旧大吃特吃；明知吸烟有害，却照吸不误；明知酗酒伤身，却依旧借酒消愁。他们缺乏自我约束，只是一味地追求"感觉良好"。

6. 因此，我们必须引导孩子走上正途。然而，那些未能学会正确行事的成年人，由于缺乏内在自律，理应承担自己行为的后果。肥胖者懒惰成性，道德观念薄弱，他们理应少吃多动。他们未能学会正确行事，反而沾染了一身恶习。吸烟者、饮酒者、吸毒者都应对自己的行为负责到底。若健康问题源于"基因"或"偶然"，那么我们不应过多地进行道德谴责或指责，而应提供必要的医疗服务。然而，对于那些因错误选择和行为导致的疾病，如酗酒、毒瘾、性传播感染、肥胖引发的糖尿病及长期吸烟导致的肺癌和血管疾病等，我们确实应该进行道德评判并给予合理的指责。这些疾病的治疗及费用，理应由作出错误选择的人自行承担。

> ## 活动 11.3　批判性反思
>
> 　　请根据您的理解，阐述并例证您对"严父"框架假设的认同或否定程度。
> 　　您认为这种态度将如何影响您对健康行为和医疗保健政策的看法？
> 　　对"养育型父母"框架做同样的分析与反思。
> 　　本章末尾提供了一些简要的答案指引。

从"严父"的角度来看，成年人必须对自己负责，不能再依赖他的庇护，因为他们早就应该能分辨是非。所以，英国国家医疗服务体系不应该为人们因不良行为产生的后果买单。在这种观念框架下，私人医疗保险的意义就在于，让那些行事"不负责任"的人，为自己的行为承担后果，要是选择不购买保险，那就意味着他们得自行承担放弃治疗的后果。

另一种"养育型父母"模式则建立在同理心和相互负责的价值观念之上。这一模式超越了性别的界限，把父母的角色定位为通过给予保护，激发子女内心潜在的"善"，指引他们如何过上充实的生活，并教会他们如何设身处地地思考与关爱他人。（Mariel Angus，2009）

在阅读接下来的内容时，请深入思考这些家庭隐喻或"框架"是如何塑造人们对健康行为和生活方式建议的看法与态度的。您可能需要回顾上一章探讨的"话语"概念，以及桑德拉·卡莱尔对"道德底层话语"的概述。我们认为，"严父"隐喻是其中一个核心框架。您可以尝试对报纸的头版新闻及其所采用的框架进行批判性反思。

框架的重要性不言而喻，因为它们指导我们作出关于医疗保健的决策，特别是关于我们愿意为医疗服务支付多少费用的决策。然而，在接下来的探讨中，我们或许需要深入思考权力的运作方式，以及在决定哪些服务应获得资助时，谁掌握着强大的话语权。

海德特的理论、莱科夫的框架及明尼克的"无思考"概念都揭示了一个共同的问题：我们缺乏批判性的自我意识和反思能力，导致我们往往不假思索地接受某些既定的立场，并用自以为经过深思熟虑的论点来掩饰这些立场。护士们应该更深入地审视自己的立场。或许你们不会因此改变看法，但至少你们会明白自己为何而坚持。

活动 11.4　反思

长期以来，各个年龄段中有心理健康问题的人群，都饱受污名化与边缘化的困扰。他们的身心健康在英国国家医疗服务体系中常被割裂对待。几十年来，心理健康服务的资金一直匮乏，太多人求助无门，致使成千上万人的生命被耽误或摧毁，无数人因此悲惨而无奈地离世。

（引自心理健康工作组对心理健康服务开展的"五年前瞻"审查报告开篇）

这明确揭示了关于医疗服务核心领域资金问题的长期争议。您可能需要阅读与记录当前及过去几年内有关心理健康服务的报道和新闻事件。

请思考，为何心理健康服务似乎一直资源匮乏？心理健康工作组在审查中可能试图挑战哪些既有假设或立场？

本章末尾提供了一些简要的答案指引。

如前所述，涉及健康的政治话语中常包含"个人对健康负责"的观点，这通常是保守派的立场。该观点支持"国家应尽量减少对人们的选择和生活方式的干预"的政策导向。

下一节将更深入地探讨这一观点，以论证其作为对人们的行为、行动自由及国家在生活中的角色的主流假设，而这种假设往往未经审慎考量。在极端情况下，它会导致人们将公共卫生行动批评为"保姆国家"，将税收视为盗窃行为，从而在道德上显得不合理。当前，所有护士都肩负着推广健康生活方式的责任，因此，您必须开始探索关于这个主题的各种相互竞争的政治观点，并思考与之相关的个人立场。

五、"自由人的自我"与"新自由主义"

关于我们对健康的责任，许多思考和文献及我们与他人讨论健康问题的方式，都是基于对人性的某些假设。这些假设涉及我们行动的自由程度。对一些人而言，"个人能动性"是作出决定和采取行动的唯一依据（参见第 10 章）。

这便是"自由人的自我"假设（Rossiter，2007）。基于这一假设，"自由人的自我"被视为自由、自主的理性存在，因此在政治上应尽可能摆脱国家的干预，自行承担"个人健康责任"。

这套理念将健康结果的好坏完全归咎于个人身上。因此，吸毒被视为一种自我伤害行为，是个人道德败坏的结果，与社会环境无关。由此传递出的信息是：远离毒品才是正确之举。在这一问题上，有一种政治观点（自由主义）秉持国家不应插手的观点，并且认为禁毒属于不良社会政策，应当予以废除。

然而，在这种自我观念中，我们却忽视或淡化了"自我"可能受到其他（往往极具影响力的）社会群体，如公司或企业的影响或制约。这些群体可能会将自身利益凌驾于公众健康之上（Freudenberg，2014）。正是由于对社会结构、文化、权力和话语的否定，自由主义者以及一些保守主义者才认为，个人选择和市场是解决酗酒、药物滥用和肥胖等问题的最佳途径。

这是政治思想的极端观点，在保守党内具有一定的影响力。然而，特蕾莎·梅（Theresa May）已与这种观点划清界限，她对"无约束的自由市场"理念提出批评，并重申了政府在现实中的职能。在 2017 年保守党的宣言中，特蕾莎·梅提出"我们相信政府能够发挥良好的作用"，这一说法可能会遭到许多自由主义者的嘲笑。因此，英国保守党内既有支持自由市场（减少国家干预）的派别，也有相信国家应发挥作用的派别。同样地，在工党内部，关于国家的作用的问题也存在着类似的分歧。

以下情境则展示了个人能够并且应该对健康负责的观念。

情境：体重管理

在看过 2015 年的电视节目《我的肥胖故事》（*My Fat Story*）后，一位私人健身教练为了验证她对个人责任的看法，故意增重了两英石（约 12.7 千克），然后努力减重。她向客户强调，这证明了个人必须对自己的问题承担全部责任，并从自身寻找解决方案。她认为，成功的关键在于毅力、动力、动机及意志力，或许还需要一张健身房会员卡。她秉持着这样的看法："肥胖的人都很懒惰"，还认为"肥胖不存在任何借口，本质上就是简单的数学问题"。[1]

在阅读上述情景时，您是否发现自己在一定程度上认同或反对这位健身教练的看法？您可能需要查阅关于意志力作为改变和保持行为的手段的相关研究。明尼苏达大学的健康心理学家特蕾西·曼恩（Traci Mann）在《饮食实验室的秘密：减肥的科学，意志力的神话，以及为什么你不应再节食》（*Secrets From the Eating Lab*：*The Science of Weight Loss*，*the Myth of Willpower*，*and Why You Should Never Diet Again*，2015）一书中指出，谈及减肥和意志力的重要性时，有证据表明，意志力的实际作用并不像人们普遍认为的那样强大。您对此感到意外吗？如果感到意外，请开始思考其中的原因。

这种自我观念强调教育、信息及个人责任的重要性。因为在这种观点看来，只有具备自主决定权的个人，才能够切实改善自身的健康状况，其他任何因素都

---

[1] 即摄入与消耗的热量差问题。——译者注

无法起到同等作用。

这种自由的"自由人的自我"理念实际上是一种政治构想，它与一种更广泛的意识形态——"新自由主义"相契合（Gonçalves et al.，2015；Goodman，2017）。这两个概念相互依存，共同排斥人类事务中的社会观念。因为一旦人们认识到健康和疾病可能与社会和政治因素相关，而不仅仅是个人非理性的道德败坏选择所导致的，那么解决健康和疾病问题的方法也必然涉及社会和政治层面。

健康促进理论，如公共卫生专家所采用的比蒂模型（beattie's model）（1991），已经远远超越了这种简化的"自由人的自我"方法。尽管如此，"健康促进"仍然具有政治性，因为在解释或干预健康和健康不平等的问题上，尚未达成共识（Carlisle，2001）。若你希望成为一名具有政治意识的实践者，就必须了解这些不同的观点及它们如何对健康政策的制定和实施产生影响。

六、政治、公共卫生和健康不平等：以肥胖症为例

关于肥胖率的统计数据已经向公众公布，且很容易获取，特别是在《柳叶刀》（The Lancet）等期刊上。您可以访问《柳叶刀》的官网并搜索"肥胖症"（Obesity），即可查阅其关于"肥胖症"的系列论文。该期刊预测，如果当前的肥胖率趋势持续下去，到 2030 年，全球将有近 50% 的人口超重或肥胖。然而，这种观点也受到了批评，被指为"恐胖症"（Lupton，2013），并且过于医学化，采用了流行病和"健康危机"的措辞。出于我们讨论的需要，我们暂且认可这一观点的直观意义，以便概述所提出的相关解决方案。

例如，英国的"儿童肥胖症战略"（the UK's Childhood Obesity Strategy）（Great Britain，HM Government，2016）并未对降价促销及垃圾食品的营销和广告进行限制。相反，它更依赖于行为改变和以个人为重点的措施，如学校活动计划。然而，据称这些措施并未取得显著效果（Adab et al.，2018）。

黛博拉·勒普顿在其文章《肥胖政治》(*Fat Politics*, 2013)中,批判了对体重增加的过度个人化解读和应对方式,并呼吁我们应思考其背后的社会因素和政治因素。正如健康组织"重要战略"在其报告《再次愚弄我》(*Fool Me Twice*)中所强调的,这种背景涉及"大型食品公司"为预先应对国家对其活动的监管而采取的策略。这些食品行业传递的信息包括"不要限制个人自由,应依赖人们的自我约束,购买产品只是一种偶尔的放纵"。

一些国家已经尝试采用非自愿手段,而非单纯依靠个人的自愿行为,来解决这一行业相关问题。在拉丁美洲,政府已强制要求公司从麦片包装盒上移除卡通人物,征收垃圾食品税,并命令学校小卖部以水果和蔬菜取代高盐高糖的产品。

此处的论点是,规则、条例和法律(国家干预)能够重塑消费者的观念和决策过程。长此以往,个人会"构建"一个倾向于消费高糖产品的自我形象。

护士提供的健康信息,部分源自他们所认可的事实,以及他们对政府和个人应扮演角色的理解。就肥胖问题而言,我们注意到,一种过度倾向于生物医学和机械化的方式,在健康相关讨论中占据了主导地位。

亨特等人(Hunter et al., 2009)曾提出疑问,为何在减少肥胖方面未能取得更显著的进展?其中一个解释是,现有的解决方案:(a)常常把问题过度简化为生物学范畴,即摄入的卡路里必须等于消耗的卡路里;(b)机械地假定采取干预措施 A 就必然会产生效果 B。例如,增加运动量 = 减轻体重。

《前瞻报告》(*Foresight Report*, 2007)在探讨肥胖问题时,强调了"致肥环境"的重要性,这对那些仅关注个人行为改变和简单教育信息的做法提出了挑战。诸如向肥胖人群传达"少吃多动"这类简单的解决思路,只不过是整体解决方案里极为微小的一部分。《前瞻报告》清晰地表明,并不存在能够以机械因果关系单独起作用的简单或单一解决方案。像"Change4Life"这样专注于个人生活方式和行为改变的政策是远远不够的。此类以个人为中心的干预措施未能与《前瞻报告》所倡导的"整体系统方法"相结合。肥胖症必须被视为多种因素相互交织的结果。这些因素包括食品生产与加工(特别是糖的使用)、企业游说与权力关系、贫困问题、就业模式与结构、交通状况及快餐供应等。这种观点揭示了一个事实:那些提供健康行为改变建议的护士，可能在不知不觉中参与了个体化和低效的健康政策，同时也让食品行业等其他有影响力的行为者逃避了应有的责任。

　　弗罗伊登伯格（Freudenberg）在《致命但合法》（*Lethal but Legal*，2014）一书中指出，健康状况欠佳的关键且可改变的重要原因，是那些以牺牲健康为代价、推动消费的政治和经济体制的广泛存在。要想解决全球肥胖等问题，必然要与世界上实力最为强大的企业及其同盟展开对抗。同样地，斯图克尔和巴苏（Stuckler and Basu，2013）指出，政府政策，尤其是公共紧缩政策，因削减服务而对公众健康造成了威胁。马莫特（Marmot，2015）则认为，不平等是导致不同健康结果的关键因素。他强调，传统上依赖技术解决方案和改变个人行为（即生活方式偏移）的方法已经遇到了瓶颈。我们真正需要做的是改变社会环境和政治条件，使人们能够掌控自己的生活，并拥有按照自己的意愿生活的权力。

　　"生活方式偏移"（Hunter et al.，2009）这一概念是指，虽然政策倡议（如《前瞻报告》）认识到需要针对更广泛的健康决定因素采取行动，即认识到公共卫生的"上游"问题（RCN，2012），但在实际执行过程中往往"漂移到下游"，过度关注个人生活方式因素。护士在执行这些下游政策时，也往往被卷入其中。

　　这与世界卫生组织呼吁的"就健康的社会决定因素采取行动"，以及柳叶刀委员会呼吁的"全球健康治理"（Ottersen et al.，2014）形成了鲜明的对比。这两大组织都明确承认，国家需要采取行动来解决这些问题。

活动 11.5　批判性反思

请深入思考以下问题并明确您的观点：

肥胖、贫困和健康问题，究竟是个人的过失还是社会的责任？

• 请就这一问题草拟您的初步看法，并与您的同事进行交流。

• 您的观点有哪些事实依据？能否提供相关证据？

• 在这个问题上，国家应该扮演怎样的角色：是侧重于教育引导，还是直接进行干预？

本章末尾未提供标准答案。

在接下来的小节中，我们将深入探讨"更广泛的健康影响因素"这一背景议题，以及那些个人责任无法触及或难以向公众传达的问题。在日常与个人、社区及群体的健康教育和健康促进活动中，您将接触到各种干预措施和解决方案。在这个过程中，您很可能会遇到"更广泛的社会／健康影响因素"以及"生活方式偏移"这一类的解决策略。

七、更广泛的健康决定因素

一个人的健康状况，在某种程度上确实受到其生物学特性的影响。但如今，越来越多的人开始意识到，除了遗传因素，健康还受到诸多更广泛的因素的影响。

其中一个重要的宏观因素便是我们所处的政治结构。这一点，正是奥特森等人（Ottersen et al., 2014）概述全球健康治理需求时所强调的重点。

而世界卫生组织在 2008 年对健康的社会决定因素给出了这样的定义：

人们从出生到衰老过程中，所经历的生活、工作等各方面的条件，其中也包括了卫生系统。而这些环境条件，又是由全球、国家和地方各级的金钱、权力和资源的分配所决定的。可以说，这些社会决定因素是产生健康不平等问题的主要原因，这种不平等既体现在国家内部，也存在于国家之间，具体呈现为不公平且本可避免的健康状况差距。

关于英国健康不平等现象的相关数据，可以在《公平社会健康生活》（*Fair Society Healthy Lives*, Marmot, 2010）、理查德·威尔金森与凯特·皮克特合著的《精神层面》及丹尼·多林（Danny Dorling）的《不平等和1%》（*Inequality and the 1%*）等书籍中找到。此外，英国公共卫生观察站发布了"社区健康概况"，详细列出了各项健康指标，便于人们对英国贫困地区与非贫困地区的健康状况进行对比。

下面的方框简要概述了影响全球人口健康的更广泛的社会政治背景。当我们开始深入探讨更广泛的全球健康议题时，政治问题便显得愈发重要和值得探讨。

理论摘要：影响健康的全球背景因素

沃夫冈·斯特雷克（Wolfgang Streeck，2016）将当前的全球秩序形容为"病态"秩序，在这个秩序中，社会熵持续增加、极端不确定性和普遍不确定性不断加剧，客户变化也成为众多薄弱环节之一。正因如此，我们的社会秩序正面临着一系列全球性挑战，这些挑战无疑将对当前及未来的健康与医疗服务产生深远影响。斯特雷克指出，当前背景下，各种发展问题相互交织，包括日益严重的社会不平等现象、民粹民族主义的抬头、欧洲的法西斯主义倾向，以及美国推行的孤立主义政策。此外，我们还不得不关注长期存在的健康不平等问题、生态系统可能崩溃的风险，以及诸如自动化、人工智能和数字化技术等颠覆性技术的不断涌现。

然而，也存在一些更为乐观的观点。例如，约瑟夫·诺伯格（Joseph Norberg，2016）论述了进步的可能性和现实性；丹尼尔·本-阿米（Daniel Ben-Ami，2010）探讨了以增长为基础的资本主义在解决生态问题方面的潜力；而斯蒂芬·平克（Stephen Pinker，2011）则关注了全球暴力水平的降低。

我们注意到，在卫生政策文件或针对护士的建议与教育中，这些重要问题往往被忽视。这或许是因为它们超出了卫生专业人士的控制范围或职责权限。尽管如此，我们仍希望提出这些问题，以激发您对健康决定因素的批判性思考。随后，您或许会考虑如何采取有效的应对措施。

在全球范围内，全民医疗保健、全面且公平的医疗保障及免费医疗服务并未实现真正的平等。诸如死亡率、预期寿命、无残疾预期寿命、5 岁以下儿童死亡率及自杀率等健康指标，其不平等往往与社会经济地位密切相关，形成了所谓的"社会梯度"，同时，性别和种族也是影响这些指标的重要因素。诚然，我们已经在这些健康指标上取得了显著进步，然而，倘若缺乏持续推动的政治意愿，那么这些进步便不能被视为理所当然。"可持续发展目标"，亦被称为"全球目标"，体现了我们解决健康和社会不平等问题的坚定决心。

可以说，全球卫生挑战及其背景是严峻而紧迫的。至少自 1980 年《布莱克报告》（*Black Report*）发表以来，人们就已经意识到健康不平等现象的存在。我们不禁要问，我们是否采取了足够迅速的行动来应对这些问题？换言之，我们是否有足够的政治意愿来解决这些问题？

迄今为止，我们一直在努力反思所接收到的信息，以及向个人、社区和人群传达的有关健康问题的信息，如健康不平等和更广泛的健康影响因素等。在后续的小节里，我们将进一步以批判性的视角，探究政治和制度背景是怎样对专业话语及实践产生影响的。

八、权力、政策和健康结果：护理的作用是什么？

健康不平等与更广泛的健康影响因素中的社会、物质、政治和文化不平等之间可能存在着某种因果关系。斯坎布勒（2012）在其健康资产方法中提出，物质健康资产是影响健康结果的重要因素之一。他还提出了所谓的"贪婪的混蛋假说"，认为英国的健康不平等现象，首先是由该国资本 - 行政和权力精英的核心"战略"行为所带来的意外后果。

在诸多全球性问题如全球变暖、DDT（有机氯类杀虫剂）的使用和酸雨等案例中，企业活动对科学和政治决策的影响显而易见（Oreskes and Conway，2010；Monbiot，2013；Drutman，2015）。较新的例子还包括汽车行业通过游说使新空气污染标准的实施被推迟（Archer，2015），以及某品牌汽车使用软件在排放测试中造假的事件（Guardian，2016）。这些案例均表明，部分企业会想尽办法逃避因环境和健康监管而产生的成本（Wiegratz and Whyte，2016）。

根据斯坎布勒的假设，汽车公司在试图规避废气排放限制时，尽管主观上并非有意增加空气污染导致的呼吸道疾病死亡人数，但从客观结果来看，其行为却很可能造成了这类死亡人数的上升。与此同时，与产业界利益相关的科学家们（Oreskes and Conway，2012）一直在游说以阻止诸如针对烟草和糖的限制措施等可能对健康产生积极影响的立法行动，这种游说行为被视为一种"战略行动"。

英国于 2011 年推出的"责任协议"（Responsibility Deal）主张：公共卫生组织、商业机构和志愿团体之间展开合作，能够商议出切实可行的行动规划，以一种相较立法更为迅速、成本更低的方式，取得更为显著的进展。

这一表述看似运用了理性、技术化、中立且基于实际证据的方法，然而实际上，它与新自由主义所秉持的国家角色具有局限性的假设高度契合。值得注意的是，此类声明是整体"话语"体系中的一部分。

然而，亨特等人（2009）指出：实现持久减少不平等，唯一途径就是解决社会在权力、收入、社会支持和知识方面存在的不平衡问题……实施上游政策干预……辅以下游干预措施。（Priority Public Health Conditions，Task group 8）

护理专业素来有为健康而开展政治活动的传统（Falk-Raphael，2006）。如今，护士毕业生所面临的一个问题是，他们究竟在多大程度上接触并理解了超越个体化生物医学护理方法的理论，从而能够在健康倡导和活动中继续发挥重要作用（Goodman，2015；Goodman and Grant，2017）。这样我们才能共同追求并实现"公平的社会和健康的生活"。英国护理和助产士委员会（NMC，2018）也明确强调，这是护理角色中不可或缺的一部分。护士需要在其整个职业生涯中不断学习与了解可用于推动组织变革和公共政策的各种机制，并展现出政治意识和技能的提升，从而最大限度地发挥自身的影响力。

护理工作虽无形，却具有明确性，这从我们对某些术语的习以为常便可见一斑。这类护理用语涵盖了"责任"等词语，以及近期兴起的 6Cs 理念。而频发的护理失误案例，正是这些词语使用的大背景。然而，几十年来，"个人护理问责制"

一直是护理行业的核心要义。"护理"一词本身,也可谓是护理专业词语中的高频词。

请深思其中的缘由。在当今背景下,医疗与社会护理资金的可持续性、体弱老年人与学习障碍者的护理质量等议题备受争议。我们关注"负责任的护理服务"的必要性,但这是否会导致将护理失误的解决之道过于归咎于个人,而忽略了这些失误背后更大的政治决策因素?要求护士提升护理质量与同情心,将护理问题个人化,这似乎映射出健康责任的个人化倾向。但若护理服务质量不佳的根源在于结构性和政治性因素,而非仅仅是工作人员缺乏爱心(Goodman,2014;Goodman,2016b),我们又该如何应对?

需要明确的是,我们并非意指护士无须对其个人行为承担责任。《守则》的存在具有非常明确且至关重要的意义,您必须时刻铭记在心,一旦违反《守则》,就可能会被提交至英国护理和助产士委员会执业资格法庭,甚至面临被吊销职业资格的严重后果。

尽管如此,我们仍需深入思考,在履行正常工作职责却给人们带来极为负面体验的情况下,"问责"究竟意味着什么。我们需要反思的是,依据卫生政策与社会政策所制定的就业标准和条件,仅仅做到遵守这些标准,是否就等同于提供了优质服务。

完全有可能出现这样的情况:我们尽到了对雇主的责任,却没能尽到对服务对象的责任。活动 11.6 希望您能够认真思考这一问题。当您对雇主的责任与对患者的责任之间发生利益冲突时,您将如何抉择?这既是一个政治性决策,也是一个关乎职业与道德的抉择。

活动 11.6　批判性反思

2016 年,议会监察员发布了一份有关医院患者不安全出院的报告。报告显示,护理失误并非源于蓄意的不良意图或虐待行为,而是由系统性问题所致,可能是日常操作中的疏漏,使工作人员之间的评估和沟通出现了障碍。护士在与医生和其他卫生专业人士保持联系的同时,也必须在医院管理人员的指导下开展工作。然而,可能会出现利益冲突和优先事项处理不当的情况，这些问题最终可能导致患者不安全地出院。请您仔细阅读这九个案例研究，并深入思考：若您对出院问题持有不同意见，且对实际出院情况不满意，您会采取怎样的行动策略？同时，也请仔细考量您应对谁负责，以及您会向谁寻求建议和指导。

　　参阅资料：议会和卫生服务监察院联合发布的《不安全出院调查报告》（A report into investigations of unsafe discharge from hospital，2016）。

　　另一个例子是，一位有多发性硬化症的患者，不顾其全科医师的劝告，执意将二十四小时的护理计划缩减至十二小时。这位患者由阿托斯（Atos）公司的一名员工负责评估，该员工和就业与养老金部签署了合同，专门负责评估领取个人独立金的患者需求。那么在实际操作中，评估人员究竟应该对谁负责：是对就业与养老金部，还是对这位多发性硬化症患者？这有可能成为一个虽遵守工作规范，却涉嫌不人道行为的案例。阿托斯的评估员或许在工作中表现得无可挑剔，严格遵循政策要求，但究竟为了何种目的？我们并不总是很清楚阿托斯评估员的具体资质，但我们确实了解到，有注册护士担任阿托斯的评估员。那么，这与 6Cs 所倡导的价值观念又该如何调和呢？

　　这并非一个新问题，它要求个人能够批判性地认识到制度背景是如何直接影响沟通的本质及人际关系的发展的。活动 11.7 希望您能够思考"制度性暴力"（institutional violence）这一概念的存在及形式，以及在这种情境下，专业人士可能会以"我只是在做我的工作"为借口，并通过某些论述和叙述来为自己的行为辩解。

活动 11.7　制度性暴力："我只是在做我的工作"

　　请阅读以下两个关于暴力的定义：

　　1. 约翰·加尔通（Johan Galtung，1969）认为，当人类受到某种影响，使其实际的身体和精神状况低于其潜在水平时，这便意味着暴力的存在。他还进一步指出：

• 暴力是一种能够降低个人表现潜能的现象。我们需要明确区分暴力和武力的概念，因为暴力会带来负面后果，而武力则不一定。这一区分至关重要，因为许多人错误地认为暴力既可能带来积极后果，也可能带来消极后果。

• 我们应该以客观的方式，根据暴力的实际后果来衡量它，而非主观臆断。这些衡量指标可以包括自杀率、精神疾病发病率、死亡率和患病率、饥饿和贫困程度等。

2. 飞利浦·麦格雷戈（Felipe MacGregor）和马尔西亚·卢比奥（Marcial Rubio）在引用加尔通观点的基础上，提出了他们自己对暴力的定义：

当一个人直接或间接地对他人施加身体、生物或精神上的压力，且这种压力超过一定阈值时，就会在个体和群体层面降低或剥夺该人在其所在社会中的表现潜能。

请思考任何医疗保健环境是否可能对身体或精神造成间接的压力。

有些人可能会对制度性暴力的存在持怀疑态度，或许他们认为只有个体才能直接实施伤害。然而，欧文·戈夫曼的著作及其提出的"整体机构"观点在此可能仍然具有参考价值（Davies，1989；Goodman，2013）。对于结构性或制度性暴力的批评，以及对这种暴力的否认，可能集中在行为者的需求上，即行为者应为此负责。个人暴力或直接暴力是指那种可以明确辨认施暴者的暴力行为，受害者可以通过直接对抗来指认罪犯。然而，过度关注暴力个体或施暴者可能会掩盖一个事实，即他们可能是在特定的组织形式和制度安排下行动的，而这些组织形式和制度本身就具有暴力性质。

在20世纪60年代戈夫曼研究的基础上，约翰·加尔通（1969）提出了结构性暴力（structural violence）的概念。所谓结构性暴力，是指特定的社会结构或者社会制度，以阻碍人们满足自身基本需求的方式，对人们造成伤害的一种暴力形式。这种暴力模式不再仅仅局限于关注个体的能动性。

格雷戈·巴拉克（Gregg Barak，2003）指出：与人际暴力相似，制度性暴力同样包含身体或情感上的虐待行为。然而，制度性暴力通常（但并非总是）表现为非个人化的特征，也就是说，它所针对的受害者几乎可以是相关群体中的任何一个个体。

巴拉克进一步阐述道：此外，由团体、组织甚至个人代表他人所实施的虐待或攻击，还包括那些随着时间推移已经变得制度化的暴力形式。这些暴力可能由个人和团体直接针对特定受害者实施，也可能由那些"尽职尽责"的人通过反复无常的政策和程序间接对整个群体实施。

那些"执行公务"的人，常常利用政策、惯例、风俗习惯、无思考、平庸表现和陈词滥调来为自己的行为辩解，他们可能会在无意中对弱势群体施加某种形式的暴力。例如，请参阅《冷漠致死》（*Death by Indifference*，Mencap，2007）和《2016—2017 年学习障碍死亡率回顾》（*The Learning Disability Mortality Review 2016-2017*，LeDeR，2018）。我们建议您在阅读和分析有关弱势群体护理的文献时保持批判性眼光，以审视在哪些方面应对他们的经历负责。

本章小结

我们首先概述了政治对护士的意义，强调政治不应受"党派政治"的束缚，而应涵盖包括健康不平等在内的许多主题领域。我们使用政治罗盘来表明，政治立场既有经济层面，也有社会层面。道德基础理论和框架的介绍表明，我们的政治观点并不总是来自清晰的分析思考，而是来自更深层次的道德直觉反应和叙事。随后，本章探讨了关于我们是什么的一种特殊观点："自由人的自我"，指出这是一种解释我们是谁和我们做什么的有缺陷的模式。它没有考虑到社会、强大的代理人和既得利益，还支持过于简单化的公共卫生方法，尤其是肥胖症。我们认为这非常符合一种特定的政治哲学：新自由主义（Gonçalves et al.，2015；

Goodman，2017），它过分强调个人在承担健康责任方面的作用，而且由于它认为国家干预无济于事，因此将责任转嫁给了个人和家庭。它也没有考虑社会和政治关系的复杂性，如肥胖环境。我们简要概述了有关健康不平等和更广泛的健康决定因素的一些主要观点，以表明可避免的疾病和死亡与社会和政治行为有关。我们认为，即使在我们执行商定的政策时，这种情况也会在地方层面发生。最后，我们提出，我们的行动和理由可以在我们可能视而不见的制度性暴力或结构性暴力中发挥作用。这种背景从根本上决定了我们的CIPS及我们之间的关系。

本章活动的简要参考答案

活动 11.3 批判性反思

请记录并具体阐述您对"严父"框架假设的认同或反对程度。

您认为这种态度会如何影响您对健康行为和医疗政策的看法?

对"养育型父母"框架进行同样的分析与反思。

在"养育型父母"框架中,肥胖可能被视为是道德弱点以外的多重因素导致的。该框架指出,日常生活中充斥着无数引诱人暴饮暴食的机会,而某些利益团体正是通过鼓励这种行为来获利的。因此,惩罚并非解决问题的恰当方法。相反,我们应该为人们提供策略来帮助他们抵制暴饮暴食的诱惑,同时倡导保护人们免受那些从肥胖问题中牟利的掠夺性行为的伤害。

活动 11.4 反思

请思考为什么心理健康服务似乎总是资源匮乏?心理健康工作组在开展审查工作时,可能对哪些现有的假设或立场发起挑战呢?

其中一个答案可能是生物医学模式的主导地位,以及易于识别的身体疾病长期占据国家医疗服务体系资源。心理困扰的无形性、治疗方案的缺失及相互冲突的护理模式都阻碍了国家采取有力的应对措施。此外,心理疾病在历史上一直伴随着羞耻和恐惧,公众对其知之甚少。

延伸阅读

《再次愚弄我:非传染性疾病宣传报告》(*Fool Me Twice:An NCD Advocacy Report*)认为,食品、苏打水和酒类公司正在使用与二十年前烟草行业类似的策略和战略来推广有损健康和福祉的产品。

Haidt,J(2012)*The Righteous Mind:Why good people are divided by politics and religion.* London:Penguin.
这本由心理学家撰写的书认为,我们的道德直觉先于理性论证,并探讨了这可能导致的问题。

Lupton, D (2013a) *Fat Politics: Collected writings.* Sydney: University of Sydney.

Lupton, D (2013b) *Revolting Bodies: The pedagogy of disgust in public health campaigns.* Sydney Health and Society Group Working Paper No. 4. Sydney: Sydney Health and Society Group.

Lupton, D (2017) Vitalities and visceralities: Alternative body/food politics in new digital media. In: *Alternative Food Politics: From the margins to the mainstream,* edited by Michelle Phillipov and Katherine Kirkwood. London: Routledge, forthcoming.

Smith, K, Hill, S and Bambra, C (2016) *Health Inequalities: Critical perspectives.* Oxford: Oxford University Press.
关于健康不平等问题的一本很好的说明类教科书。

Traynor, M (2013) *Nursing in Context: Policy, politics, profession.* Basingstoke: Palgrave Macmillan. Examines the policy and political context of nursing.

术语表

自主反身性（autonomous reflexivity）：玛格丽特·阿彻提出的以自我为导向的思维概念。这种思维在我们决定采取何种行动时会进行自我反思。

生物医学模式（biomedical model）：建立在西方医学基础上的，一种运用生物学、生物化学、生理学和其他基础科学原理解决临床医学问题的模式。

瞬间文化（blip culture）：一种当代医疗文化，即护士和病人之间只有短暂的人际交流时间。

沟通 / 传播（communication）：两人或者多人之间收发信息的相互并且有效的过程。

沟通反身性（communicative reflexivity）：玛格丽特·阿彻提出的以他人为导向的思维概念。这种思维倾向于在我们决定采取行动之前先想他人是怎样思考的。

确认偏差（confirmation bias）：一种认知偏差。在这种偏差中，我们会关注证实我们理论的证据，而忽略与我们理论相悖的证据。

控制（control）：良好的心理健康的核心。心理健康水平高的人其主观控制能力也高；而心理健康有问题的人则恰恰相反。

反主流文化（counterculture）：少数人对主流文化所持有的负面观点。

批判现实主义（critical realism）：与罗伊·巴斯卡（Roy Bhaskar）和玛格丽

特·阿彻有关的社会理论。这种理论主张本体论的重要性，即我们能够脱离人类思想和语言来谈论并且理解"存在"（being）。因此，批判现实主义认为事物的存在与我们对事物的经验和知识无关。

批判反身性（critical reflexivity）：一种个人意识的积极实践。这种反思实践超越了个人的内省，加入了对社会和政治的环境以及专业实践的驱动因素的考虑。

批判理论（critical theory）：一种通过考察文化、经济、政治和权力关系来理解社会的方式。

文化相对主义（cultural relativism）：一种文化或文明。在这种文化中，人们认为对或错、好或坏、真或假都不是绝对的，而因文化和情境的不同而不同。

文化（culture）：群体的主流风尚、习惯及信念。通常因为种族、社会、性取向或其他取向联合在一起。

文化中心主义（culture-centrism）：一种把自己的文化和文化身份认为是"正确的"，而把其他的文化和文化身份认为是缺乏的、偏离的和不正确的立场，并且将这种立场用于思考、说话和行动。

话语（discourse）：一种制度化的语言模式。其通过对知识的运用来体现权力，从而创造我们的世界。

歧视（discrimination）：对个人的，基于种族、性取向以及生活方式的，有意识或无意识的负面看法。

共情（empathy）：能够体察病人的内心体验以及痛苦，并作出适当的反应。

种族（ethnicity）：种族归属或者特征。

种族优越感（ethnocentricity）：社会族群中的成员所持有的，被认为是"理所当然"的观点，并且他们认为这种观点适用于全球。

种族中心主义（ethnocentrism）：相信或者假定一个人所属的社会或者文化族群具有优越性。

循证实践（evidence-based practices）：结合现有的最佳科学证据和理论，为护理工作中安全有效的人际沟通提供依据。

存在现象学（existential-phenomenological）：强调个人的经验和责任，并且个人被视为自由的主体（free agent）。其学说认为所有的知识都来源于个人对事物的感知。

经验学习（experiential learning）：源于经验或与经验有关的学习，有别于其他获取知识的方法。

基本归因错误（fundamental attribution error）：一种认知偏差，即我们忽略了某人的行为的情境因素，却过于自信地将该行为归因于其自身性格。

断裂反身性（fractured reflexivity）：玛格丽特·阿彻的概念，指我们的思维过于混乱，几乎无法指导行动。

格式塔（gestalt）：一组被视为一个整体的事物。这组事物（如一个人的思想和经验）被视为一个整体，并被视为大于其各个部分的总和。

治理术（governmentality）：权力分散行使的过程。这使我们可自我管理和互相管理，而无须借助法定权力。

健康的关系（healthy relating）：护理人员、同事和患者之间良好沟通技巧的使用。良好的沟通是互相尊重的、非剥削的、非评判的、正式而非随意的。

帮助关系（helping relationship）：护理人员与受其照顾的人之间的关系。这种关系对后者有实际价值，并有助于该人在生活中积极向上。

人本主义研究法（humanistic approach）：此研究法认为个人可以独立于文化和组织的限制来解决自己的问题。

移民（immigration）：来到外国并定居。

个人主义（individualism）：从"个体的"角度来看待，人们被认为有能力自己找到解决他们的问题的方法，是独立于文化和组织的限制的。

信息学（informatics）：为储存和检索而处理数据的科学，即信息科学。

人际交往技巧（interpersonal skills）：护理人员在与患者和同事进行沟通时所具备的以证据和理论为基础的沟通方式。

自由人的自我（liberal human self）：一个理性的、有自由思想的，并且独立于社会的自我。

生活方式偏离（lifestyle drift）：一种政策措施在实施时的偏离倾向。政策措施倾向于认可对更广泛的健康影响因素采取行动的必要性。但在实施过程中，却转向关注个人生活方式因素。

失落（loss）：一种抑郁或情绪低落的主观体验特征。

元认知（metacognition）："对认知的认知"，指在实践中，要思考你作为一名护理人员，以及你的患者是如何思考你和他的思维方式的。

元反身性（meta reflexivity）：玛格丽特·阿彻的概念，即对自己的思维进行思考，特别是考虑到价值观和行动是否可行。

迁徙（migration）：从一个地方到另一个地方。

道德实践（moral practices）：在护理中将患者作为一个完整的人来尊重地对待，而不是将他视为一个对象或者物品。

聚焦护士的（nurse-focused）：指护士与他的患者之间经常采取防御性沟通方式。这种沟通的方式通常是戒备、退缩和疏远的——这让患者感到更加焦虑和孤独。

主体论（ontology）：对存在和存在的意义和类别进行探究。

偏见（prejudice）：一个文化的成员对另一个文化的成员持有偏见。

专业技艺（professional artistry）：从经验丰富的专业人士所掌握的隐性知识资源中产生的具体的技能实践。

职业关系（professional relationship）：两个或两个以上的人或者群体之间的联系，以及他们之间的互动，尤其涉及他们对彼此的感受和所采取的行为方式。这种关系主要围绕着一个有偿工作的职业，而不是一个兴趣爱好。

合理化（rationalisation）：寻找理由来解释或证明自己的行为。

反身性写作（reflective writing）：具有表达沉思性的、分析性的，且仔细思考后的特征的写作。

罗杰斯原则（Rogerian principles）：指罗杰斯式人际沟通中的"核心条件"是必要且充分的。这些条件具有"非评判性""无条件积极关注"和"真实性"。

图式（schemas）：心理模板或者心理结构。我们每个人都会建立这样的模板或结构以了解这个世界。他们帮助我们建立对自己、对他人、对社会角色和活动，以及在特定的情境下的行为方式。

自我意识（self-awareness）：我们对于自己、自己的动机，以及它们如何进行日常行为的转化的认知。

自尊（self-esteem）：个人对自己在生活中所拥有的整体成效的主观体验。因此，低自尊意味着对这种成效的体验降低。

社会关系（social relationship）：两个或两个人以上的人或者群体之间的联系，以及他们之间的互动，尤其是他们对彼此的感受和所采取的行为方式，关注人类社会及其组成方式。

社会规则（social rules）：为指导行为或行动而制定的权威性原则。涉及两个或两个人以上的人或者群体之间的联系，以及他们之间的互动，尤其涉及他们对彼此的感受和所采取的行为方式。

社会思维（social thinking）：运用思维对群体中人们的行为和互动方式形成想法、观点、判断和结论。

痛苦（suffering）：遭受痛苦的人在他们的生理和心理上都承受着高度折磨。

技术理性（technical rationality）：一种将专业领域中出现的问题与分立的解决方案结合在一起的实践方式，可以说这种方式没有考虑到实践的复杂性。

心智理论（theory of mind）：人类推断和猜测自己所认为的他人的想法以及他人行为的方式。

治疗关系（therapeutic relationship）：在上述职业关系中为维持或者改善某人的健康状况而开展的活动。

沟通分析（transactional analysis）：一种心理动力学理论，强调在沟通交流中以"自我状态"（ego states）为表达的内在意识和情感的作用。

跨文化（transcultural）：对非本民族文化的信仰、情感和成员行为有成熟的认识。

不健康的关系（unhealthy relating）：放弃了护理和人际沟通中的基本道德、心理和共情；组织环境将影响护理人员和患者之间的健康或不健康的关系的形成。

参考文献

Abramovitz, M and Zelnick, J (2010) Double jeopardy: the impact of neoliberalism on care workers in the United States and South Africa. *International Journal of Health Services*, *40*(1): 97–117.

Action on Elder Abuse (2017) *What is Elder Abuse?* Available at: www.elderabuse.org.uk.

Adab, P, Pallan, M, Lancashire, E, et al. (2018) Effectiveness of a childhood obesity prevention programme delivered through schools, targeting 6 and 7 year olds: cluster randomised controlled trial (WAVES study). *BMJ, 360*: K211.

Adorno, T and Horkheimer, M (1944) *Dialectic of Enlightenment as Philosophische Fragmente*. New York: Social Studies Association.

Allport, G (1954) *The Nature of Prejudice*. Boston, MA: Addison-Wesley.

Alvesson, M and Spicer, A (2012) A stupidity-based theory of organizations. *Journal of Management Studies, 49*(7): 1194–1120.

Anderson, N, Calvillo, ER and Fongwa, MN (2007) Community-based approaches to strengthen cultural competency in nursing education. *Journal of Transcultural Nursing, 18*: 49–59.

Aramburu Alegria, C (2011) Transgender identity and health care: implications for psychosocial and physical evaluation. *Journal of the American Academy of Nurse Practitioners, 23*: 175–182.

Archer, G (2015) Governments double and delay air pollution limits for diesel cars.

Archer, M (2003) *Structure, Agency and the Internal Conversation*. Cambridge: Cambridge University Press.

Archer, M (2013) Reflexivity. Sociopedia.*isa*.

Armstrong, AE (2006) Towards a strong virtue ethics for nursing practice. *Nursing Philosophy*, 7: 110–124.

Arnold, E and Boggs, KU (2006) *Interpersonal Relationships: Professional communication skills for nurses*, 4th edn. London: Elsevier.

Arnold, E and Boggs, KU (2015) *Interpersonal Relationships: Professional communication skills for nurses*, 7th edn. Philadelphia, PA: WB Saunders.

Arntz, A and Van Gerderen, H (2009) *Schema Therapy for Borderline Personality Disorder*. Chichester: Wiley-Blackwell.

Aston, M, Price, S, Kirk, S and Penney, T (2011) More than meets the eye: feminist poststructuralism as a lens towards understanding obesity. *Journal of Advanced Nursing*, 68(5): 1187–1194.

Augoustinos, M, Walker, I and Donaghue, N (2014) *Social Cognition: An integrated introduction*, 3rd edn. London: Sage.

Bach, S (2004) *Psychological Care in Community Nursing: A phenomenological investigation*. PhD thesis, University of Manchester.

Baker, C (2013) Introduction. In: Baker, C, Shaw, C and Biley, F (eds). *Our Encounters with Self-Harm*. Ross-on-Wye: PCCS Books.

Baker, C, Shaw, C and Biley, F (eds) (2013) *Our Encounters with Self-Harm*. Ross-on-Wye: PCCS Books.

Balzer-Riley, J (2004) *Communication in Nursing*. Mosby, MO: Mosby/Elsevier.

Banister, P and Kagan, C (1985) The need for research into interpersonal skills. In: Kagan, C (ed.) *Interpersonal Skills in Nursing: Research and applications*. London: Croom Helm, pp44–60.

Barak, G (2003) *Violence and Nonviolence*. Los Angeles: Sage.

Baron-Cohen, S (2003) *The Essential Difference: Men, women and the extreme male brain*. London: Basic Books.

Barton, H and Grant, M (2006) A health map for the local human habitat. *Journal of the Royal Society for the Promotion of Health*, 126(6): 252–261.

Baxter, C (2000) Antiracist practice: achieving competency and maintaining professional standards. In: Thompson, T and Mathias, P (eds). *Lyttle's Mental Health and Disorder*. Edinburgh: Bailliere Tindall.

Beattie, A. (1991) Chapter 7. In: Gabe, J, Calnan, M and Bury, M. *Sociology of the Health Service*. London: Routledge.

Belbin, M (1981) *Management Teams*. Oxford: Butterworth-Heinemann.

Ben-Ami, D (2010) *Ferrari's for All: In defence of economic progress.* Bristol: Policy Press.

Bendall, E (1976) Learning for reality. *Journal of Advanced Nursing, 1:* 3–9.

Bendall, E (2006) 30th anniversary commentary on Bendall E. 1976 'Learning for reality'. *Journal of Advanced Nursing,* 30th anniversary issue.

Benner, P (1982) From novice to expert. *American Journal of Nursing, 82*(3): 402–407.

Benner, PD (2000) *From Novice to Expert: Excellence and power in clinical nursing practice, commemorative edition.* Upper Saddle River, NJ: Prentice Hall.

Benner, P and Wrubel, J (1988) The primacy of caring. *American Journal of Nursing, 88*(8): 1073–1075.

Benner, P, Tanner, C and Chesla, C (1996) *Expertise in Nursing Practice: Caring, clinical judgement, and ethics.* New York: Springer.

Bhaskar, R (1975 [1997]) *A Realist Theory of Science,* 2nd edn. London: Verso.

Birch, K (2015) How to think like a neoliberal. *Discover Society.* Issue 22.

Bowlby, J (1988) *A Secure Base: Clinical applications of attachment theory.* London: Routledge.

Brown, B, Crawford, P and Carter, R (2006) *Evidence-Based Health Communication.* Maidenhead: Open University Press and McGraw-Hill Education.

Brown, LP (2011) Revisiting our roots: caring in nursing curriculum design. *Nurse Education in Practice, 11*(6): 360–364.

Bruff, I (2017) *Authoritarian Neoliberalism and the Myth of Free Markets.*

Brykczynska, G (1997) A brief overview of the epistemology of caring. In: Brykczynska, G (ed.) *Caring: The compassion and wisdom of nursing.* London: Arnold/Allen Lane, pp1–9.

Buber, M (1958) *I and Thou,* 2nd edn. New York: Charles Scribner.

Burnard, P (1996) *Acquiring Interpersonal Skills: A handbook of experiential learning for health professionals,* 2nd edn. London: Chapman and Hall.

Butland, B, Jebb, S, Kopelman, P, McPherson, K, Thomas, S, Mardell, J and Parry, V (2007) *Foresight. Tacking Obesities: Future choices.* London: Government Office for Science.

Byrd, ME, Costello, J, Gremel, K, Blanchette, MS and Malloy, TE (2012) Political astuteness of Baccalaureate nursing students following an active learning experience in health policy. *Public Health Nursing, 29*(5): 433–443.

Canales, MK (2010) Othering: difference understand? A 10-year analysis and critique of the nursing literature. *Advances in Nursing Science, 33*(1): 15–34.

Carlisle, S (2001) Inequalities in health: contested explanations, shifting discourses and ambiguous polices. *Critical Public Health, 11*(3): 267–281.

Carnegie, E and Kiger, A (2009) Being and doing politics: an outdated model or 21st century reality. *Journal of Advanced Nursing, 65*(9): 1976–1984.

Cave, T (2010) Nurses for reform. *BMJ, 340*:1371.

Chaffee, MW, Mason, DJ and Leavitt, JK (2012) A framework for action in policy and politics. In: Mason, DJ, Leavitt, JK and Chaffee, MW (eds). *Policy and Politics in Nursing and Healthcare*, 6th edn. St Louis: Elsevier Saunders.

Charlton, CR, Dearing, KS, Berry, JA and Johnson, MJ (2008) Nurse practitioners' communication styles and their impact on patient outcomes: an integrated literature review. *Journal of the American Academy of Nurse Practitioners, 20*: 382–388.

Charon, R (2006) *Narrative Medicine: Honoring the stories of illness.* Oxford and New York: Oxford University Press.

Cioffi, J (2006) Culturally diverse patient–nurse interactions on acute care wards. *International Journal of Nursing Practice, 12*(6): 319–325.

Clarke, JB and Wheeler, SJ (1992) A view of the phenomenon of caring in nursing practice. *Journal of Advanced Nursing, 17*: 1283–1290.

Clarke, S, Davies, H, Jenney, M, Glaser, A and Eiser, C (2005) Parental communication and children's behaviour following diagnosis of childhood leukaemia. *Psycho-Oncology, 14*(4): 274–281.

Clay, M and Povey, R (1983) Moral reasoning and the student nurse. *Journal of Advanced Nursing, 8*: 297–302.

Corbally, M and Grant, A (2016) Narrative competence: a neglected area in undergraduate curricula. *Nurse Education Today, 36*: 7–9.

Corrie, S, Townend, M and Cockx, A (2016) *Assessment and Case Formulation in Cognitive Behavioural Therapy*, 2nd edn. London: Sage.

Cortis, JD (1993) Transcultural nursing: appropriateness for Britain. *Journal of Advances in Health and Nursing Care, 12*(4): 67–77.

Crawford, P (2014) *Florence Nightingale carried the lamp but modern nurses carry the can.*

Cunningham, G and Kitson, A (2000a) An evaluation of the RCN clinical leadership development programme: Part 1. *Nursing Standard, 15*(12): 34–37.

Cunningham, G and Kitson, A (2000b) An evaluation of the RCN clinical leadership development programme: Part 2. *Nursing Standard, 15*(13): 34–40.

Curtis, K (2013) 21st century challenges faced by nursing faculty in educating for compassionate practice: embodied interpretations of phenomenological data. *Nurse Education Today, 33*(7): 746–750.

Davidson, C (1985) The theoretical antecedents to interpersonal skills training. In: Kagan, C (ed.) *Interpersonal Skills in Nursing: Research and applications.* London: Croom Helm, pp22–43.

Davidson, L, Sharp, M and Halford, J (2010) Antisocial and borderline personality disorders. In: Grant, A, Townend, M, Mulhern, R and Short, N (eds). *Cognitive Behavioural Therapy in Mental Health Care,* 2nd edn. London: Sage.

Davies, B and Harre, R (1990) Positioning: the discursive production of selves. *Journal of the Theory of Social Behaviour, 20:* 43–65.

Davies, C (1989) Goffman's concept of the total institution: criticisms and revisions. *Human Studies, 12*(1/2): 77–95.

Department for Children, Schools and Families (2004) *The Children Act 2004.* London: Stationery Office.

Department of Health (DH) (2003) *Getting the Right Start: The National Service Framework for Children, Young People and Maternity Services – Standards for Hospitals Services.* London: Stationery Office.

Department of Health (DH) (2004) *Getting Over the Wall: How the NHS is improving the patient's experience.* London: Department of Health.

Department of Health (DH) (2006) *The Expert Patients Programme.* Available at: www.dh. gov.uk.

Department of Health (DH) (2010) *Advanced Level Nursing: A position statement.* London: Department of Health.

Department of Health (DH) (2011) *Liberating the NHS: An information revolution – a consultation document.* London: Department of Health.

Department of Health (DH) (2012) *Transforming Care: A national response to Winterbourne View Hospital Department of Health review – final report.* London: Department of Health.

Department of Health (DH) (2013) *Report of the Mid-Staffordshire NHS Foundation Trust Public Inquiry.* London: The Stationery Office.

Dixon, J and Levine, M (2012) *Beyond Prejudice: Extending the social psychology of conflict, inequality and social change.* Cambridge: Cambridge University Press.

Dorling, D (2015) *Unequal Health: The scandal of our times.* Bristol: Policy Press.

Drach-Zahavy, A and Hadid, N (2015) Nursing handovers as resilient points of care: linking handover strategies to treatment errors in the patient care in the following shift. *Journal of Advanced Nursing, 71*(5): 1135–1145.

Drury, J (2003) Adolescent communication with adults in authority. *Journal of Language and Social Psychology, 22*(1): 66–73.

Drury, J (2015) The nature of adolescence and its family, societal, community, cultural, and developmental challenges. In: Crome, I and Williams, R (eds). *Substance Misuse and*

Young People. London: Hodder & Stoughton.

Drury, J, Catan, L and Dennison, C (1998) Young people's communication difficulties: experiences with employers and family adults. *Journal of Youth Studies, 1*(3): 245–257.

Drury, J, Cocking, C and Reicher, S (2009) Everyone for themselves? A comparative study of crowd solidarity among emergency survivors. *British Journal of Social Psychology, 48*: 487–506.

Drutman, L (2015) *The Business of America is Lobbying: How corporations became politicised and politics became more corporate.* Oxford: Oxford University Press.

Dunhill, l and Williams, D (2016) Mackey tells Trusts to curb staff growth. *Health Service Journal.*

Edmonstone, J (2009) Clinical leadership: the elephant in the room. *International Journal of Health Planning Management, 24*(4): 290–305.

Edmonstone, J (2014) Whither the elephant?: the continuing development of clinical leadership in the UK National Health Services. *International Journal of Health Planning and Management, 29*(3): 280–291.

Egan, G (2014) *The Skilled Helper: A problem management approach to helping,* 10th edn. Belmont, CA: Brooks Cole.

Eisenstein, C (2013) *The More Beautiful World Our Hearts Know is Possible.* Berkeley: North Atlantic Books.

Ellaway, R, Coral, J, Topps, D and Topps, M (2015) Exploring digital professionalism. *Medical Teaching, 37*(9): 844–849.

Erikson, K (2002) Caring science in a new key. *Nursing Science Quarterly, 15*(1): 61–65.

European Union (EU) (2004) *Enabling Good Health for All: A reflection process for a new EU strategy.*

Evans, D, Coutsaftiki, D and Fathers, P (2014) *Health Promotion and Public Health for Nursing Students,* 2nd edn. London: Sage Publications.

Falk, JH (2014) Lifelong learning. In: *Encyclopaedia of Science Education.* Netherlands: Springer, pp1–2.

Falk-Rafael, A (2006) Globalization and global health: toward nursing praxis in the global community. *Advances in Nursing Science, 29*(1): 2–14.

Favretto, AR and Zaltron, F (2013) Children, parents and paediatricians: adequate parenting representations in the therapeutic relation. *Quaderni ACP, 20*: 109–112.

Fennell, M (1999) *Overcoming Low Self-esteem: A self-help guide using cognitive behavioural techniques.* London: Robinson.

Finlayson, L (2016) *An Introduction to Feminism.* Cambridge: Cambridge University Press.

Fiske, ST and Taylor, SE (1991) *Social Cognition,* 2nd edn. New York: McGraw-Hill.

Fitzsimmons, P (1999) Managerialism and education. In: Peters, P, et al. (eds). *The Encyclopedia of Educational Philosophy and Theory.* London: Taylor and Francis.

Fortman, J (2003) Adolescent language and communication from an intergroup perspective. *Journal of Language and Social Psychology, 22*(1): 104–111.

Foucault, M (1963) *The Birth of the Clinic: An archaeology of medical perception.* London: Routledge.

Foucault, M (1969) *The Archaeology of Knowledge.* London: Routledge.

Foucault, M (1975) *Discipline and Punish: The birth of the prison.* London: Routledge.

Francis, R (2013) *Report of the Mid Staffordshire NHS Foundation Trust Public Inquiry.* Available at: www.midstaffspublicinquiry.com/report.

Frankfurt, H (2005) *On Bullshit.*

Freshwater, D and Rolfe, G (2001) Critical reflexivity: a politically and ethically engaged research method for nursing. *NT Research, 6*(1): 526–537.

Freudenberg, N (2014) *Lethal but Legal.* New York: Oxford University Press.

Frew, E and Hollingsworth, B (2017) *How financial incentives could help tackle Britain's childhood obesity problem. The Conversation.* March 2nd.

Frost, PJ, Dutton, JE, Worlen, MC and Wilson, A (2000) Narratives of compassion in organizations. In: Fineman, S (ed.) *Emotion in Organizations,* 2nd edn. London: Sage.

Fyffe, T (2009) Nursing shaping and influencing health and social care policy. *Journal of Nursing Management, 17*(6): 698–706.

Gerrish, K, Husband, C and Mackenzie, J (1996) *Nursing for a Multi-ethnic Society.* Buckingham: Open University Press.

Ghebreyesus, TA (2017) All roads lead to universal health coverage. *The Lancet, 5*(9).

Gilbert, P (2009) *The Compassionate Mind.* London: Constable.

Gilbert, P and Leahy, R (eds) (2007) *The Therapeutic Relationship in the Cognitive Behavioural Psychotherapies.* Hove: Routledge.

Goffman, E (1959) *The Presentation of Self in Everyday Life.* London: Penguin.

Goffman, E (1961) Asylums. *Essays on the Social Situation of Mental Patients and Other Inmates.* New York: First Anchor Books.

Goffman, E (1972) *Strategic Interaction.* New York: Ballantine.

Goleman, D (2006) *Social Intelligence: The new science of human relationships*. London: Hutchinson.

Gonçalves, F, Oliviera-Souza, S, Gollner-Zeitoune, R, et al. (2015) Impacts of neoliberalism on hospital nursing work. *Texto contexto-enferm, 24*(3): 646–653.

Goodman, B (2003) Ms B and legal competence: examining the role of nurses in difficult ethico-legal decision making. *Nursing in Critical Care, 8*(2): 78–83.

Goodman, B (2004) Ms B and legal competence: interprofessional collaboration and nurse autonomy. *Nursing in Critical Care, 9*(6): 271–276.

Goodman, B (2011) The one dimensional state of (UK) nurse education. *Nurse Education Today, 31*(8): 725–726.

Goodman, B (2013) Erving Goffman and the total institution. *Nurse Education Today, 33*(2): 81–82.

Goodman, B (2014) Risk rationality and learning for compassionate care: the link between management practices and the 'lifeworld' of nursing. *Nurse Education Today, 34*(9): 1265–1268.

Goodman, B (2015a) Caring in an uncaring society. *Journal of Clinical Nursing, 24* (13–14): 1741–1742.

Goodman, B (2015b) *Psychology and Sociology in Nursing*. London: Sage.

Goodman, B (2016a) Lying to ourselves: rationality, critical reflexivity and the moral order as structured agency. *Nurse Education Today. Nursing Philosophy, 17*(3): 211–221.

Goodman, B (2016b) The missing two Cs – commodity and critique: obscuring the political economy of the gift of nursing. *Journal of Research in Nursing, 21*(4): 325–335.

Goodman, B (2017a) *Neoliberalism: Rhetoric and reality*.

Goodman, B (2017b) *Alpha males, psychopaths and Greedy Bastards*.

Goodman, B and East, L (2014) The sustainability lens: a framework for nurse education that is fit for the future. *Nurse Education Today, 34*(1): 100–103.

Goodman, B and Grant, A (2017) The case of the Trump regime: the need for resistance in international nurse education. *Nurse Education Today, 52*: 53–56.

GOV.UK. (2013) *Case Study: The Expert Patients Programme*.

Grant, A (2000) Clinical supervision and organisational power: a qualitative study. *Mental Health and Learning Disabilities Care, 31*(12): 398–401.

Grant, A (2010a) A brief history of cognitive behavioural therapy. In: Grant, A (ed.) *Cognitive Behavioural Interventions for Mental Health Practitioners*. Exeter: Learning Matters.

Grant, A (2010b) Helping people with borderline personality disorder. In: Grant, A (ed.) *Cognitive Behavioural Interventions for Mental Health Practitioners.* Exeter: Learning Matters.

Grant, A (2010c) Writing the reflexive self: an autoethnography of alcoholism and the impact of psychotherapy culture. *Journal of Psychiatric and Mental Health Nursing, 17*: 577–582.

Grant, A (ed.) (2010d) *Cognitive Behavioural Interventions for Mental Health Practitioners.* Exeter: Learning Matters.

Grant, A (2013) Writing teaching and survival in mental health: a discordant quintet for one. In: Short, NP, Turner, L and Grant, A (eds). *Contemporary British Autoethnography.* Rotterdam: Sense Publishers, pp33–48.

Grant, A (2014a) Breaking the grip: a critical insider account of representational practices in cognitive behavioural psychotherapy and mental health nursing. In: Zeeman, L, Aranda, K and Grant, A (eds). *Queering Health: Critical challenges to normative health and healthcare.* Ross-on-Wye: PCCS Books, pp116–133.

Grant, A (2014b) Neoliberal higher education and nursing scholarship: power, subjectification, threats and resistance. *Nurse Education Today, 34*: 1280–1282.

Grant, A (2015) Demedicalising misery: welcoming the human paradigm in mental health nurse education. *Nurse Education Today, 35*: e50–e53.

Grant, A (2016a) Living my narrative: storying dishonesty and deception in mental health nursing. *Nursing Philosophy, 17*: 194–201.

Grant, A (2016b) Storying the world: a posthumanist critique of phenomenological–humanist representational practices in mental health nurse qualitative inquiry. *Nursing Philosophy, 17*: 290–297.

Grant, A and Barlow, A (2016) The practitioner/survivor hybrid: an emerging anti-stigmatising resource in mental health care. *Mental Health Practice, 20*(1): 33–37.

Grant, A and Leigh-Phippard, H (2014) Troubling the normative mental health recovery project: the silent resistance of a disappearing doctor. In: Zeeman, L, Aranda, K and Grant, A (eds). *Queering Health: Critical challenges to normative health and healthcare.* Ross-on-Wye: PCCS Books, pp100–115.

Grant A and Radcliffe, M (2015) Resisting technical rationality in mental health nurse higher education: a duoethnography. *The Qualitative Report (TQR), 20*(6) Article 6: 815–825.

Grant, A, Mills, J, Mulhern, R and Short, N (2004) *Cognitive Behavioural Therapy in Mental Health Care.* London: Sage.

Grant, A, Townend, M, Mills, J and Cockx, A (2008) *Assessment and Case Formulation in Cognitive Behavioural Therapy.* London: Sage.

Grant, A, Townend, M, Mulhern, R and Short, N (eds). (2010) *Cognitive Behavioural Therapy in Mental Health Care,* 2nd edn. London: Sage.

Grant, A, Biley, F and Walker, H (eds) (2011) *Our Encounters with Madness.* Ross-on-Wye: PCCS Books.

Grant, A, Haire, J, Biley, F and Stone, B (eds) (2013) *Our Encounters with Suicide*. Ross-on-Wye: PCCS Books.

Grant, A, Leigh-Phippard, H and Short, N (2014) Re-storying narrative identity: a dialogical study of mental health recovery and survival. *Journal of Psychiatric and Mental Health Nursing, 22*(4): 1187–1194.

Grant A, Leigh-Phippard, H and Short, NP (2015a) Re-storying narrative identity: a dialogical study of mental health recovery and survival. *Journal of Psychiatric and Mental Health Nursing, 22*: 278–286.

Grant, A, Zeeman, L and Aranda, K (2015b) Queering the relationship between evidence-based mental health and psychiatric diagnosis: some implications for international mental health nurse curricular development. *Nurse Education Today*, e18–e20.

Grant, A, Naish, J and Zeeman, L (2016) Depathologising sexualities in mental health services. *Mental Health Practice, 19*(7): 26–31.

Greenberg, LS (2007) Emotion in the therapeutic relationship in emotion-focused therapy. In: Gilbert, P and Leahy, R (eds). *The Therapeutic Relationship in the Cognitive Behavioural Psychotherapies*. Hove: Routledge.

Greenhalgh, T and Hurwitz, B (1999) Why study narrative. *BMJ, 318*: 48–50.

Griffiths, J, Rao, M, Adshead, F and Thorpe, A (2009) *The Health Practitioner's Guide to Climate Change: Diagnosis and cure*. London: Earthscan.

Guardian（2016）*The Volkswagen emission scandal explained*.

Haidt, J (2012) *The Righteous Mind: Why good people are divided by politics and religion*. London: Penguin.

Hall, ET (1966) *The Hidden Dimension*. New York: Doubleday.

Hall, S (2011) The neoliberal revolution. *Cultural Studies, 25*(6): 705–728.

Hallström, I and Runneson, I (2001) Needs of parents of hospitalized children. *Theoria: Journal of Nursing Theory, 10*: 20–27.

Ham, C (2014) *Reforming the NHS from Within: Beyond hierarchy, inspection and markets*. London: The Kings Fund.

Hargie, O (ed.) (2006) *The Handbook of Communication Skills*, 3rd edn. London: Routledge.

Hargie, O (2011) *Skilled Interpersonal Communication: Research, theory and practice*, 5th edn. London and New York: Routledge.

Hargie, O (2016) *Skilled Interpersonal Communication: Research, theory and practice*, 6th edn. London: Routledge.

Hartrick, G (1997) Relational capacity: the foundation for interpersonal nursing practice. *Journal of Advanced Nursing, 26*: 523–528.

Hayes, SC and Smith, S (2005) *Get Out of Your Mind and Into Your Life: The new acceptance and commitment therapy.* Oakland, CA: New Harbinger.

Hebdidge, D (1979) *Subculture: The meaning of style.* London: Routledge.

Helman, C (2001) *Culture, Health and Illness,* 4th edn. London: Edwin Arnold.

Henderson, IW (1967) Psychological care of patients with malignant disease. *Applied Therapy, 9*(10): 827–832.

Hillman, A, Tadd, W, Calnan, S, Calnan, M, Bayer, A and Read, S (2013) Risk, governance and the experience of care. *Sociology of Health and Illness, 35*(6): 939–955.

Hogg, MA and Vaughan, GM (2011) *Social Psychology,* 6th edn. Harlow: Pearson Education.

Holmes, D, Murray, S, Perron, A, et al. (2006) Deconstructing the evidence-based discourse in health sciences: truth, power and fascism. *International Journal of Evidence Based Healthcare, 4*(3): 180–186.

Holstein, JA and Gubrium, JF (2000) *The Self We Live By: Narrative identity in a postmodern world.* New York: Oxford University Press.

Holyoake, D (2011) Is the doctor nurse game being played? *Nursing Times, 107*(43).

Honey, P and Mumford, A (1992) *The Manual of Learning Styles.* Maidenhead: Peter Honey.

Hood, C (1991) A public management for all seasons. *Public Administration, 69*(1): 3–19.

Horkheimer, M (1982) *Critical Theory.* New York: Continuum.

Horton, E (2007) Neoliberalism and the Australian Healthcare System (factory). *Proceedings 2007, Conference of the Philsophy of Education Society of Australasia.* Wellington.

Howard, A (2001) Fallacies and realities of self. *Counselling and Psychotherapy Journal, 12*(4): 19–23.

Howe, D (2013) *Empathy: What it is and why it matters.* Basingstoke: Palgrave Macmillan.

Hudson, C, McDonald, B, Hudson, J, Tran, D and Boodhwani, B (2015) Impact of anesthetic handover on mortality and morbidity in cardiac surgery: a cohort study. *Journal of Cardiothoracic and Vascular Anesthesia, 29*(1): 11–16.

Hunter, D, Popay J, Tannahill C, Whitehead, M and Elson, T (2009) *Learning Lessons from the Past: Shaping a Different Future written by the Marmot Review Working Committee 3 – Cross-cutting sub group report.* (November 2009).

The Independent, 17 Nov 2016. *Brexit: EU nurses are 'suffering racist abuse and heading home', a Parliamentary inquiry is told.*

Jasper, M (1996) The first year as a staff nurse: the experiences of a first cohort of Project 2000 nurses. *Journal of Advanced Nursing, 24:* 779–790.

Jenerette, C and Brewer, C (2011) Situation, Background, Assessment, and Recommendation (SBAR) may benefit individuals who frequent emergency departments: adults with sickle cell disease. *Journal of Emergency Nursing, 37*(6): 559–561.

Jones, A (2007) Putting practice into teaching: an exploratory study of nursing undergraduates' interpersonal skills and the effects of using empirical data as a teaching and learning resource. *Journal of Clinical Nursing, 16:* 2297–2307.

Jones, LJ (1994) *The Social Context of Health and Health Care.* Basingstoke: Macmillan.

Jones, R (2016) On course to tweet. *Nursing Standard (Royal College of Nursing), 30*(27): 26–27.

Jones, RB, Ashurst, EJ and Trappes-Lomax, T (2015) Searching for a sustainable process of service user and health professional online discussions to facilitate the implementation of e-health. *Health Informatics Journal, 22*(4): 948–961.

Jones, R, Kelsey, J, Nelmes, P, Chinn, N, Chinn, T and Proctor-Childs, T (2016) Introducing Twitter as an assessed component of the undergraduate nursing curriculum: case study. *Journal of Advanced Nursing, 72*(7): 1638–1653.

Kahneman, D (2011) *Thinking Fast and Slow.* London: Penguin.

Katzenbach, JR and Smith, DK (1993) The discipline of teams. *Harvard Business Review, 71* (March–April): 111–146.

Kennett, C and Payne, M (2009) Palliative care patients' experiences of healthcare treatment. *International Journal of Social Welfare, 19*(3): 262–271.

Kemppainen, V, Tossavainen, K and Turunen, H (2012) Nurses' roles in health promotion practice: an integrative review. *Health Promotion, 28*(4): 490–501.

Kitson, AL (2003) A comparative analysis of lay-caring and professional (nursing) caring relationships. *International Journal of Nursing Studies, 40*(5): 503–510.

Kitwood, T (1997) *Dementia Reconsidered: The person comes first.* Buckingham: Open University Press.

Kohut, H (1984) *How Does Analysis Cure?* Chicago: University of Chicago Press.

Kolb, DA (2000) *Facilitator's Guide to Learning.* Boston, MA: Hay/McBer.

Kolb, DA and Fry, D (1975) Towards an applied theory of experiential learning. In: Cooper, CL (ed.) *Theories of Group Processes.* Chichester: Wiley.

Kouzes, J and Posner, B (2011) *The Five Practices of Exemplary Leadership*. San Francisco: Pffeifer.

Kyle, TV (1995) The concept of caring: a review of the literature. *Journal of Advanced Nursing, 21*: 506–514.

Laing, RD (1960) *The Divided Self: An existential study in sanity and madness*. London: Penguin.

Lakoff, G (2004/2014) *Don't think of an elephant! Know your values and frame the debate*. Chelsea Green: White River Junction.

The Lancet (2017) Syndemics: health in context. *The Lancet,* 389,10072: 881.

Lang, K, Neil, J, Wright, J, et al. (2013) Qualitative investigation of barriers to accessing care by people who inject drugs in Saskatoon, Canada: perspectives of service providers. *Substance Abuse Treatment, Prevention and Policy,* 8.35.

Lang, T and Rayner, G (2012) Ecological public health: the 21st century's big idea? *BMJ, 345*: e5466.

Lauder, W, Reynolds, W, Smith, A and Sharkey, S (2002) A comparison of therapeutic commitment, role support, role competency and empathy in three cohorts of nursing students. *Journal of Psychiatric and Mental Health Nursing, 9*. 483–491.

Lea, A, Watson, R and Deary, IJ (1998) Caring in nursing: a multivariate analysis. *Journal of Advanced Nursing, 28*: 662–671.

LeDeR (2018) *The Learning Disabilities Mortality Review Annual Report 2017*. Bristol: University of Bristol.

Leigh-Phippard H and Grant A (2017) Freedom and consent. In: Chambers M (ed.) *Psychiatric and Mental Health Nursing: The craft of care*, 3rd edn. London and New York: Routledge, pp191–200.

Leininger, MM (1981) The phenomenon of caring: importance, research questions and theoretical considerations. In: Leininger, MM (ed.) *Caring, and Essential Human Need*. Detroit, MI: Wayne State University Press.

Leininger, MM (1984) *Care: The essence of nursing and health*. Detroit, MI: Wayne State University Press.

Leininger, MM (1997) Transcultural nursing research to nursing education and practice: 40 years. *Image: Journal of Nursing Scholarship, 29*(4): 341–347.

Lencioni, P (2002) *The Five Dysfunctions of a Team*. San Francisco: Jossey-Bass.

Lencioni, P (2017) Accountability in team culture: a path to increased performance.

Levetown, M (2008) Communicating with children and families: from everyday interactions to skill in conveying distressing information. *American Academy of Pediatrics, 121*(5): 1441–1460.

Levine, M and Crowther, S (2008) The responsive bystander: how social group membership and group size can encourage as well as inhibit bystander intervention. *Journal of Personality and Social Psychology, 95*(6): 1429–1439.

Lewis, CC, Pantell, RH and Sharp, L (1991) Increasing patient knowledge, satisfaction and involvement: randomised trial of a communication intervention. *Pediatrics, 88*(2): 351–358.

Long, A (ed.) (1999) *Interaction for Practice in Community Nursing.* Basingstoke: Macmillan.

Lorig, K, Ritter, P, Dost, A, Plant, K, Laurent, D and McNeil, I (2008) The expert patients programme online, a 1-year study of an Internet-based self-management programme for people with long-term conditions. *Chronic Illness, 4*(4): 247–256.

Lovering, S (2006) Cultural attitudes and beliefs about pain. *Journal of Transcultural Nursing, 17*(4): 389–395.

Lupton, D (2013) *Fat.* London: Routledge.

Maben, JA, Latter, SB and Clark, JM (2006) The theory–practice gap: impact of professional–bureaucratic work conflict on newly qualified nurses. *Journal of Advanced Nursing, 55*(4): 465–477.

Maben, J, Latter, S and Macleod Clark, J (2007a) The challenges of maintaining ideals and standards in professional practice from a longitudinal study. *Nursing Inquiry, 14*(2): 99–113.

Maben, JA, Latter, SB and Clark, JM (2007b) The sustainability of ideals, values and the nursing mandate: evidence from a longitudinal qualitative study. *Nursing Inquiry, 14*: 99–113.

McCabe, C and Timmins, F (2006) *Communication Skills for Nursing Practice.* London: Palgrave Macmillan.

McCabe, C and Timmins, F (2013) *Communication Skills for Nursing Practice,* 2nd edn. London: Palgrave Macmillan.

McCarthy-Jones, S (2017) The concept of schizophrenia is coming to an end – here's why. *The Conversation.* 24 August.

MacDonald, Ellie Mae (2018) *The gendered impact of austerity: cuts are widening the poverty gap between women and men. British Politics and Policy at LSE* (10 Jan 2018). Blog Entry.

MacGregor, F and Rubio, M (1994) Remythologizations of power and identity: nationalism and violence in Sri Lanka. In Rupesinghe, K and Rubio, M (eds) *The Culture of Violence.* Tokyo: United Nations University Press.

MacLeod Clark, J (1985) The development of research in interpersonal skills. In: Kagan, C (ed.) *Interpersonal Skills in Nursing: Research and applications.* London: Croom Helm, pp9–21.

McMahon, R (1993) Therapeutic nursing: theory, issues and practice. In: McMahon, R and Pearson, A (eds). *Nursing as Therapy,* 2nd edn. London: Chapman Hall.

MacNaught, A (1994) A discriminating service: the socioeconomic and scientific roots of racial discrimination in the National Health Service. *Journal of Inter-Professional Care, 8*: 143–149.

Macpherson of Cluny, W (Chair) (1999) *The Stephen Lawrence Inquiry.* London: Stationery Office.

McSherry, R, Pearce, P, Grimwood, K and McSherry, W (2012) The pivotal role of nurse managers, leaders and educators in enabling excellence in nursing care. *Journal of Nursing Management, 20*(1): 7–19.

Mann, Traci (2015) *Secrets from the Eating Lab: The science of weight loss, the myth of willpower, and why you should never diet again.* New York: Harper Wave.

Marcuse, H (1964) *One Dimensional Man.* London. Routledge.

Marmor, T (2005) *Fads, Fallacies and Foolishness in Medical Care Management and Policy: The rhetoric and reality of managerialism.* Rock Carling Fellowship. London: Nuffield Trust and The Stationary Office.

Marmor, T (2007) *Fads, Fallacies and Foolishness in Medical Care.* Singapore: World Scientific Publishing Co.

Marmot, M (2010) *Fair Society, Healthy Lives: Strategic review of health inequalities in England post 2010.*

Melia, K (1984) Student nurses' construction of occupational socialisation. *Sociology of Health and Illness, 2*(2): 132–151.

Mencap (2007) *Death by Indifference.* London: Mencap.

Menzies Lyth, I (1988) *Containing Anxiety in Institutions: Selected essays.* London: Free Association Books.

Meyerson, DE (2002) If emotions were honoured: a cultural analysis. In: Fineman, S (ed.) *Emotion in Organizations,* 2nd edn. London: Sage.

Minnich, E (2017) *The Evil of Banality: On the life and death importance of thinking.* Rowman and New York: Littlefield.

Miranda, R and Andersen, SM (2007) The therapeutic relationship: implications from social cognition and transference. In: Gilbert, P and Leahy, RL (eds). *The Therapeutic Relationship in the Cognitive Behavioural Psychotherapies.* Hove: Routledge.

Mitchell, G and Agnelli, J (2015) Person-centred care for people with dementia: Kitwood reconsidered. *Nursing Standard, 30*(7): 46–50.

Monbiot, G. (2013) *It's business that really rules us now.*

Morgan, G (2006) Organization as psychic prison. In: Morgan, G. *Images of Organization,* updated edition. London: Sage Publications.

Morrison, P and Burnard, P (1991) *Caring and Communicating: The interpersonal relationship in nursing.* Basingstoke: Macmillan.

Morse, JM, Bottorff, J, Neander, W and Solberg, S (1991) Comparative analysis of conceptualisations and theories of caring. *Image: Journal of Nursing Scholarship, 23*(2): 119–126.

Morse, JM, Bottorff, J, Anderson, G, O'Brien, B and Solberg, S (1992) Beyond empathy: expanding expressing of caring. *Journal of Advanced Nursing, 17*: 809–821.

Muir Gray, JA (1997) *Evidence-Based Healthcare: How to make health policy and management decisions.* New York: Churchill-Livingstone.

Narayanasamy, A and White, E (2005) A review of transcultural nursing. *Nurse Education Today, 25*: 102–111.

National Audit Office (2018) The adult social care workforce. London: NAO.

National Health Service (NHS) Modernisation Agency (2003) *Essence of Care, Guidance and New Communication Benchmarks.* London: Department of Health.

National Health Service (NHS) (2009) *Using Mobile Phones in Hospital.*

National Health Service (NHS) (2014) *Change4Life.*

National Health Service England (NHSE) (2014) Five Year Forward View. *NHSE.* London.

Nursing and Midwifery Council (NMC) (2008) *The Code: Standards of conduct, performance and ethics for nurses and midwives.* London: NMC.

Nursing and Midwifery Council (NMC) (2010) *Standards for Pre-registration Nursing Education.* London: NMC.

Nursing and Midwifery Council (2018) *Future Nurse: Standards of Proficiency for Registered Nurses.* London: NMC.

Nussbaum, JF, Pecchioni, LL, Robinson, JD and Thompson, TL (2000) *Communication and Aging,* 2nd edn. Mahwah, NJ: Lawrence Erlbaum Associates.

Oakley, J (2000) Gender based barriers to senior management positions: understanding the scarcity of female CEOs *Journal of Business Ethics, 27*(4): 321–334.

O'Keefe-McCarthy, S (2008) Women's experiences of cardiac pain: a review of the literature. *Canadian Journal of Cardiovascular Nursing, 18*(3): 18–25.

Oliver, M (1990) *The Politics of Disablement.* London: Macmillan.

O'Neill, O (2002) *A Question of Trust: The BBC Reith Lectures 2002.* New York: Cambridge University Press.

Open Learn (2017) The Open University 'Issues in Complementary and Alternative Medicine'.

Oreskes, N and Conway, E (2010) *Merchants of Doubt.* London: Bloomsbury.

Ottersen, O, Dasgupta, J, Blouin, C, et al. (2014) The Lancet–University of Oslo Commission on Global Governance for Health. *The Political Origins of Health Inequity: Prospects for Change. The Lancet, 383*: 630–667.

Ousey, K and Johnson, M (2007) Being a real nurse: concepts of caring and culture in the clinical areas. *Nurse Education in Practice, 7*(3): 150–155.

Padesky, C (1991) Schema as self-prejudice. Reprinted from the *International Cognitive Therapy Newsletter, 6*: 6–7 (1990).

Parfitt, B (1998) *Working Across Culture: A study of expatriate nurses working in developing countries in primary health care.* Aldershot: Ashage.

Parsons, T (1951) *The Social System.* Glencoe, IL: The Free Press.

Pask, E (2005) Self-sacrifice, self-transcendence and nurses' professional self. *Nursing Philosophy, 6*(4): 247–254.

Peel, N (2003) Critical care: the role of the critical care nurse in the delivery of bad news. *British Journal of Nursing, 12*: 966–971.

Perrin, EC, Lewkowicz, C and Young, MH (2000) Shared vision: concordance among fathers, mothers, and paediatricians about unmet needs of children with chronic health conditions. *Pediatrics, 105*: 277–285.

Petrie, P (1997) *Communicating with Children and Adults: Interpersonal skills for early years and play work.* London: Arnold.

Pfeffer, J (1981) *Power in Organizations.* Marshfield, MA: Pitman Publishing.

Phillips, A and Taylor, B (2009) *On Kindness.* London: Penguin.

Pinker, S (2011) *The Better Angels of Our Nature: The decline of violence in history and its causes.* London: Penguin.

Plato (344c) (2004) *Plato's Republic.* Indianapolis: Hackett.

Platt, L (2005) *Migration and Social Mobility: The life chances of Britain's minority ethnic communities.* London: Joseph Rowntree Foundation.

Polanyi, M (2009) *The Tacit Dimension.* Chicago: University of Chicago Press.

Popay, J, Whitehead, M and Hunter, D (2010) Injustice is killing people on a large scale – but what is to be done about it? *Journal of Public Health, 32*(2): 148–149.

Porter, S (1991) In: Sweet, S and Norman, I (1995) The nurse–doctor relationship: a selective literature review. *Journal of Advanced Nursing 22*: 165–170.

Potter, J, Hami, F, Bryan, T and Quigley, C (2003) Symptoms in 400 patients referred to palliative services: prevalence and patterns. *Palliative Medicine, 17*: 310–314.

Prilleltensky, I, Nelson, G and Peirson, L (2001) The role of power and control in children's lives: an ecological analysis of pathways towards wellness, resilience and problems. *Journal of Community and Applied Social Psychology, 11*(2): 143–158.

Prosser, J (2013) Judith Butler: queer feminism, transgender, and the transubstantiation of sex. In: Hall, DE, Jagose, A, with Bebell, A and Potter, S (eds). *The Routledge Queer Studies Reader.* London and New York: Routledge.

Quinn, F and Hughes, S (2007) *Quinn's Principles and Practice of Nurse Education.* Oxford: Nelson Thornes.

Radsma, J (1994) Caring and nursing: a dilemma. *Journal of Advanced Nursing, 20*: 444–449

Rapley, M, Moncrieff, J and Dillon, J (eds). (2011) *De-Medicalizing Misery: Psychiatry, psychology and the human condition.* Basingstoke: Palgrave Macmillan.

Raworth, K (2017) *Doughnut Economics: 7 ways to think like a 21st century economist.* London: Random House, Business Books.

RCN (2012) Going upstream: nursing's contribution to public health. *Prevent, promote and protect.* London: RCN.

Reed, S and Standing, M (2011) *Successful Professional Portfolios for Nursing Students.* Exeter: Learning Matters.

Rees, C and Sheard, C (2004) Undergraduate medical students' views about a reflective portfolio assessment of their communication skills learning. *Medical Education, 38*: 125–128.

Reiger, K and Lane, K (2013) 'How can we go on caring when nobody here cares about us?' Australian public maternity units as contested care sites.(Report). *Women and Birth, 26*(2): 133.

Reynolds, WJ and Scott, B (2000) Do nurses and other professional helpers normally display much empathy? Integrative literature reviews and meta-analyses. *Journal of Advanced Nursing, 31*(1): 226–234.

Richardson, C, Percy, M and Hughes, J (2015) Nursing therapeutics: teaching student nurses care, compassion and empathy. *Nurse Education Today, 35*: e1–e5.

Richardson, L (1997) *Fields of Play (Constructing an Academic Life).* New Brunswick, NJ: Rutgers University Press.

Riley, AW (2004) Evidence that school-aged children can self-report on their health. *Ambulatory Pediatrics*, 4 (Suppl. 4): 371–376.

Robb, M and Douglas, J (2004) Managing diversity. *Nursing Management UK, 11*(1): 25–29.

Roberts, I and Edwards, P (2010) *The Energy Glut: The politics of fatness in an overheating world.* London: Zed Books.

Roberts, M (2005) The production of the psychiatric subject: power, knowledge and Michel Foucault. *Nursing Philosophy 6*: 33–42.

Rockström, J, Steffen W, Noone, K, et al. (2009) Planetary boundaries: exploring the safe operating space for humanity. *Ecology and Society, 14*(2): 32.

Rodgers, BL and Cowles, KV (1997) A conceptual foundation for human suffering in nursing care and research. *Journal of Advanced Nursing, 25*: 1048–1053.

Rogers, CR (1961) *On Becoming a Person.* Boston, MA: Houghton Mifflin.

Rogers, CR (1967) *On Becoming a Person: A therapist's view of psychotherapy.* London: Constable.

Rogers, CR (2002) *Client Centred Therapy.* London: Constable.

Rose, D and Pevalin, DJ (2005) *The National Statistics Socio-Economic Classification: Origins, development and use.* Institute for Social and Economic Research, University of Essex. Basingstoke: Palgrave Macmillan.

Rossiter, A (2007) Chapter 2. In: Mandell, D. *Revisiting the Use of Self: Questioning professional identities.* Toronto: Canadian Scholar's Press.

Ruesch, J (1961) *Therapeutic Communication.* Toronto: Norton.

Ryan, EB and Hamilton, JM (1994) Patronising the old: how do younger and older adults respond to baby talk in the nursing home? *International Journal of Aging and Human Development, 39*(1): 21–32.

Sackett, D, Strauss, S, Richardson, W and Haynes, R (2004) *Evidence Based Medicine: How to practise and teach EBM.* London: Churchill Livingstone.

Sapir, E (1983) In: Mandelbaum, DG (ed.) *Selected Writings of Edward Sapir in Language, Culture and Personality.* Berkeley, CA: University of California Press.

Savage, M, Devine, F, Cunningham, N, et al. (2013) A new model of social class: findings from the BBC's Great British class survey experiment. *Sociology,* April.

Sawley, L (2001) Perceptions of racism in the Health Service. *Nursing Standard, 15*(19): 33–35.

Scambler, G (2012) *The Greedy Bastards Hypothesis.*

Scambler, G (2013a) Resistance in unjust times: Archer, Structured Agency and the Sociology of Health Inequalities. *Sociology, 47*(1): 142–156.

Scambler, G (2013b) *Archer and the Focused Autonomous reflexive.*

Schön, D (1987) *Educating the Reflective Practitioner: Toward a new design for teaching and learning in the professions.* San Francisco, CA: Jossey-Bass.

Seddon, J (2008) *Systems Thinking in the Public Sector: The failure of the reform regime ... and a manifesto for a better way.* Axminster: Triarchy Press.

Sellman, D (1997) The virtues in the moral education of nurses: Florence Nightingale revisited. *Nursing Ethics, 4*(1): 3–11.

Shields, L, Morrall, P, Goodman, B, Purcell, C and Watson, R (2012) Care to be a nurse? Reflections on a radio broadcast and its ramifications for nursing today. *Nurse Education Today, 32*: 614–617.

Short, NP (2011) Freeze-frame: reflections on being in hospital. In: Grant, A, Biley, F and Walker, H. *Our Encounters with Madness.* Ross-on-Wye: PCCS Books, pp131–138.

Short, N and Grant, A (2016) Poetry as hybrid pedagogy in mental health nurse education. *Nurse Education Today, 43*: 60–63.

Siviter, B and Stevens, D (2004) *The Student Nurse Handbook: A survival guide.* Oxford: Bailliere Tindall.

Sloane, J (1993) Offences and defences against patients: a psychoanalytical view of the borderline between empathic failure and malpractice. *Canadian Journal of Psychology, 38*: 265–273.

Smail, D (2011) Psychotherapy: illusion with no future? In: Rapley, M, Moncrieff, J and Dillon, J (eds). *De-Medicalizing Misery: Psychiatry, psychology and the human condition.* Basingstoke: Palgrave Macmillan, pp226–238.

Smircich, L (1983) Concepts of culture and organizational analysis. *Administrative Science Quarterly, 28*: 339–358.

Smith, A (1997) Learning about reflection. *Journal of Advanced Nursing, 28*: 891–898.

Smith, A and Jack, K (2005) Reflective practice: a meaningful task for students. *Nursing Standard, 19*: 33–37.

Smith, CE (1987) *Patient Education: Nurses in partnership with other health professionals.* Orlando, FL: Grune & Stratton.

Smith, MK (1997, 2004) Eduard Lindeman and the meaning of adult education. In: *The Encyclopaedia of Informal Education.*

Smith, S and Grant, A (2014) Facial affect recognition and mental health. *Mental Health Practice, 17*(10): 12–16.

Smith, S and Grant, A (2016) The corporate construction of psychosis and the rise of the psychosocial paradigm: Emerging implications for mental health nurse education. *Nurse Education Today, 39*: 22–25.

Speed, E (2011) Discourses of acceptance and resistance: speaking out about psychiatry. In: Rapley, M, Moncrieff, J and Dillon, J (eds). *De-Medicalizing Misery: Psychiatry, psychology and the human condition*. Basingstoke: Palgrave Macmillan, pp123–140.

Spicer, A (2017) *Business Bullshit*. London: Routledge.

Spichiger, E, Walhagen, MI and Benner, P (2005) Nursing as a caring practice. *Scandinavian Journal of Caring Science, 19*: 303–309.

Standing, G (2014) *The Precariat: The new dangerous class*. London. Bloomsbury.

Stanley, JC, Hayes, J, Fredrick, L and Silverman, R (2014) Examining student nurses' perceptions of diverse populations: are student nurses prepared to care for culturally diverse patients? *Journal of Nurse Education and Practice, 4*(7): 148–155.

Stein, L (1967) The doctor–nurse game. *Archive of General Psychiatry, 16*: 699–703.

Stein, L, Watts, D and Howell, T (1990) The doctor–nurse game revisited. *New England Journal of Medicine, 322*: 546–549.

Sternberg, RJ (2001) *In Search of the Human Mind*, 3rd edn. Fort Worth, TX: Harcourt College.

Stevens, S (2017) *Five Year Forward View*.

Stewart, I and Joines, V (2012) TA today. *A New Introduction to Transactional Analysis*, 2nd edn. Melton Mowbray: Lifespace.

Stokes, G (1991) A transcultural nurse is about. *Senior Nurse, 11*(1): 40–42.

Streeck, W (2016) The Post Capitalist Interregnum: the old system is dying but a new social order cannot yet be born. *Juncture, 23*(2): 68–77.

Stuckler, D and Basu, S (2013) *The Body Economic: Why austerity kills*. New York: Basic Books.

Sundin-Huard, D (2001) Subject Positions Theory: its application in understanding collaboration (and confrontation) in critical care. *Journal of Advanced Nursing, 34*(3): 376–382.

Sweeney, A, Clement, S, Filson, B and Kennedy, A (2016) Trauma-informed mental healthcare in the UK: what is it and how can we further its development? *Mental Health Review Journal, 21*(3): 174–192.

Tajfel, H (ed.) (1982) *Social Identity Intergroup Relations*. Cambridge: Cambridge University Press, pp15–40.

Talbot, C (2016) *The Myth of Neoliberalism.*

Tame, S (2012) The effect of continuing professional education on perioperative nurses' relationship with medical staff: findings from a qualitative study. *Journal of Advanced Nursing, 69*(4): 817–827.

Tates, K and Meeuwesen, L (2001) Doctor–parent–child communication: a review of the literature. *Social Science and Medicine, 52*: 839–851.

Taylor, C (2004) *Modern Social Imaginaries.* Chicago: Duke University Press.

Taylor, S, Grant, A and Leigh-Phippard, H (2018) *Our Encounters with Stalking.* Ross on Wye: PCCS Books.

Taylor, S, Leigh-Phippard, H and Grant, A (2014) Writing for recovery: a practice development project for mental health service users, carers and survivors. *International Practice Development Journal, 4*(1): 1–13.

Teekman, B (2000) Exploring reflective practice in nursing. *Journal of Advanced Nursing, 31*: 1125–1135.

The Royal College of Nursing (2017) *#NursingCounts speaking up on nursing pay.*

Theodosius, C (2008) *Emotional Labour in Health Care: The unmanaged heart of nursing.* London: Routledge.

Thomas, C, Bertram, E, Johnson, D (2009) The SBAR communication technique. *Nurse Educator, 34*(4): 176–180.

Thompson, D (ed.) (1995) *The Concise Oxford Dictionary of Current English,* 9th edn. Oxford: Clarendon Press.

Thompson, N (2001) *Anti-discriminatory Practice,* 3rd edn. Basingstoke: Palgrave Macmillan.

Thorsen, D and Lie, A (2017) *Kva er nyliberalisme? Nyliberalisme – ideer og politisk virkelighet? What is neoliberalism? Neoliberalism ideas and political reality?*

Thurlow, C (2005) Deconstructing adolescent communication. In: Williams, A and Thurlow, C (eds). *Talking Adolescence: Perspectives on communication in the teenage years.* New York: Peter Lang.

Thwaites, R and Bennett-Levy, J (2007) Conceptualizing empathy in cognitive behaviour therapy: making the implicit explicit. *Behavioural and Cognitive Psychotherapy, 35*: 591–612.

Timmins, F (2007) Communication skills: revisiting the fundamentals. *Nurse Prescribing, 5*: 395–399.

Toffler, A (1980) *The Third Wave.* New York: William Morrow.

Tornstam, L (1997) Gerotranscendence in a Broad Cross Sectional Perspective. *Journal of Aging and Identity, 2*(1): 17–36.

Toynbee, P and Walker, D (2017) *Dismembered: How the attack on the state harms us all.* London: Faber and Faber.

Traynor, M (2014) Caring after Francis: moral failure in nursing reconsidered. *Journal of Research in Nursing, 19*(7–8): 546–556.

Trinder, L and Reynolds, S (eds) (2000) *Evidence-Based Practice: A critical appraisal.* Oxford: Blackwell.

Tuckman, B (1965) Developmental sequence in small groups. *Psychological Bulletin, 63*(6): 384–399.

Turner, JC, Hogg, MA, Oakes, PJ, Reicher, SD and Weatherell, MS (1987) *Rediscovering the Social Group: A social categorisation theory.* Oxford: Blackwell.

United Nations (1989) *United Nations Convention on the Rights of the Child.* Geneva: United Nations.

Walthew, P and Scott, H (2012) Concepts of health promotion held by pre-registration nurses in four schools of nursing in New Zealand. *Nurse Education Today, 32*(3): 224–228.

Watson, J (1988) *Nursing: Human science and human care,* 3rd edn. New York: National League for Nursing.

Watson, J (1997) The theory of human caring: retrospective and prospective. *Nursing Science Quarterly, 10*(1): 49–52.

Watson, J (2015) Jean Watson's Theory of Human Caring. In: Smith, MC and Parker, ME. *Nursing Theories and Nursing Practice,* 4th edn. Philadelphia: F.A. Davis Company, pp321–340.

Watson, J and Foster, R (2003) The attending nurse caring model: integrating theory, evidence and advanced caring-healing therapeutics for transforming professional practice. *Journal of Clinical Nursing, 12*(3): 360–365.

Weedon, C (1987) *Feminist Practice and Poststructuralist Theory.* Oxford: Blackwell.

Whitton, E (2003) *Humanistic Approach to Psychotherapy.* Chichester: Wiley Blackwell.

Whorf, B (1956) In: Carroll, J (ed.) *Language, Thought and Reality: Selected writings of Benjamin Lee Whorf.* Boston, MA: MIT Press.

Wiegratz, J and Whyte, D (2016) *How neoliberalism's moral order feeds fraud and corruption. The Conversation.*

Wigens, L and Heathershaw, R (2013) *Mentorship and Clinical Supervision Skills in Health Care,* 2nd edn. Andover: Cengage Learning.

Wilkins, H (1993) Transcultural nursing: a selective review of the literature, 1985–1991. *Journal of Advanced Nursing, 18*: 602–616.

Wilkinson, R and Pickett, K (2009) *The Spirit Level: Why more equal societies almost always do better.* London: Penguin.

Williams, A and Garrett, P (2005) Intergroup perspectives on ageing and intergenerational communication. In: Harwood, J and Giles, H (eds) *Intergroup Communication: Multiple perspectives.* New York: Peter Lang, pp93–115.

Williams, J and Stickley, T (2010) Empathy and nurse education. *Nurse Education Today, 30:* 752–755.

Wittgenstein, L (1972) *Philosophical Investigations.* Oxford: Basil Blackwell.

Wong, L and Gerras, S (2015) *Lying to ourselves: Dishonesty in the army profession.* Carlisle Barracks, PA: Strategic Studies Institute.

World Health Organization (WHO) (2000a) *World Health Report 2000 – Health Systems: Improving performance.* Geneva: WHO.

World Health Organization (WHO) (2000b) *Nurses and Midwives for Health: A WHO strategy for nursing and midwifery education.* Copenhagen: WHO Regional Office for Europe.

World Health Organization Europe (2003) *Nurses and Midwives: A Force for Health.* WHO European Strategy for Continuing Education for Nurses and Midwives.

World Health Organization (2008) *Closing the Gap in a Generation: Health equity through action on the social determinants of health.*

Wrate, RM (1992) Talking to adolescents. In: Myerscough, PR (ed.) *Talking with Patients: A basic clinical skill,* 2nd edn. Oxford: Oxford University Press.

Wright, S (2014) Cash v compassion: underpaid care workers expose the battle between the profit and the service ethos, says Stephen Wright. (Reflections). *Nursing Standard, 29* (1): 26.

Wright Mills, C (1959) *The Sociological Imagination.* Oxford: Oxford University Press.

Wu, H and Volker, D (2012) Humanistic theory: application to hospice and palliative care. *Journal of Advanced Nursing,* 68(2): 471–479.

Wurzbach, ME (1999) The moral metaphors of nursing. *Journal of Advanced Nursing, 30*(1): 94–99.

Wyer, RS and Srull, TK (1986) Human cognition in its social context. *Psychological Review, 93*: 322–359.

Young, R, Sweeting, H and West, P (2006) Prevalence of deliberate self harm and attempted suicide within contemporary Goth youth subculture: longitudinal cohort study. *BMJ, 332*(7549): 1058–1061.

Zeeman, L, Aranda, K and Grant, A (2014a) Queer challenges to evidence-based practice. *Nursing Inquiry, 21*(2): 101–111.

Zeeman, L, Aranda, K and Grant, A (eds) (2014b) *Queering Health: Critical challenges to normative health and healthcare.* Ross-on-Wye: PCCS Books.

Zimbardo, P (2009) *The Lucifer Effect.* London: Rider.

图书在版编目（CIP）数据

沟通与人际交往技巧：原书第4版/（英）亚历克·
格兰特（Alec Grant），（英）本尼·古德曼
（Benny Goodman）著；张维，程风敏译. -- 重庆：重
庆大学出版社，2025.8. --（护理实践与转化译丛）.
ISBN 978-7-5689-5241-5

Ⅰ. R471-05

中国国家版本馆CIP数据核字第20258JJ193号

沟通与人际交往技巧（原书第4版）
GOUTONG YU RENJI JIAOWANG JIQIAO（YUANSHU DI 4 BAN）

［英］亚历克·格兰特（Alec Grant）　　［英］本尼·古德曼（Benny Goodman）　著
张　维　程风敏　主译

策划编辑：胡　斌
责任编辑：黄菊香　　版式设计：胡　斌
责任校对：关德强　　责任印制：张　策

重庆大学出版社出版发行
社址：重庆市沙坪坝区大学城西路21号
邮编：401331
电话：（023）88617190　88617185（中小学）
传真：（023）88617186　88617166
网址：http://www.cqup.com.cn
邮箱：fxk@cqup.com.cn（营销中心）
全国新华书店经销
重庆市正前方彩色印刷有限公司印刷

开本：720mm×1020mm　1/16　印张：20.25　字数：328千
2025年8月第1版　　2025年8月第1次印刷
ISBN 978-7-5689-5241-5　　定价：68.00元